U0863616

CME TEXTBOOKS NATIONAL PROJECT | 国家级继续医学教育项目教材

高血压进展
2016

主　　编　孙宁玲

副 主 编　陈鲁元　范　利　祝之明　高平进　谢良地

编　　委　(以姓氏笔画为序)

马庆春　马志毅　王　文　王　玉　王　浩
王　薇　王及华　王继光　王鸿懿　王鲁雁
王增武　左　力　卢成志　冯颖青　冯颖清
任延平　华　琦　刘　靖　刘　蔚　刘梅林
刘梅颜　许樟荣　牟建军　孙艺红　孙宁玲
孙英贤　严晓伟　杜军宝　李　卫　李　春
李　勇　李小鹰　李月红　李文慧　李玉明
李南方　吴　彦　吴海英　汪　芳　张　前
张宇清　张新军　陈琦玲　陈鲁原　陈源源
范　利　林金秀　周晓芳　赵连友　赵秀丽
赵性泉　荆　珊　施仲伟　姜一农　祝之明
袁　洪　党爱民　徐希平　高平进　郭艺芳
郭晓蕙　郭淮莲　陶　军　喜　杨　蒋雄京
程　红　曾春雨　谢良地　蔡　军

学术秘书　马志毅

中华医学电子音像出版社
CHINESE MEDICAL MULTIMEDIA PRESS
北　京

图书在版编目（CIP）数据

高血压进展. 2016/孙宁玲主编. —北京：中华医学电子音像出版社，2016.8
国家级继续医学教育项目教材
ISBN 978-7-83005-125-9

Ⅰ. ①高… Ⅱ. ①孙… Ⅲ. ①高血压-诊疗 Ⅳ. ①R544.1

中国版本图书馆 CIP 数据核字（2016）第 188747 号

网址：www.cma-cmc.com.cn（出版物查询、网上书店）

国家级继续医学教育项目教材
高血压进展 2016
GAOXUEYA JINZHAN 2016

主　　编：孙宁玲
策划编辑：冯晓冬　史仲静
责任编辑：冯晓冬　裴　燕　王翠棉
文字编辑：王朝闻　王翠棉
校　　对：刘　丹
责任印刷：李振坤
出 版 人：史　红
出版发行：中華醫學電子音像出版社
通信地址：北京市东城区东四西大街 42 号中华医学会 121 室
邮　　编：100710
E-mail：cma-cmc@cma.org.cn
购书热线：010-85158550
经　　销：新华书店
印　　刷：北京顶佳世纪印刷有限公司
开　　本：889mm×1194mm 1/16
印　　张：16.25
字　　数：458 千字
版　　次：2016 年 8 月第 1 版　　2016 年 8 月第 1 次印刷
定　　价：70.00 元

内容提要

本书内容涵盖高血压的机制研究与精准医学、高血压特殊人群的现状与干预策略、高血压诊治中的热点与争议、盐与高血压的争议与展望、肾疾病与高血压、需要特殊关注的高血压以及与高血压相关的临床病例的处理技巧（理论与实践），为临床医师学习教材，实用性和可操作性较强，对提高临床医师高血压诊疗技能具有指导意义。

全国继续医学教育委员会文件

全继委办发 [2006]06 号

关于推荐学习《国家级继续医学教育项目教材》的通知

各省、自治区、直辖市继续医学教育委员会：

为适应我国卫生事业发展和“十一五”期间继续医学教育工作需要，开展内容丰富、形式多样、高质量的继续医学教育活动，全国继续医学教育委员会同意中华医学会编写《国家级继续医学教育项目教材》。《国家级继续医学教育项目教材》是从每年的国家级继续医学教育项目中遴选，经近千名医学专家重新组织编写而成。《国家级继续医学教育项目教材》按学科编辑成册，共 32 分册，于 2006 年 4 月陆续与读者见面。

《国家级继续医学教育项目教材》主要是提供通过自学进行医学知识更新的系列学习教材，该教材包括文字教材和光盘，主要反映本年度医学各学科最新学术成果和研究进展。教材侧重最新研究成果，对医疗、教学和科研具有较强的指导性和参考性。它的出版为广大卫生技术人员特别是边远地区的卫生技术人员提供了共享医学科技进展的平台。

请各省、区、市继续医学教育委员会根据实际情况协助做好教材的宣传、组织征订和相关培训工作。

全国继续医学教育委员会办公室(代章)

二〇〇六年七月十八日

抄送：各省、自治区、直辖市卫生厅局科教处，新疆生产建设兵团卫生局科教处

中华医学会函（笺）

医会音像函 [2006] 80 号

中华医学会关于转发全国继续医学教育委员会“关于推荐学习《国家级继续医学教育项目教材》的通知”的函

：

现将卫生部全国继续医学教育委员会办公室“关于推荐学习《国家级继续医学教育项目教材》的通知”转发给你们。

《国家级继续医学教育项目教材》系中华医学会接受全国继续医学教育委员会委托，与全国继续医学教育委员会联合编辑出版，是由各学科知名专家在国家级继续医学教育项目基础上按学科系统重新编撰的，反映医学各学科最新学术成果和研究进展的，集权威性、先进性、实用性为一体的继续医学教育教材，对医疗、教学和科研具有较强的指导性和参考价值。该出版物已被新闻出版总署列入“十一五”国家重点出版物出版规划（新出音 [2006] 817 号）。

请各地方医学会和各专科分会根据实际情况协助做好教材的组织征订和相关培训工作。

特此函告。

中华医学会

二〇〇六年八月二十九日

出版说明

医疗卫生事业发展是提高人民健康水平的必然要求，医药卫生人才建设是推进医疗卫生事业改革发展、维护人民健康的重要保障。国家卫生和计划生育委员会《医药卫生中长期人才发展规划（2011—2020年）》要求全国卫生技术人员继续医学教育覆盖率达到80%，因此，继续医学教育作为全国医药卫生人员毕业后业务再提高的重要方式任重道远。

《国家级继续医学教育项目教材》（以下简称《教材》）在2005年经国家卫生和计划生育委员会科教司、全国继续医学教育委员会批准，由全国继续医学教育委员会和中华医学会共同组织编写。该《教材》具有以下特点：一是权威性，由全国众多在本学科领域内知名的院士和专家撰写；二是具有很强的时效性，反映了经过实践验证的最新研究成果；三是强调实用性、指导性和可操作性，能够直接应用于临床；四是全面、系统，以综述为主，能代表相关学科的学术共识，而非某些专家的个人观点；五是运用现代传媒出版技术图文视听并举。

“十一五”期间，《教材》在最短的时间内启动了策划、编辑制作、学术推广等工作，自2006年以来已出版60余分册，涉及近40个学科，总发行量80余万册。综观《教材》，每一册都是众多知名专家智慧的结晶，其科学、实用的内容得到了广大医务工作者的欢迎和肯定，被全国继续医学教育委员会和中华医学会共同列为国家继续医学教育唯一推荐教材，同时连续被国家新闻出版广电总局定为“十一五”“十二五”“十三五”国家重点出版物。本套教材的编辑出版得到了国家卫生和计划生育委员会科教司、全国继续医学教育委员会和中华医学会各级领导以及众多专家的支持和关爱，在此一并表示感谢！

限于编写时间紧迫、经验不足，本套系列教材会有很多不足之处，真诚希望广大读者谅解并提出宝贵意见，我们将在再版时加以改正。

《国家级继续医学教育项目教材》编委会

目 录

CME TEXTBOOKS NATIONAL PROJECT

第一篇

高血压的机制研究与精准医学

盐敏感性高血压的机制与精准医学的应用方向

第 1 章

牟建军　任珂宇
西安交通大学第一附属医院

原发性高血压是遗传与环境因素相互作用的疾病。盐是高血压重要的易患因素，而在人群内个体间对盐负荷或限盐却呈现出不同的血压反应，即存在盐敏感性（salt sensitivity）问题。盐敏感性是连接盐与高血压的遗传基础，是原发性高血压的一种中间遗传表型。

一、盐敏感性高血压概述

研究证明，高盐摄入是原发性高血压重要的易患因素，且盐与血压存在剂量-效应关系。而血压增加的幅度存在明显的个体差异，因此分为血压盐敏感和盐不敏感两种人群。盐敏感性是原发性高血压的一种中间遗传表型。调查发现，不同国家、不同种族人群中盐敏感者检出率不一，一般人群中约25%、高血压患者中约50%为盐敏感者。在我国北方地区的调查结果显示，原发性高血压患者盐敏感者占58%，高血压家族史阳性青少年中盐敏感者约40%。我们对陕西“儿童高血压队列”中盐敏感儿童的18年随访结果显示，盐敏感组18年后收缩压、舒张压水平及高血压患病率均显著大于盐不敏感组，提示盐敏感性是我国人群高血压发病的易患因素之一。最近，有学者分别对盐敏感者长达27年、18年随访调查结果表明，盐敏感的原发性高血压患者较盐不敏感的高血压患者心血管事件发生率及死亡率显著升高。提示盐敏感性是心血管事件的一个独立危险因素。盐敏感性已被美国高血压学会（ASH）2005年高血压新定义确立为高血压早期损害的标志。

二、盐敏感性高血压的病理生理特点

盐敏感性高血压存在一系列涉及血压调节的内分泌及生化代谢异常，如肾、中枢神经系统和血管平滑肌的钠离子转运与代谢异常，交感神经系统调节缺陷，胰岛素抵抗增加以及血管内皮功能失调等。在高盐摄入下，通过增加水、钠潴留，交感神经激活，血管重塑以及内皮功能障碍等机制导致高血压发生与发展。

1. 盐敏感者肾的压力-尿钠曲线与不敏感者相比，其斜率呈下降趋势，近曲小管重吸收钠增加，肾排钠延迟。此外，无论盐敏感者存在何种胰岛素抵抗，均可引起肾重吸收钠增加。

2. 盐敏感者的交感神经活性增强，血压应激反应性增强，去甲肾上腺素水平明显升高，且在进行冷加压试验时可发现，其前臂血管阻力明显增高。本实验室对高血压及血压正常个体进行冷加压及精神激发试验，观察其血压反应及心率反应，结果显示，盐敏感者对冷加压及精神激发试验的升压反应明显增强。

3. 盐敏感者体内氧化应激水平增强，炎症激活。

4. 盐敏感性高血压患者红细胞中钠浓度与血压呈正相关。本实验室对血压偏高及血压正常的青少年随访研究发现，红细胞钠锂反转运速率增快者其血压随着增龄升高更明显。此外，在正常盐摄入下，无论血压是否正常，盐敏感者体内红细胞中钠含量均显著高于不敏感者，在盐负荷后这一反应更加明显。

5. 盐敏感者的肱动脉扩张性和血流变化率均显著低于不敏感者，存在血管内皮功能障碍；盐敏感者脉搏波传导速度更快，血管舒张反应及血压依赖性血管舒张反应减低，内源性氧化亚氮合酶（NOS）抑制剂合成增加。

三、盐敏感性高血压的分子机制

研究证明，遗传性细胞膜离子转运缺陷，导致钠离子代谢异常、肾排钠障碍是盐敏感高血压发病的主要机制。盐敏感性高血压致病基因的研究也多集中在调控肾钠代谢相关基因上。肾对钠、水的重吸收调节是一个十分复杂的过程，主要依赖于肾小管管壁上的各种离子通道进行主动运输实现，同时离子通道还受体液激素和神经因素的调控，因此离子通道基因以及调控因素相关基因的突变可导致肾离子通道的表达异常或功能改变，进而导致钠重吸收障碍，这也可能是盐敏感性高血压形成的重要机制之一，目前已经发现多种由于离子通道导致的单基因高血压，临床表现为对盐的敏感性增强（如图 1-1-1）。现介绍几种常见的参与盐敏感性高血压的单基因疾病，具体如下。

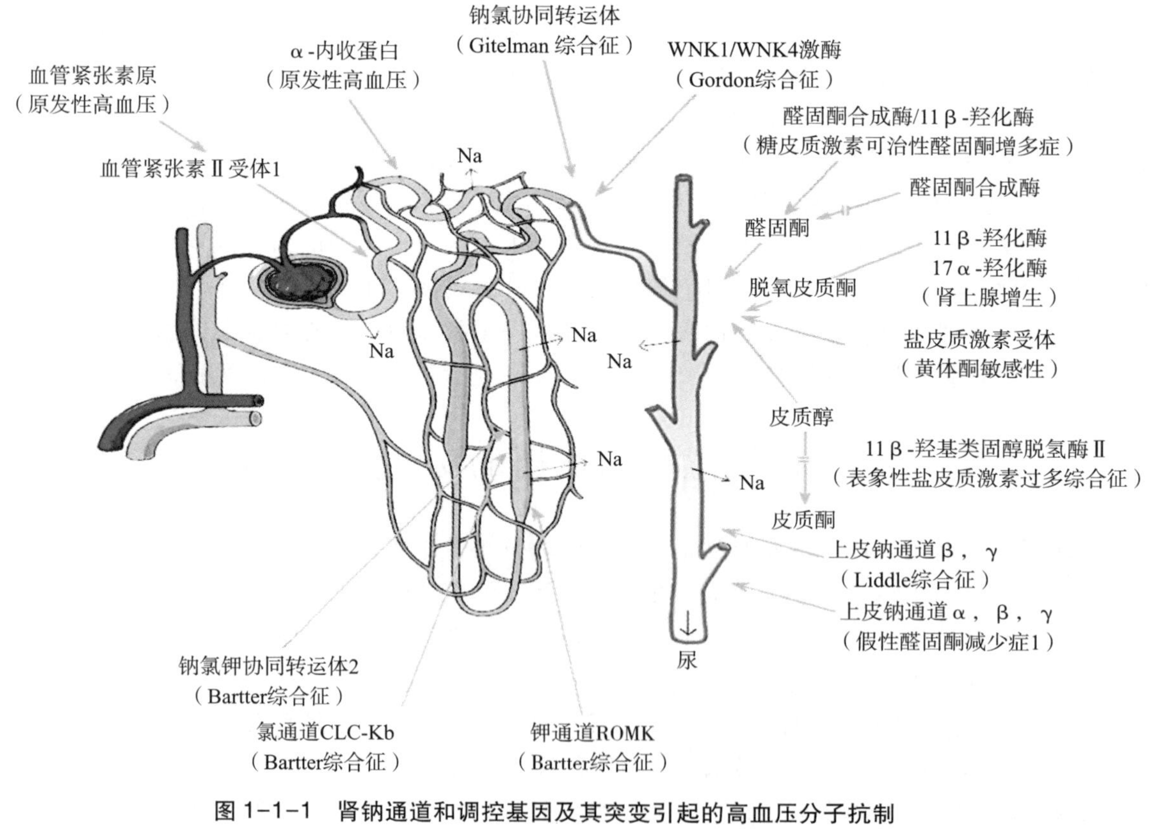

图 1-1-1 肾钠通道和调控基因及其突变引起的高血压分子抗制

1. 糖皮质激素可治性醛固酮增多症 糖皮质激素可治性醛固酮增多症（GRA）是一种常染色体显性遗传病，临床上与原发性醛固酮增多症相似。病因为第 8 号染色体上相邻的两个基因 11-羟化酶基因（*CYP*11*B*1）的 5' 端调节序列和醛固酮合成酶基因（*CYP*11*B*2）的编码序列融合形成杂合基因。该杂合基因产物具有醛固酮合成酶活性，但基因表达受促肾上腺皮质激素（ACTH）而不受血管紧张素Ⅱ调控。主要表现为高醛固酮、低肾素和盐敏感性高血压。

2. Liddel 综合征　Liddle 综合征也是一种常染色体显性遗传病，十分罕见。病因为肾上皮钠通道（epithelial sodium channel，ENaC，Chr16p13-p12）β 或 γ 亚单位基因突变，导致 ENaC 不能失活，ENaC 数量增多，肾远曲小管对水、钠重吸收增强。SSCP 显示 Liddle 综合征的 ENaC 基因 β 亚单位存在突变，C 碱基插入到密码子 593 和 595 之间（T594M），导致编码框错位，使编码蛋白缺失 34 个氨基酸，导致其活性升高。临床上表现为高血压、低血钾、低血浆肾素活性（PRA）和低醛固酮分泌率，属盐敏感性高血压。氨苯蝶啶治疗和低钠饮食能有效降低血压。

3. 表象性盐皮质激素过多综合征　表象性盐皮质激素过多综合征（AME）是由于 11β-羟基类固醇脱氢酶Ⅱ（11β-hydroxysteroid dehydrogenase Ⅱ，11β-HSDⅡ）*Chr 16q22.1* 基因突变，使 11β-HSDⅡ活性及其 mRNA 水平明显减低，体内积聚大量的皮质醇，激活盐皮质激素受体，引起低肾素、低醛固酮和盐敏感性高血压。目前发现的基因突变有：*C1061T*（*Exon 5*）；*CGC→CAC*：*R208H*（*Exon 3*）；*C1228T*（*Exon 5*）；*CGCTAT→CAT*：*R337H*，*delta Y338*（*Exon 5*）。

4. 11β-羟化酶缺乏症　11β-羟化酶缺乏症也是一种常染色体显性遗传病。正常情况下 11β-羟化酶能将皮质醇转变为皮质酮，而皮质酮不能与盐皮质激素受体结合，因此，该酶可阻止血中过高浓度的皮质醇激活非选择性的盐皮质激素受体。基因突变导致 11β-羟化酶缺乏，继而激活盐皮质激素受体。

肾存在多种调控钠、钾离子转运与代谢的通道蛋白及其基因。远端肾小管上皮钠通道 β 亚单位（βENaC）或 γ 亚单位（γENaC）C-末端 *PPPXY* 序列的基因突变可导致 Liddle 综合征，表现为钠通道过度激活，引起钠重吸收增加，细胞外液容量扩张，血管张力升高，最终临床出现高血压（对钠敏感）、高血钾、碱中毒等症状。泛素连接酶 NEDD4L 位于 ENaC 的上游，是 ENaC 表达重要的调控开关之一。Wen 等发现中国人群中 *NEDD4L* 基因 rs3865418 位点为 T 碱基者高血压的发病率明显较高，而 Dahlberg 等研究则进一步表明 *NEDD4L* 基因多态性与血压对盐敏感程度有关。Manunta 等研究发现，α-内收蛋白（ADD1）、*WNK1* 和 *NEDD4L* 相互作用表现为“*ADD1 Trp/WNK1 GG/NEDD4L GA+AA*”基因型时，个体对钠排泄率、急性盐负荷后血压变化以及噻嗪类利尿剂介导的血压下降变化幅度明显较其他基因型大。最近耶鲁大学学者 Lifton 教授对 Framingham 研究人群钠氯协同转运体（NCC，编码基因为 *SLC12A3*）、钠氯钾协同转运体（NKCC2，编码基因为 *SLC12A1*）、内流型钾通道（ROMK，编码基因为 *KCNJ1*）等基因多态性进行检测，发现这些通道多态性不仅与人群钠代谢有联系，还与血压相关。Wang 等采用全基因组关联研究（GWAS）方法发现，编码调节 NCC 表达的 SPAK/OSR1 蛋白基因（STK39）突变可能引起 SPAK/OSR1 上调进而 NCC 表达增加，钠重吸收增加，血压升高。Fava 等同样在大规模人群队列研究中发现，*STK39* 是高血压的候选基因，rs35929607*A>G* 与血压变异有关。血清糖皮质激素调控激酶 1（SGK1）通过抑制泛素连接酶 NEDD4L 使上皮钠通道表达上调，进而促进钠的重吸收。高盐后 SD 大鼠肾 SGK1 表达下降 50%，而 Dahl 盐敏感大鼠表达增高 2 倍，SGK1 基因多态性与高血压相关也有报道。此外，肾素-血管紧张素-醛固酮系统在调节肾水、钠代谢中发挥重要作用，其基因变异不仅与高血压的发生相关，还与血压对钠的反应性和靶器官损伤有密切的联系。总之，钠离子代谢相关基因仍然是高血压易感基因研究的热点。迄今大多数盐敏感性高血压易感基因尚无定论。由于盐敏感性高血压受多个钠代谢相关基因的共同调控，且血压的盐敏感性是环境因素（盐）与遗传因素（盐敏感性）相互作用的结果（基因-环境作用），易感基因在盐的作用下表达，参与血压调节，导致高血压。

四、盐敏感性高血压与精准医学的应用

降压治疗的最终目标是最大限度降低心血管病发生和死亡风险，实现这一目标主要来自血压降低本身，同时兼顾靶器官保护。尽管人们在积极地防治高血压，仍有相当一部分患者无法有效控制血压。截至 2010 年，在我国已接受降压治疗的患者中，有 75%的患者血压没有达到控制目标。各类高血压患者的发病机制不同，因此他们所需的治疗策略也会存在差异。应结合我国人群高盐、盐敏感性高血压的流行特征恰当地选择有效的降压药物。基于我国人群普遍存在盐摄入量过多，高血压患者中约 60%为盐敏感者，且这类高血压多数血浆肾素偏低，为容量依赖型。因此，我国高血压人群的降压治疗，尤其在无明显并发症的患者中应以利尿剂或钙通道阻滞药为最佳选择。利尿剂的利钠缩容机制对盐敏感性高血压具有良好效果，特别适宜于盐敏感性高血压的控制。研究证明，盐敏感性高血压患者存在细胞内钠、钙及镁的代谢异常，应用钙通道阻滞药有助于对抗盐介导的细胞内离子改变和升压反应；另外，钙通道阻滞药增加肾血流量和肾小球滤过率，降低肾血管阻力，产生排钠、利尿作用。因此，利尿剂、钙通道阻滞药对盐敏感性高血压具有良好降压效果

精准医学主要分析患者的生物医学信息，包括分子、基因、细胞、临床、行为、生理及环境参数等，再根据上述信息制订个体化的治疗策略。表观基因组学是一种在基因组水平上研究表观遗传修饰的科学，表观基因组异常已成为多种复杂疾病（如高血压、心血管病与全因死亡）的标志，表观遗传通过 DNA 特异位点甲基化、转录后蛋白修饰、非编码 RNA 调控等作用在不改变 DNA 序列的前提下影响基因表达或蛋白质的合成。作为新兴学科，精准医学与表观基因组学有望通过个体化的降压策略而实现更有效的血压控制。

对患者个体进行表观遗传分析或许可以实现精准医学中的降压目标。精准医学未来能够有效评估环境及生活方式对高血压发生及遗传的影响，并提供个体化的治疗。应用精准医学概念，研究识别盐敏感性高血压易感基因不仅能使我们更好地认识原发性高血压发病机制和病理生理，而且还可以通过结合分析危险因素，指导个体化药物治疗和人群高血压的早期防治。当前，表观遗传修饰治疗高血压的相关研究还处于起步阶段，相关知识并不完整，有待进行广泛的研究。这个过程需要多学科团队、多领域的共同合作。目前，盐敏感性高血压基因研究存在巨大挑战和机遇。我国人口众多，尤其在北方地区人均摄盐量以及人群盐敏感检出率较高。我们相信通过对不同种族、人群的基因组流行病学研究，借助生物技术的发展，盐敏感性高血压易感基因最终将被识别，并将制备出供临床分型和指导药物使用的各种诊断及治疗芯片，为人类健康服务。

参考文献

[1] 刘治全，牟建军. 盐与高血压. 北京：北京医科大学中国协和医科大学联合出版社，1997.

[2] 刘治全，牟建军. 高血压病诊断治疗学. 北京：中国协和医科大学联合出版社，2006.

[3] Weinberger MH，Fineberg NS，Fineberg NE，et al. Salt sensitivity，pulse pressure，and death in normal and hypertensive humans. Hypertension，2001，37 (Pt 2)：429-432.

[4] Rodriguez-Iturbe B， Vaziri ND. Salt-sensitive hypertension-update on novel findings. Nephrol Dial Transplant，2007，22（4）：992-995.

[5] Campese VM. Salt sensitivity in hypertension. Renal and cardiovascular implications. Hypertension，1994，23（4）：531-550.

[6] Beeks E，Kessels AG，Kroon AA，et al. Genetic predisposition to salt - sensitivity：a systematic review. J Hypertens，2004，22（7）：1243-1249.

[7] Tzemos N，Lim PO，Wong S，et al. Adverse

cardiovascular effects of acute salt loading in young normotensive Individuals. Hypertension, 2008, 51 (6): 1525-1530.

[8] Rodriguez-Iturbe B, Vaziri ND. Salt-sensitive hypertension-update on novel findings. Nephrol Dial Transplant, 2007, 22 (4): 992-995.

[9] Kido M, Ando K, Onozato ML, et al. Protective effect of dietary potassium against vascular injury in salt-sensitive hypertension. Hypertension, 2008, 51 (2): 225-231.

[11] Adrogué HJ, Madias NE. Sodium and potassium in the pathogenesis of hypertension. N Engl J Med 2007, 356 (19): 1966-1978

[12] Liu FQ, Mu JJ, Liu ZQ, et al. Endothelial dysfunction in normotensive salt-sensitive subjects. J Hum Hypertens, 2012, 26 (4): 247-252.

[13] 中国高血压防治指南修订委员会. 中国高血压防治指南 2010. 中华高血压杂志, 2011, 19 (08): 701-743.

[14] Sanada H, Jones JE, Jose PA. Genetics of salt-sensitive hypertension. Curr Hypertens Rep, 2011, 13 (1): 55-66.

[15] Gu D, Kelly TN, Hixson JE, et al. Genetic variants in the renin-angiotensin-aldosterone system and salt sensitivity of blood pressure. J Hypertens, 2010, 28 (6): 1210-1220.

继发性高血压与精准医学

第 2 章

马志毅
北京大学人民医院

一年多来，精准医学成为生物医药领域的热点。各种疾病都在寻找其精准医学的切入点。高血压病作为环境因素与遗传因素共同作用的一种心血管综合征，在精准医学领域的进展较为缓慢。但是继发性高血压，尤其是其中的某些疾病，由于发病机制较为明确，从而有可能成为心血管领域的精准医学热点之一。本文介绍了精准医学的由来，继发性高血压的基因进展，以及继发性高血压的诊治在精准医学中的定位，意在帮助读者了解精准医学在高血压领域的应用形式。

一、精准医学的由来

精准医学（precision medicine），又称精准医疗，是以个性化医疗（personalized medicine）为基础、随着基因组测序技术快速进步以及生物信息与大数据科学的交叉应用而发展起来的新型医学概念与医疗模式，本质上是通过基因组、蛋白质组等组学技术和医学前沿技术，对于大样本人群与特定疾病类型进行生物标志物的分析与鉴定、验证与应用，从而精确寻找到疾病的原因和治疗的靶点，并对一种疾病不同状态和过程进行精确亚分类，最终实现对于疾病和特定患者进行个性化精准治疗的目的，提高疾病诊治与预防的效益。

可以肯定的是，精准医学这一概念并不是2015年由美国总统奥巴马提出的。他当时所做出的国情咨文的作用是把生物医学领域多年来的工作提高到了一个更为重要的地位。

事实上，精准医学既有实现预测（prediction）、预防（prevention）、个性化（personalization）、参与（participation）（即4P）的目的，也有找靶点（targeted）、整合（integrated）、以数据为基础（data-based）、以循证为基础（evidence-based）、系统医学（systems medicine）、转化医学（translational medicine）的目的（即TIDEST模式）。

精准医学的发展将人们对疾病机制的认识与生物大数据和信息科学相交叉，对疾病进行精准的分类及诊断。由于受到技术和规模的限制，当前精准医学的研究热点主要集中于肺癌，乳腺癌，白血病，结、直肠癌等患者，以及某些单基因疾病患者，为他们提供更具针对性和有效性的预防治疗措施。

二、继发性高血压的临床现状

我们通常认为继发性高血压只占高血压人群的5%，但随着高血压患者就诊意识的提高，临床医师对继发性高血压警惕性的提高和检测诊断技术的不断进展，目前有报道，继发性高血压占高血压人群的 30%以上，当然，这里面也包括一些合并了继发性高血压与原发性高血压的患者。

因此，我们面临的一个重要问题就是，如何从庞大的高血压人群患者中发现、诊断、治疗这些继发性高血压。我们知道，很多继发性高血压是后天的，如动脉粥样硬化性肾动脉狭窄、甲状腺功能亢进等。在这些疾病中，基因的作用是微弱的，或是不存在特异性基因。但是，也有一些继发性高血压是基因相关的。现以两类常见的继发性高血压为例，介绍其与基因的关系。

三、常见的继发性高血压与基因

1. 原发性醛固酮增多症　原发性醛固酮增多症主要分为 5 型，即醛固酮瘤、特发性醛固酮增多症、原发性肾上腺皮质增生、家族性醛固酮增多症、分泌醛固酮的肾上腺皮质癌及异位醛固酮分泌瘤或癌。各型所占比例见表 1-2-1。

表 1-2-1　原发性醛固酮增多症病因分类及构成比

病因	构成比
醛固酮瘤	35%
特发性醛固酮增多症	60%
原发性肾上腺皮质增生	2%
家族性醛固酮增多症	
糖皮质激素可抑制性醛固酮增多症	<1%
家族性醛固酮增多症Ⅱ型	-
家族性醛固酮增多症Ⅲ型	-
分泌醛固酮的肾上腺皮质癌	<1%
异位醛固酮分泌瘤或癌	<0.1%

注：-，无数据。(引自：中华医学会内分泌学会肾上腺学组. 原发性醛固酮增多症诊断治疗的专家共识. 中华内分泌代谢杂志，2016，32（3）：188-195.)

根据 2016 年《原发性醛固酮增多症诊断治疗的专家共识》，基因分型在原发性醛固酮增多症中的应用指导原则如下：建议 20 岁以下原发性醛固酮增多症患者，或有原发性醛固酮增多症或早发脑卒中家族史的患者，应做基因检测以确诊或排除糖皮质激素可抑制性醛固酮增多症（GRA）。对于发病年龄很轻的原发性醛固酮增多症患者，建议行 *KCNJ5* 基因检测排除家族性醛固酮增多症Ⅲ型（FH Ⅲ）。

由此可见，基因分型仅限于家族性醛固酮增多症，且也仅限于 GRA 及 FH Ⅲ。虽然 FH Ⅱ在大多数家系中的垂直传播均表现为常染色体显性遗传，但是其基因背景仍不清楚。因此，也只能够对疑为该诊断的患者除外 GRA 或 FH Ⅲ。

另外，目前也有小规模的临床研究发现，散发型醛固酮瘤可能与部分基因突变有关，如 *KCNJ5* 基因突变、*ATP1A1* 及 *ATP2B3* 基因突变、电压门控钙离子通道（*CACNA1D*）基因突变。但是，这些基因突变还仅限于基础研究，由于样本量较少，因此，尚无法作为临床诊断依据，更无法成为治疗靶点。这都需要进一步的临床病例和数据的积累。

2. 嗜铬细胞瘤　一般认为遗传性嗜铬细胞瘤是 *VHL* 基因、*RET* 基因、1 型神经纤维瘤病（neurofibromatosis type 1，NF-1）基因、琥珀酸脱氢酶（succinatedehy drogenase，SDHx）基因等多基因突变后的结果。另外，还有一些与嗜铬细胞瘤发病相关的新基因如跨膜蛋白 127

(transmembrane protein127，TMEM127）基因和髓细胞增生原癌基因伙伴蛋白 X（myelocytomatosis oncogene-associated factorX，MAX）基因。

嗜铬细胞瘤诊断中的另一个非常重要的方面是良、恶性的鉴别。目前，已有分子标志物如端粒酶、血管内皮生长因子、环氧化酶-2、肾上腺髓质肽、嗜铬粒蛋白 A、STAT3 对判断嗜铬细胞瘤良、恶性及鉴别其来源和分化有重要意义。

四、继发性高血压的诊治与广义的精准医学

精准医学既需要基因组学的技术支持，也需要蛋白质组学的技术支持。近些年来，正是由于人类在基因测序与基因组学技术方面的突破性进展，精准医学的热点才集中于各种基因，从而集中于某些肿瘤及单基因疾病。但精准医学并不仅限于此。近些年更为复杂的蛋白质组学在技术上并没有振奋人心的突破性进展，因此，对于可能在这一层面存在发病机制或治疗靶点的疾病，医学的进展速度停滞不前。相信随着相关基因和分子标志物研究的深入，我们会找到一个或多个联合的分子生物学指标能早期筛检出继发性高血压，或找到相关的治疗靶点。

另一方面，继发性高血压中，绝大多数的发病机制并不是基因为主。在诊断层面，更多的是要依赖于临床表现及临床检验等；在后续的治疗层面，由于发病机制的复杂性，治疗的方式或效果也各有不同。

因此，对于继发性高血压，我们应该应用广义的精准医学的思想，即结合基因、蛋白的组学研究，结合疾病的临床特点（包括病史、体征、检验检查），结合对常规治疗的反应，一方面获得诊断信息，另一方面了解基因、蛋白水平对治疗的指导，从而最终实现个体化的精准治疗，见图1-2-1。

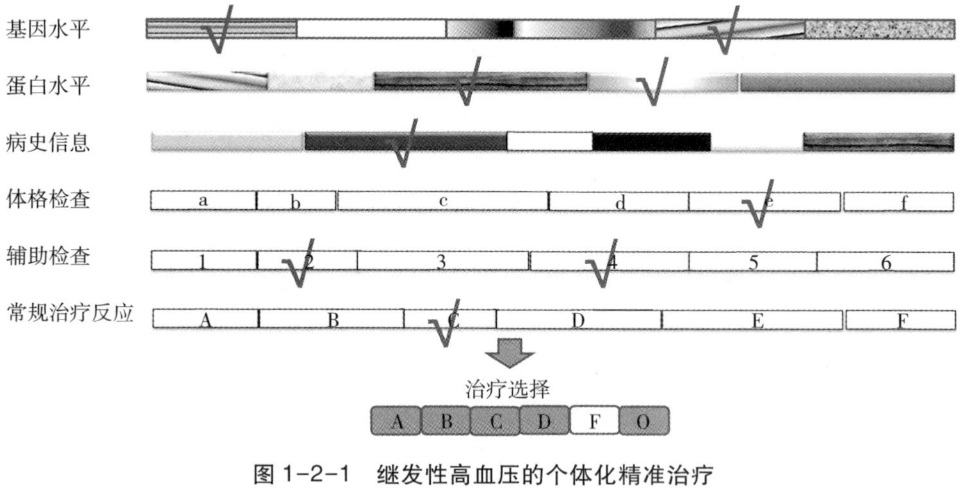

图 1-2-1 继发性高血压的个体化精准治疗

参考文献

[1] 张佳星. 推进精准医学发展，助力健康中国建设：访中国工程院院士——中国医学科学院院长曹雪涛委员. 科技日报，2005，03：10（01）.

[2] 徐速，李维. 精准医学研究热点的双向聚类计量分析. 医学与哲学，2015，36-6B（527）：1-5.

[3] 杨焕明. 对奥巴马版“精准医学”的“精准”解读. 西安交通大学学报（医学版），2015，36（6）：721-723.

[4] 中华医学会内分泌学分会肾上腺学组. 原发性醛固酮增多症诊断治疗的专家共识. 中华内分泌代谢杂志，2016，32（3）：188-195.
[5] 宫士坤，刘忠. 嗜铬细胞瘤相关遗传基因及分子标志物研究进展. 浙江大学学报（医学版），2014，43（2）：227-233.
[6] 袁文祺，王卫庆. 遗传性嗜铬细胞瘤的基因筛查策略. 上海医学，2009，32（2）：151-153.

CME TEXTBOOKS NATIONAL PROJECT

"互联网+"大数据开启高血压管理新时代

第3章

周　恒　高　岩
北京康康盛世信息技术有限公司

这是最坏的时代，高血压患病人数日益增多，患病率居高不下；这是最好的时代，国家对高血压为首的慢性病前所未有的重视，各类防控政策陆续推出；这是"最坏"的时代，医患关系紧张，医疗人员身心憔悴，筋疲力尽；这是最好的时代，医疗改革万众瞩目，"互联网+"大数据风起云涌，医疗人员重要性前所未有。这是迷茫纷乱的时代，也是改革起航的时代；这是严谨医学缓慢发展的时代，也是科技技术快速发展的时代。"互联网+"大数据深入地影响和改造着医疗行业。

高血压是中国发病人数最多、患病率最高的慢性病，中国患者人数在2.7亿以上，其导致了大量的心、脑血管事件，高血压位居脑卒中、心和肾疾病诱因的首位。"一人中风，全家发疯，百万中风，社会发疯。"高血压导致的心血管和肾事件给患者、社会、政府造成了严重的经济和社会负担。

高血压管理已经超越了单纯的疾病范畴，成为影响广大人民群众的重大社会课题。作为高血压管理的行业人员，我们在提高专业知识的同时，也要更好地解读党和国家的政策，感受"互联网+"高血压发展脉搏，把握高血压发展趋势，从而可以更好地研究高血压管理现状，思考高血压管理方法、学习高血压热点知识，提高高血压诊疗技能，加深为人民服务的思想认识，更好地建设健康中国，为实现中国梦而努力奋斗。

一、国家政策

（一）党中央高度重视健康中国、"互联网+"和大数据战略

《中国共产党第十八届中央委员会第五次全体会议公报》（以下简称公报）指出，要大力推进健康中国建设，深化医药卫生体制改革。公报同时提出要实施"互联网+"行动计划，发展分享经济，实施国家大数据战略。

（二）国务院出台考核文件要求提高高血压规范化诊疗和管理率

国务院办公厅国办发［2015］70号文《关于推进分级诊疗制度建设的指导意见》指出，建立分级诊疗制度，是合理配置医疗资源、促进基本医疗卫生服务均等化的重要举措，是深化医药卫生体制改革、建立中国特色基本医疗卫生制度的重要内容，对于促进医药卫生事业长远健康发展、提高人民健康水平、保障和改善民生具有重要意义。同时，出台分级考核标准，要求分级诊疗试

点地区城市（四省，二直辖市，100 个城市）2017 年高血压、糖尿病患者规范化诊疗和管理率达到 40%以上。

（三）国家“十三五”规划重大专项提出

国家“十三五”规划重大专项提出：重大慢性病过早死亡率降低 10%，每县重点办好 1~2 所县级公立医院，打造 30 分钟基层医疗服务圈；培育集成电路产业体系，培育人工智能、智能硬件、移动智能终端、先进传感器和可穿戴设备等并使其成为新增长点；建设物联网应用基础设施和服务平台。

（四）卫生和计划生育委员会要求加强高血压诊治工作

国家卫生和计划生育委员会（以下简称卫计委）国卫办医函［2015］1026 号文件《关于做好高血压、糖尿病分级诊疗试点工作的通知》指出，高血压是最常见的慢性病之一，也是心、脑血管病最主要的危险因素，其脑卒中、心肌梗死、心力衰竭及慢性肾病等主要并发症致残率、致死率高。实践证明，高血压是可以预防和控制的疾病。降低高血压患者的血压水平，进行心血管危险因素综合管理，可明显减少脑卒中及心脏病事件，显著改善患者的生存质量，有效降低国家和患者的疾病负担。

二、高血压管理进展

（一）高血压管理时代发展

1773 年，英国人 Stenphen 把小马的动脉切断并接到测压计上。他最先观察到血压随着运动、呼吸、恐惧而变化的现象。这是人类首次测量到血压。1856 年法国外科医生 Faivre 测到了一个断肢患者的肱动脉平均动脉压（115~120 mmHg）。1896 年，意大利医生 Riva Rocci 在血压计上装了气囊，从而出现了收缩压和舒张压。1905 年，俄国生理学家和外科医生 Korot Koff 使用听诊器测量收缩压和舒张压。

1933 年，高血压首次被确定为一种疾病。人类对于血压值标准的认识也在争议中不断调整。1920 年，Loais Gallavadin 把血压的正常值建议为 120/75 mmHg；1959 年，世界卫生组织（WHO）定义≥160/95 mmHg为高血压，<140/90 mmHg 为正常血压；1999 年，WHO 进一步明确了诊断高血压的标准为≥140/90 mmHg，并被世界各国接受。

1931 年出现了利舍平。自此以后，降压药物不断涌现。1950 年出现了肼苯达嗪、胍乙啶，1957 年出现了螺内酯，1958 年出现了噻嗪类利尿剂，1960 年出现了甲基多巴，1970 年出现了中枢 α 阻断剂可乐定，1973 年出现了 β 受体阻滞剂，1975 年出现了哌唑嗪。1977 年钙通道阻滞药（CCB）维拉帕米和硝苯地平被发现。高血压现代治疗的“A”和“C”时代的曙光出现。1993 年首个血管紧张素受体拮抗药氯沙坦问世。现代药物基本组成形式至此构建完成。

1993 年是高血压防治史上里程碑的一年，在这一年里，美国预防、检测、评估、与治疗高血压全国联合委员会第五次报告（JNC-5）首次把收缩压低于140 mmHg列入治疗目标。在此之后，新的肾素-血管紧张素系统（RAS）抑制剂和 CCB 类的药物不断被研发和推向市场，一天服用1 次的长效药物成为选择降压药物的标准。

最近几年，移动医疗的浪潮波涛汹涌，水银血压计正被电子血压计逐渐取代。人们已经认识到认知和行为的改变以及药物依从性的改善和发明降压药物同样重要，个体化治疗、健康管理、群体社群化管理也已成为高血压患者血压控制的关键步骤。我们不仅需要更多的指南和共识，更需要全社会共同的行动，随着移动互联网对组织和个人全方位的渗透，大数据技术的快速发展，一场深刻的高血压管理革命正在酝酿之中，高血压管理的新时代正在到来。

（二）《动态血压监测临床应用中国专家共识》发布

2015 年 9 月 20 日，《动态血压监测临床应用中国专家共识》（以下简称《共识》）发布，达成了如下共识。

在动态血压计的选择与监测要求方面，《共识》建议：必须选择按照国家标准进行过独立临床验证的动态血压监测仪器；必须选择大小合适的袖带；监测时间必须达到 24 小时或以上，通常白天 20 分钟测量 1 次，晚上 30 分钟测量 1 次。

动态血压测量的对象，既包括怀疑高血压需明确诊断者，对其识别出白大衣高血压和隐匿性高血压，也包括已经接受降压治疗的高血压患者，对其进行降压疗效评估，识别出白大衣性未控制高血压与隐匿性未控制高血压。动态血压监测还有助于清晨高血压、夜间高血压这些特殊时段的隐匿性高血压的诊断。

动态血压监测的结果判定主要依靠 24 小时、日间、夜间的平均值。通过和诊室血压进行对比，可识别出那些动态血压正常而诊室血压升高（≥140/90 mmHg）的白大衣高血压，动态血压升高而诊室血压正常（<140/90 mmHg）的隐匿性高血压。如果清晨起床后 2 小时以内所有血压读数平均值≥135/85 mmHg，则可诊断为清晨高血压。

（三）公共卫生服务供给侧的改革和高血压分级诊疗

2015 年 12 月 21 日，中央经济工作会议在北京召开。会上提出，推进供给侧结构性改革，是适应和引领经济发展新常态的重大创新，是适应国际金融危机发生后综合国力竞争新形势的主动选择，是适应我国经济发展新常态的必然要求。公共卫生服务作为社会事业长期的痛点和薄弱环节将会是改革的重点。公共卫生服务业的供给侧改革将会大大释放公共卫生服务行业的活力，增加行业运行效率，减少医疗资源的浪费，从而更好地为人民健康服务。

我国把高血压和糖尿病作为分级诊疗的重点。高血压分级诊疗的目标是充分发挥团队服务的作用，指导患者合理就医和规范治疗，使患者血压达到控制目标，降低心、脑血管疾病等并发症的发病率及死亡率。为了达到这一目标，卫计委发布了高血压分级诊疗的方案如下。

1. 建立高血压患者分级诊疗健康档案 为适合分级诊疗，患者应建立联通二级及以上医院和基层医疗卫生机构的包含高血压病情信息的电子健康档案。

2. 明确不同级别医疗机构的功能定位 基层医疗卫生机构负责疾病临床初步诊断，按照疾病诊疗指南、规范制订个体化、规范化的治疗方案；建立健康档案和专病档案，做好信息报告工作；实施患者年度常规体检，有条件的可以开展并发症筛查；开展患者随访、基本治疗及康复治疗；开展健康教育，指导患者自我健康管理；实施双向转诊。

二级及以上医院负责疾病临床诊断，按照疾病诊疗指南、规范制订个体化、规范化的治疗方案；实施患者年度专科体检，并发症筛查；指导、实施双向转诊；定期对基层医疗卫生机构医疗质量和医疗效果进行评估。其中，二级医院负责急症和重症患者的救治，对基层医疗卫生机构进行技术指导和业务培训。

三级医院负责疑难、复杂和急危重症患者的救治，对二级医院、基层医疗卫生机构进行技术指导和业务培训。

3. 建立团队签约服务模式，规范各级医院诊疗流程 在分级诊疗机制形成的同时，医师集团正在兴起，为团队签约模式的建立提供了基础。团队签约的服务模式可以改变以过程为标准的收费模式，建立以结果为导向更为全面合理的医疗服务模式。

在分级诊疗，双向转诊的基础上，规范各级医院的诊疗流程，严格遵守《高血压分级诊疗服务技术方案》，实现诊疗流程的规范化、体系化，提高医疗服务的效率。

三、“互联网+”大数据开启高血压管理新时代

（一）三位一体的“互联网+”血压监测

1. 诊室血压测量 诊室血压测量是医生做出诊断的基础。医生相对于普通人专业知识丰富，对血压的测量更准确，同时也能更快速地为医生提供诊断和开处方的依据。但是诊室血压测量容易出现白大衣高血压，造成漏诊，也可能忽略隐匿性高血压，造成误诊。因此，建议推广家庭血压测量。

2. 家庭血压测量 随着测量设备的不断发展，特别是电子血压计的迅速发展，血压的测量越来越方便，家庭血压测量越来越普及。家庭血压测量可以有效避免白大衣高血压以及发现隐匿性高血压，增加了血压判断的准确性。

现在部分电子血压计实现了网络连接，可以方便地收集和记录数据。比如小米血压计，可以通过定制的小米手机配套使用，利用小米手机进行记录和采集血压数据。比如康康血压计，测量完毕后则可以通过血压计自带的手机卡上传血压数据到云端，实时提醒给亲友和医生，亲友可以督促家人按时测量，医生也可以定期关怀患者的血压波动情况。

家庭血压测量只能监测某个时间的血压情况，并不能反映血压的变化情况，因此需要动态血压测量。

3. 动态血压测量 动态血压测量可以反映血压的变化情况，从而为药物种类和剂量以及药物服务时间的调整提供依据。传统的动态血压计价格昂贵，携带不方便，只有在高血压确诊或者药物调整等特殊时间使用。家用动态血压计，如康康随身动态血压计的出现可以实现便捷的24小时动态血压监测和实时上传，从而得到更精确的血压监控和评估。

总的来说，诊室血压、家庭单次血压以及周期性的24小时动态血压监测可以结合起来，更全面地监测高血压患者的血压，实现血压的精确管理，为药物及其他治疗方法的使用提供依据，减少各种并发症的出现，降低脑卒中等并发症发生的概率。

（二）高血压保险

2015年12月11日，财政部、国家税务总局、中国保险监督管理委员会（以下简称保监会）发布关于实施商业健康保险个人所得税政策试点的通知，明确对试点地区个人购买符合规定的健康保险产品的支出，按照每月200元，全年不超过2400元的限额标准在个人所得税前予以扣除。截至2015年10月，健康险保费收入2027.25亿元，同比增长48.35%，占总保费比例突破10%，并且呈现快速增长趋势。

随着商业健康保险政策上的倾斜和模式上的不断成熟，包括高血压保险在内的健康保险将有广阔的发展空间。“医疗保险+慢性病达标管理”将对患者形成强力的督促，不仅有利于保险费用的控制，更有利于形成对患者用药和其他治疗方式依从性的约束，从而切实提高患者的高血压控制率。高血压保险的实施既要有合理的运行模式，又要有途径和设备实现对用户健康的监测和评估，从而提高高血压的控制率，降低社会保险总支出，降低社会总体运行成本。

马云、马化腾和马明哲联合投资的众安保险是这方面的先行者，众安保险与康康盛世联合率先推出高血压保险，它将如何从支付生态上影响高血压管理，我们将拭目以待。

1. 新媒体的影响 微博、微信的使用越来越广泛，新媒体开始影响我们生活的方方面面。医学信息的推广以及患者教育方法也发生着根本性变化。新媒体不仅已经成为医务工作者接受医学信息的重要方式，也成为进行医患教育的重要途径。

杏树林、杏林医生、轻盈医学等面向专业人士的医学平台向医学专业人士推广，比传统媒体更迅速、便捷；“高血压管家”作为高血压联盟官方授权的新媒体平台，以更通俗易懂的方式向基层医生和老百姓普及专业知识，已成为高血压医患教育的重要阵地。在未来，新媒体还可以在学术交流、社群健康管理、提高患者依从性、群防群治等方面发挥更加积极的作用。

同时，随着医疗改革的深入，医生集团正在涌现，通过新媒体的宣传和放大作用，将会诞生一批医生明星，成为新媒体时代的跨界宠儿。

2. 基于大数据的精准治疗 传统医学数据存在搜集困难、标准化程度低、真实度不高等缺点。随着互联网、物联网技术的不断发展，更加便携精确的可穿戴医疗设备的出现，方便医患沟通的云平台的出现，将使得数据的收集和处理越来越便捷，医患之间的互动也更加实时和精准。大数据技术的发展让原来碎片化的数据建立联系，为精准治疗奠定基础。大数据的发展不仅会使得高血压高危人群的识别更加精准，降低预防和管控成本，而且更容易找到高血压患病的潜在诱因，实现对高血压的精准治疗。

类似 AlphaGo 棋手的“Alpha 高血压医生”将会在不远的将来出现，根据患者个人的健康大数据，结合其他医生治疗的案例，帮助医生进行初步的诊断和推荐治疗方案。

三位一体的“互联网+”血压计带来更精准的血压监测，供给侧改革以及高血压保险带来高血压慢性病预防和支付的变化，新媒体带来的社群医患教育和群防群治的影响，大数据带来更加精准化的个体治疗。通过这“四驾马车”，高血压管理的新时代正在拉开帷幕，快速向我们走来！

参考文献

[1] 中国高血压联盟，中国医师协会高血压专业委员会血压测量与监测工作委员会，《中国高血压杂志》编委会. 动态血压监测临床应用中国专家共识. 中国高血压杂志，2015，23（8）：727-730.

第二篇

高血压特殊人群的现状及干预策略

CME TEXTBOOKS NATIONAL PROJECT

第4章 含硫氨基酸干预高血压的研究进展

孙倩倩　祝之明

第三军医大学　重庆市高血压研究所　重庆大坪医院

高血压已成为世界范围内严重威胁人类健康的重大公共卫生问题，不良膳食习惯在高血压发病中有重要作用。因此，提倡健康膳食对防治高血压十分重要。

含硫氨基酸（sulfur amino acid）是指分子结构中含巯基的氨基酸，为哺乳动物体内不可缺少的氨基酸之一。近年来众多研究证实，哺乳动物体内的内源性含硫氨基酸代谢产物，尤其是终产物牛磺酸（taurine）、硫化氢（hydrogen sulfide，H_2S）及二氧化硫（sulfur dioxide，SO_2），在调节高血压及相关代谢异常方面发挥非常重要的作用。本文将重点从含硫氨基酸在预防高血压方面的研究进展，并结合我们的工作做一介绍。

一、含硫氨基酸概述

含硫氨基酸是指分子结构中含巯基的氨基酸，为哺乳动物体内不可缺少的氨基酸之一。含硫氨基酸包括蛋氨酸（又称甲巯氨酸）、半胱氨酸两种，其代谢主要以蛋氨酸为起始，同型半胱氨酸、胱硫醚、半胱氨酸为中间代谢产物，生成牛磺酸、H_2S 及 SO_2等终产物。含硫氨基酸代谢主要由蛋氨酸循环、同型半胱氨酸转巯基途径、半胱氨酸氧化代谢、半胱氨酸转巯基途径、H_2S 和 SO_2 代谢五部分组成。各个环节彼此间相互联系，保持整个代谢途径的动态平衡，形成机体损伤-抗损伤反应体系。

（一）牛磺酸

牛磺酸是含硫氨基酸代谢途径中 L-半胱氨酸代谢的最终产物，1827 年首次从牛胆汁中分离出来而得名。1989 年被确认为人体内条件必需氨基酸。此后，国内外大量学者对牛磺酸进行了深入的研究。牛磺酸分子量较小（相对分子质量为 125. 15），无抗原性，机体内牛磺酸的来源以摄取为主，可通过膳食动物性食品尤其是海生动物获得。此外，少量牛磺酸也可以自身合成，其主要通过半胱氨酸或甲硫氨酸等含硫氨基酸经一系列酶促反应转化而来。牛磺酸在人体内的相对平衡主要通过肾排泄来维持，体内平均总量为 12~18 g。研究发现，哺乳动物体内的牛磺酸几乎全部以游离形式存在，在血管、心脏、肝脏、骨骼肌及神经等组织均有较广泛的分布，并可通过多种生物效应对心血管系统、神经系统、糖脂代谢等发挥重要的调控作用。

（二）H_2S

H_2S 是继氧化亚氮（nitric monoxide，NO）和一氧化碳（carbon monoxide，CO）之后发现的第

3 种气体信号分子，是一种强抗氧化剂及血管舒张因子。20 世纪 90 年代以前，人们一直致力于研究它的毒性作用，直到 1989 年 Goodwin 等在鼠、牛及人的大脑中发现存在相对高浓度的 H_2S，揭示了内源性 H_2S 的存在。此后，大量研究对 H_2S 在哺乳动物神经、心血管、消化和内分泌等系统中的生理和病理调节作用进行了系统研究发现，在正常生理条件下，哺乳动物体内的 H_2S 主要是以半胱氨酸和同型半胱氨酸为底物，由胱硫醚 β 合酶（cystathionine-β-synthase，CBS）、胱硫醚 γ 裂解酶（cystathionine-γ-lyase，CSE）和 3-巯基丙酮酸转硫酶（3-mercaptopyruvate sulfurtransferase，3MST）通过酶促反应生成。这些酶的分布具有组织特异性。CBS 高表达于神经系统，CSE 主要分布在心血管组织，而在肝脏和肾二者都有。H_2S 在体内有两种存在形式：1/3 以气体形式存在，2/3 以硫氢化钠（NaHS）形式存在，两者保持一种动态平衡，这样既可以使 H_2S 在体内稳定存在，又可以维持内环境 pH 值的稳定性。这些体内代谢产物大部分经肾排出，部分从肠道排出，少部分以原形经肺呼出。

（三）SO_2

SO_2作为常见的大气污染物，一直以来被认为对人体有很大的毒性作用。而近年来研究发现，SO_2也可以由机体内源性产生，并具有调节心率、降低血压、参与炎性反应等生物学效应。体内含硫氨基酸经过代谢均可产生内源性 SO_2，其主要由中间代谢产物 L-半胱氨酸在半胱氨酸氧化酶（cysteine oxidase）的作用下氧化为 L-半胱氨酰亚磺酸（L-cysteinesulfinate）。L-半胱氨酰亚磺酸在谷氨酸-草酰乙酸转移酶（glutamate-oxaloacetate transminase）的作用下转氨基生成 β-亚磺酰丙酮酸（β-sulfinylpyruvate），后者自发分解为丙酮酸和 SO_2。在体内，SO_2与水结合产生 SO_3^{2-}，SO_3^{2-} 再经亚硫酸氧化酶（sulfite oxidase）作用生成 SO_4^{2-}，最后随尿排出体外，另有少部分 SO_2以游离形式存在。

二、含硫氨基酸与高血压的关系

长期高血压易造成血管壁损伤，同时可显著增大心室射血阻力。近年来众多研究证实，哺乳动物体内的内源性含硫氨基酸代谢产物，尤其是终产物牛磺酸、硫化氢及二氧化硫在防治高血压方面发挥重要的作用。

（一）牛磺酸与高血压

既往大量研究显示，牛磺酸能降低多种高血压动物的血压，高血压大鼠出现牛磺酸代谢紊乱。小规模的临床研究发现，与正常对照组相比，原发性高血压患者血、尿中牛磺酸浓度明显降低，补充牛磺酸后可显著改善高血压状态，同时血、尿中的牛磺酸含量也随之增加。牛磺酸的降压机制与下述因素有关。

1. 牛磺酸对肾素-血管紧张素系统的作用 肾素-血管紧张素系统（RAS）是由肾和肝分泌的一组相互作用又相互调节的激素和相关受体组成，是人体内重要的体液调节系统之一，其在血压调节中起着关键性的作用。血管紧张素转换酶（ACE）是 RAS 中的关键酶，可将血管紧张素 I（Ang I）水解转化产生血管紧张素 II（Ang II）。Ang II 是已知最强的缩血管活性物质之一，它主要作用于血管平滑肌细胞，可引起全身微动脉收缩，继而导致动脉血压升高。研究发现，在饲料中添加 1%的牛磺酸可明显降低正常成年大鼠血液中 Ang II 水平和 ACE 的活性，其原因可能是牛磺酸提高了大鼠血清中超氧化物歧化酶（SOD）、谷胱甘肽过氧化物酶（GSH-Px）的活性，从而增强了其清除自由基的功能，使脂质过氧化反应减弱，进而减轻血管硬化和纤维化，减轻外周阻力；以上过程进一步抑制了 ACE 活性，使 Ang Ⅱ的产生减少，最终导致缩血管反应减弱。此外，有报道动物体内心肌、血管壁和肾等组织中存在不依赖于血浆中肾素、Ang Ⅱ调控的局部组织 RAS，其所生成的 Ang Ⅱ可通过旁分泌和自分泌方式在局部组织发挥调控血压的作用。有研究发现，经牛磺酸喂食后，高血压大鼠尾动脉收缩压可显著降低，其机制可能与牛磺酸降低循环及心肌局部 RAS 的机制有关。以上研究表明，牛磺酸可通过影响 RAS 发挥调控血压的作用。

2. 牛磺酸对神经系统的作用　牛磺酸在哺乳动物大脑皮质、小脑和嗅球等区域均有广泛分布，且含量丰富，是神经系统中仅次于谷氨酸含量最多的含硫氨基酸衍生物之一。研究发现，牛磺酸可以通过影响神经系统中单胺类神经递质、神经肽的表达及活性发挥调节血压的作用。γ-氨基丁酸（GABA）、乙酰胆碱（ACh）、多巴胺（DA）、肾上腺素、去甲肾上腺素（NE）等神经递质在高血压发生与发展过程中发挥重要的作用。例如 GABA 系统功能不全将导致交感神经中枢解除抑制、交感冲动增强，进而导致血压升高和心率加快。而儿茶酚胺如肾上腺素、去甲肾上腺素和多巴胺是交感神经发挥作用的主要神经递质。此外，多巴胺受体激活也具有扩张血管、利尿、排钠、调节肾和血管氧化应激状态的作用，对血压的调控发挥一定的作用。有报道，牛磺酸对 GABA、ACh、DA、NE 等神经递质均有明显调节作用。研究发现，牛磺酸可降低由光刺激引起的 ACh 的释放，对 GABA 释放的抑制作用是特异性的；牛磺酸还可通过降低 Ca^{2+}的流量来调节突触末端 GABA 的释放，以及 GABA 与其受体间的相互作用；牛磺酸也可通过对 Cl^-的作用增加纹状体 DA 的合成与释放；牛磺酸在低浓度时对 NE 的释放具有刺激作用，高浓度时对 NE 的释放具有抑制作用，这一作用取决于内源性牛磺酸的水平。因此，牛磺酸可通过影响神经递质发挥调控血压的作用。

3. 牛磺酸对细胞膜离子转运的作用　高血压发病的重要机制之一是细胞膜离子代谢紊乱，高血压时血管平滑肌细胞（VSMC）及多种细胞的胞膜都存在离子转运障碍，主要表现为摄盐过多引起膜离子转运异常及肾排 Na^+减少，造成 VSMC 内 Na^+潴留，使细胞内 Ca^{2+}浓度增高，从而引起 VSMC 对缩血管调节反应性增强，外周阻力增加，血压升高。牛磺酸可通过影响 Ca^{2+}代谢过程发挥调节血压的作用。Sehurr 等研究发现，牛磺酸可激活 Ca^{2+}泵稳定细胞膜，同时可通过改变细胞膜上酸性磷脂的 Ca^{2+}结合位点数量，从而调节 Ca^{2+}通道对 Ca^{2+}的转运过程；牛磺酸也可直接作用于 Ca^{2+}通道附近或 Ca^{2+}通道上的疏水位点，进而改变 Ca^{2+}通道的动力学过程来调节 Ca^{2+}通道。牛磺酸还可显著降低由乙醇诱导的高血压大鼠血压水平，而以上降压效应是通过增加细胞膜 Na^+、Ca^{2+}外流，降低细胞内 Na^+、Ca^{2+}浓度实现的。此外，也有研究通过观察牛磺酸对高血压患者及高血压相关血管活性物质的影响，推测牛磺酸可能通过调节细胞内 Ca^{2+}的稳定而使内皮素的合成与释放下降，进而降低血压。

（二）H_2S 与高血压

近年来，H_2S 被认为是一种重要的氧化还原信号分子，血浆中 H_2S 水平与人体血压水平明显相关，较低水平 H_2S 与收缩压及舒张压升高均有显著的相关性。同时 H_2S 水平与高血压的各项危险因素，如肥胖、糖尿病等也密切相关；对肾移植后患者的研究也发现，尿中低水平 H_2S 代谢产物与肾移植后患者收缩压升高明显相关。此外，关于动物模型的研究也证实，H_2S 与高血压的密切关系，例如予大鼠静脉注射 H_2S 可以使血压立即下降 12~30 mmHg；与对照组相比，自发性高血压大鼠在血压明显升高同时体内 H_2S 水平显著下降，而补充 H_2S 可以显著改善自发性高血压大鼠的高血压状态。以上研究均提示 H_2S 参与高血压的发病且有降压作用。

1. H_2S 的舒张血管作用　H_2S 是一种重要的血管舒张因子，内源性 H_2S 能在生物体内起到明显舒张血管的作用。H_2S 的舒血管效应主要是通过舒张血管平滑肌实现的，H_2S 可直接与血管平滑肌细胞腺苷三磷酸（ATP）敏感性钾通道（K^+-ATP 通道）蛋白作用，使其开放促进 K^+ 外流，从而引起膜的超级化产生，同时能减少细胞外 Ca^{2+} 内流而舒张血管。血管去内皮以及去神经支配并不能完全阻止 H_2S 的扩血管作用，说明 H_2S 具有不依赖于内皮细胞和神经支配的独立舒张血管效应。H_2S 还可以促进内皮细胞血管舒张因子 NO 的释放，并且二者可以相互作用协同发挥舒张血管平滑肌的效应，如预先阻断内源性 NO 的产生，H_2S 舒张血管的效应将明显减弱。H_2S 还可通过浓度依赖性降低细胞内 pH 值，从而舒张血管，这可能与 H_2S 诱导的 Cl^-/HCO_3^- 体系的活化有关。

2. H_2S 通过抑制血管重构调控血压 血管重构是高血压发生发展的重要病理生理基础，血管平滑肌细胞增殖与血管重构关系密切。H_2S 可通过影响 VSMC 增殖抑制高血压发展过程中的血管重构。研究表明，内源性 H_2S 分泌不足可通过干扰 VSMC 凋亡促进大鼠主动脉 VSMC 增殖；予自发性高血压大鼠腹腔注射 NaHS 增加其体内 H_2S 水平，可明显降低大鼠血压及显著降低大鼠胸主动脉的血管内径、外径、中膜面积以及 VSMC 增殖指数，表明上调大鼠体内 H_2S 水平有利于改善高血压形成期的主动脉重构。关于 H_2S 抑制 VSMC 增殖的具体机制，Li 等研究发现，内源性 H_2S 具有上调细胞凋亡调控因子 Fas、caspase-3 及下调凋亡抑制因子 Bcl-2 的作用，并促进 VSMC 凋亡的效应；H_2S 可呈剂量依赖性抑制 VSMC 增殖，而这种抑制效应是通过干扰丝裂原活化蛋白激酶（MAPK）信号通路实现的；*CSE* 基因敲除小鼠来源的 VSMC 无论在体内还是体外均显示增殖率的增加，并且这些细胞对外源性生理浓度 H_2S 诱导的凋亡更敏感。H_2S 的细胞学效应与细胞外调节蛋白激酶 ERK 1/2 的磷酸化及细胞周期调节因子 p21（CIP/WAF-1）和 cyclin D1 表达的改变有关。此外，细胞外基质堆积同样是血管重构的另一个重要原因，胶原和弹性蛋白作为细胞外基质的主要组分，它的合成增加和降解减少，也是高血压血管重构的重要病理过程之一。研究发现，H_2S 能够使自发性高血压大鼠主动脉组织中羟脯氨酸和 Ⅰ 型胶原含量明显减少，从而改善血管中胶原的堆积，达到抑制主动脉重构的效果。

3. H_2S 减轻血管炎性反应 大量研究证实，炎性反应贯穿于高血压发生发展的始终。因此，积极控制炎性反应将有效减缓高血压的发病进程。H_2S 可由单核细胞、巨噬细胞内源性合成。H_2S 可通过激活血红素加氧酶 1 的表达抑制巨噬细胞中由脂多糖（LPS）诱导的 NF-κB 活化，进而抑制血管炎性反应；此外，H_2S 可通过抑制自发性高血压大鼠的血管炎性反应发挥降压效应，其机制可能与 H_2S 上调 IKB-α 表达，降低 NF-κB p65 表达，抑制细胞间黏附分子（ICAM-1）mRNA 的转录和蛋白表达，从而发挥抗血管炎性效应。

4. H_2S 的心肌保护作用 长期高血压将引起心肌肥厚，严重影响心脏的结构及功能。H_2S 对心肌损伤及重构具有重要的保护作用，与单纯缺血再灌注组相比，H_2S 预处理可使缺血再灌注损伤后小鼠血压下降 14%，心率下降 25%，并显著改善小鼠心脏缺血再灌注后心肌坏死及纤维化；NaHS 输注在显著降低 Ang Ⅱ 导致的大鼠血压升高的同时，可明显改善高血压大鼠的心脏损害，如心脏肥大、心脏纤维化等。NG－硝基－L－精氨酸甲基酯（NG-nitro-L-arginine methyl ester，L-NAME）诱导的高血压大鼠心脏/体质量指数与正常对照组大鼠相比明显升高，而 NaHS 腹腔注射处理后，L-NAME 诱导的高血压大鼠收缩压得到明显改善，其心脏/体质量指数显著下降 12%。L-NAME能干扰 *CSE* 基因表达，抑制 H_2S 的产生，而补充外源性 H_2S 可逆转 L-NAME 对大鼠血压及心肌的不利影响。

（三）SO_2与高血压

SO_2与 H_2S 一样，曾普遍被认为只是一种有毒气体，但近年研究发现，哺乳动物内源性 SO_2具有舒张血管及降低血压的作用。内源性 SO_2及其衍生物可能通过阻滞 L 型钙离子通道发挥血管舒张作用；还有研究发现，SO_2可能通过促进 K^+-ATP 通道开放引起血管舒张；SO_2及其衍生物也可通过前列环素发挥血管舒张作用，且此种作用不经 NO 介导，为非内皮依赖性；SO_2尚有抑制 VSMC 增殖进而发挥降压的作用，自发性高血压大鼠腹腔注射 $NaHSO_3/Na_2SO_3$外源性补充 SO_2后，大鼠胸主动脉中膜压力、中膜厚度与内径之比以及 VSMC 增殖指数均低于未注射组，同时血压明显下降。

（四）牛磺酸对高血压前期的作用及其机制研究

虽然含硫氨基酸对高血压影响的研究很多，但是大多为动物实验，尚无随机、双盲、安慰剂对照研究证实牛磺酸对高血压或者高血压前期是否有效。最近我们报道了牛磺酸对高血压前期的作用，通过对 120 名高血压前期志愿者随机、双盲、安慰剂分组，评估牛磺酸对血压及血管功能的影响。结果显示，牛磺酸干预治疗（每天补充 1.6 g）12 周后，受试者血浆牛磺酸和 H_2S 水平均明显升高（图 2-4-1，图 2-4-2），诊室血压、24 小时动态血压监测的收缩压及舒张压均较服药前有明显下降，尤其是正常血压高危组。诊室平均收缩压牛磺酸/安慰剂分别降低 7.2 mmHg、2.6 mmHg，平均舒张压牛磺酸组、安慰剂组分别降低 4.7 mmHg、1.3 mmHg。动态平均收缩压牛磺酸组、安慰剂组分别降低 3.8 mmHg、0.3 mmHg，平均舒张压牛磺酸组、安慰剂组分别降低 3.5 mmHg、0.6 mmHg（图2-4-3~图 2-4-6）。此外，补充牛磺酸能够显著改善内皮依赖性及内皮非依赖性血管舒张。

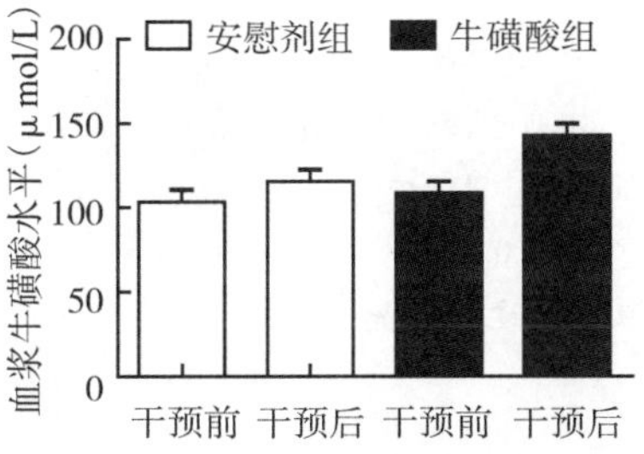

注：与干预前相比，药物干预 12 周，牛磺酸组血浆牛磺酸水平升高达 142.3 μmol/L，差异有统计学意义（$P<0.05$）；而对于安慰剂组，药物干预后血浆牛磺酸水平无明显升高，差异无统计学意义（$P<0.05$）

图 2-4-1　干预后血浆牛磺酸水平变化情况

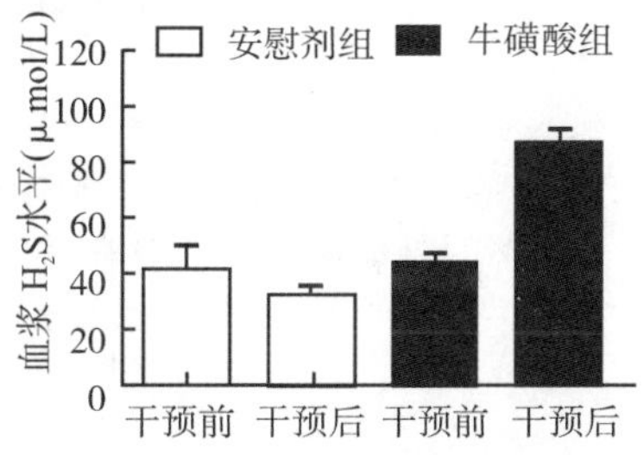

注：与干预前相比，药物干预 12 周，牛磺酸组血浆 H_2S 水平升高达 87.0 μmol/L，差异有统计学意义（$P<0.05$）；而对于安慰剂组，药物干预后血浆 H_2S 水平无明显升高，差异无统计学意义（$P<0.05$）

图 2-4-2　干预后血浆 H_2S 水平变化情况

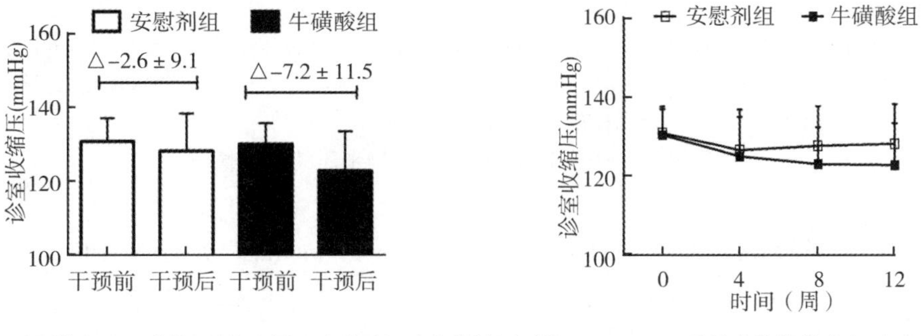

注：与干预前相比，药物干预 12 周，牛磺酸组诊室收缩压下降 7.2 mmHg，差异有统计学意义（$P<0.05$）；而安慰剂组诊室收缩压下降 2.6 mmHg，差异无统计学意义（$P>0.05$）。牛磺酸组与安慰剂组的诊室收缩压组间差异也具有统计学意义（$P<0.05$）

图 2-4-3　牛磺酸组与安慰剂组的干预后诊室收缩压比较

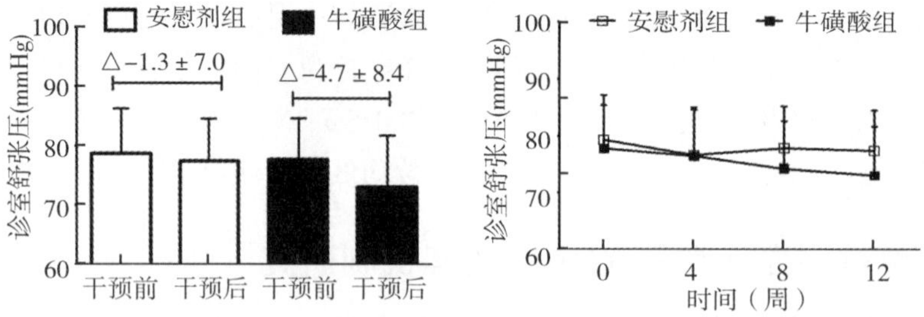

注：与干预前相比，药物干预 12 周，牛磺酸组诊室舒张压下降 4. 7 mmHg，差异有统计学意义（*P*<0. 05）；而安慰剂组诊室舒张压下降 1. 3 mmHg，差异无统计学意义（*P*>0. 05）。牛磺酸组与安慰剂组在第 8 周时即已出现诊室舒张压的组间显著差异，差异具有统计学意义（*P*<0. 05）

图 2-4-4　牛磺酸组与安慰剂组的干预后诊室舒张压比较

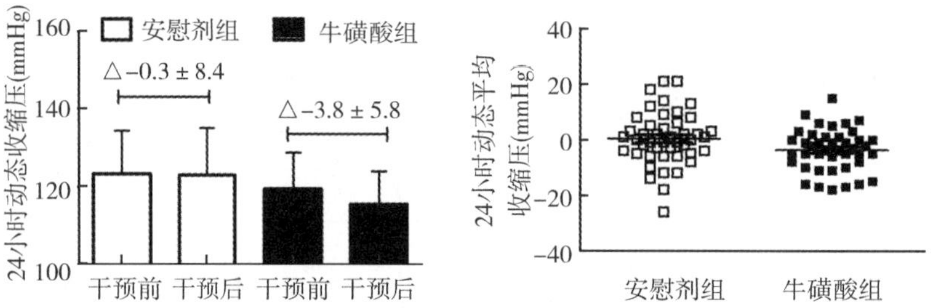

注：与干预前相比，药物干预 12 周，牛磺酸组 24 小时动态血压监测诊室收缩压下降 3. 8 mmHg，差异有统计学意义（*P*<0. 05）；而安慰剂组诊室收缩压下降 0. 3 mmHg，差异无统计学意义（*P*>0. 05）。此外，牛磺酸组与安慰剂组的诊室收缩压组间差异也具有统计学意义（*P*<0. 05）

图 2-4-5　干预后 24 小时动态收缩压的改善情况

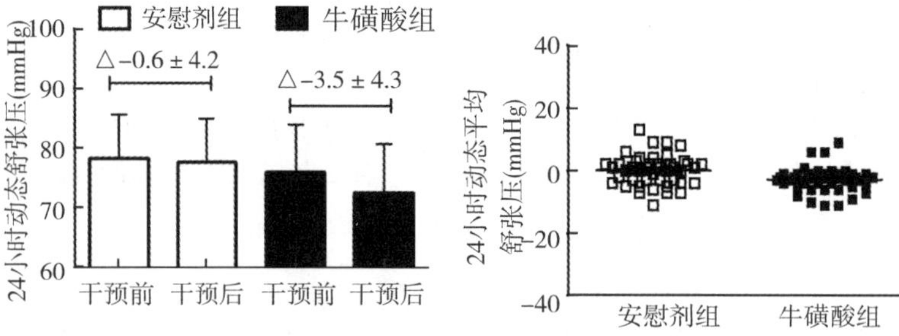

注：与干预前相比，药物干预 12 周，牛磺酸组 24 小时动态血压监测舒张压下降 3. 5 mmHg，差异有统计学意义（*P*<0. 05）；而安慰剂组舒张压下降 0. 6 mmHg，差异无统计学意义（*P*>0. 05）。此外，牛磺酸组与安慰剂组的舒张压组间差异也具有统计学意义（*P*<0. 05）

图 2-4-6　干预后 24 小时动态舒张压的改善情况

瞬时受体电位通道（transient receptor potential channel canonical type，TRPC）在高血压发生发展中发挥重要作用。$TRPC_3$作为 TRPC 家族重要成员之一，我们的既往研究发现，$TRPC_3$在高血压患者和高血压大鼠动脉中表达均显著增加。为阐明牛磺酸的降压机制，我们进行了相关的研究，首先在受试者及小鼠肠系膜血管组织中证实了 CBS 和 $TRPC_3$的共同表达（图 2-4-7）。同时，应用牛磺酸干预肠系膜血管内皮细胞，发现其可以促进内皮细胞 CBS 的表达，抑制 $TRPC_3$的表达（图 2-4-8）。此外，通过血管功能研究证明 NaHS 可通过抑制 $TRPC_3$促进血管的舒张（图

2-4-9)；NaHS 能够抑制苯肾上腺素（PE）介导的钙离子内流（图 2-4-10)。本研究提出的科学假设为牛磺酸可通过增强 H_2S 合成酶 CSE/CBS 的表达，促使动脉血管组织中的 H_2S 含量升高，进而抑制 $TRPC_3$ 通道的表达，减少钙离子内流，导致动脉舒张，参与血压的调节（图 2-4-11)。

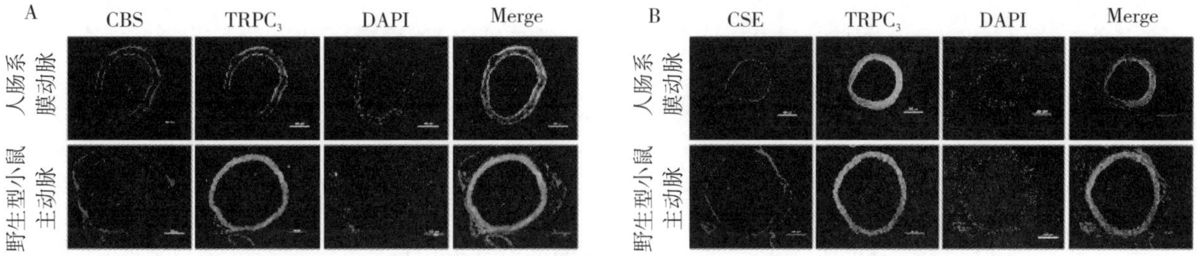

注：CBS、CSE、$TRPC_3$ 共同表达于人肠系膜动脉和野生型小鼠主动脉；CBS、CSE 主要表达于动脉内、外膜，$TRPC_3$ 主要表达于动脉中膜；CBS，光硫醚 β 合酶；CSE，胱硫醚 γ 裂解酶；DAPI，4'，6-二脒基-2-苯基吲哚；Merge，融合；$TRPC_3$，瞬时受体电位通道 3

图 2-4-7　人小鼠肠系膜动脉 CBS/CSE、$TRPC_3$ 的表达

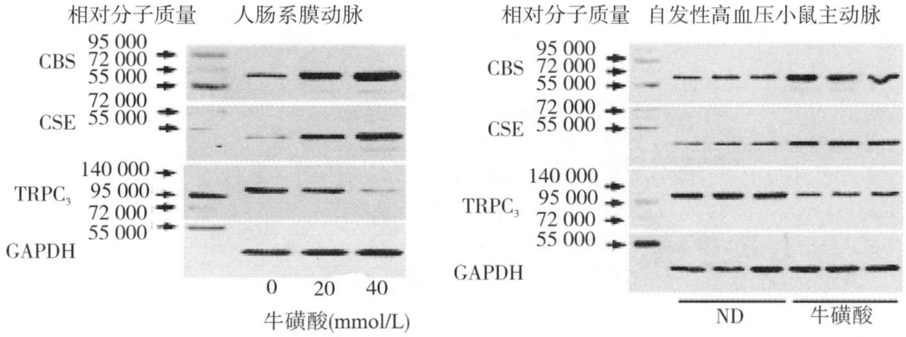

注：CBS、CSE 及 $TRPC_3$ 共同表达于人肠系膜动脉和野生型小鼠主动脉中，牛磺酸呈剂量依赖性上调人肠系膜动脉中 CBS 及 CSE 的表达，同时也呈剂量依赖性下调 $TRPC_3$ 的表达，差异均有统计学意义（$P<0.05$)；CBS，光硫醚 β 合酶；CSE，胱硫醚 γ 裂解酶；$TRPC_3$，瞬时受体电位通道 3

图 2-4-8　牛磺酸体外干预对人肠系膜动脉及小鼠主动脉 CBS、CSE、$TRPC_3$ 表达的影响

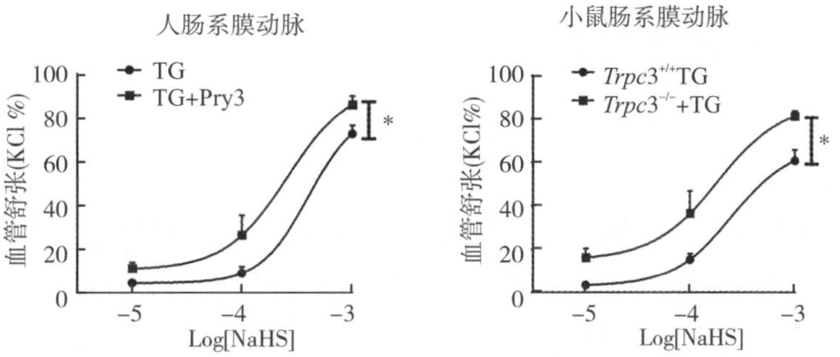

注：NaHS 呈剂量依赖性改善人及小鼠肠系膜动脉的舒张功能，且应用 Pyr_3 抑制 TRPC3 或 $TRPC_3$ 基因缺陷后 NaHS 改善血管舒张功能的作用更加明显，差异均有统计学意义（$P<0.05$)

图 2-4-9　NaHS 与人及小鼠肠系膜动脉舒张反应性的关系

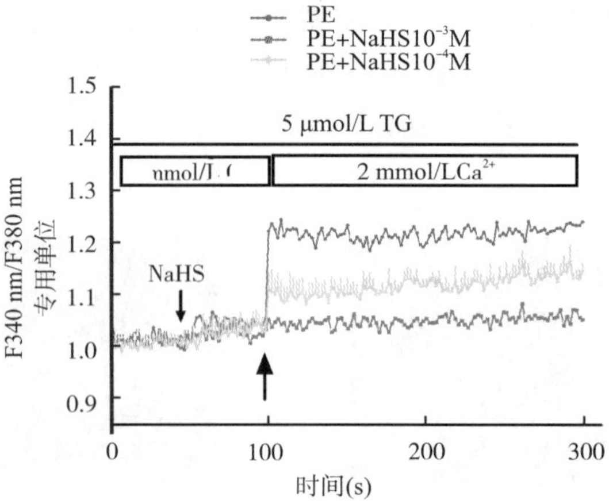

注：在无外源性 Ca^{2+} 的条件下应用毒胡萝卜素耗竭人肠系膜动脉细胞内 Ca^{2+}，诱导 $TRPC_3$ 开放，继而加入外源性 Ca^{2+}，观察发现 NaHS 刺激可显著抑制 Ca^{2+} 内流，差异有统计学意义（$P<0.05$）；$TRPC_3$，瞬时受体电位通道3；PE，苯肾上腺素

图 2-4-10 PE 和 NaHS 对人肠系膜动脉 Ca^{2+} 的影响

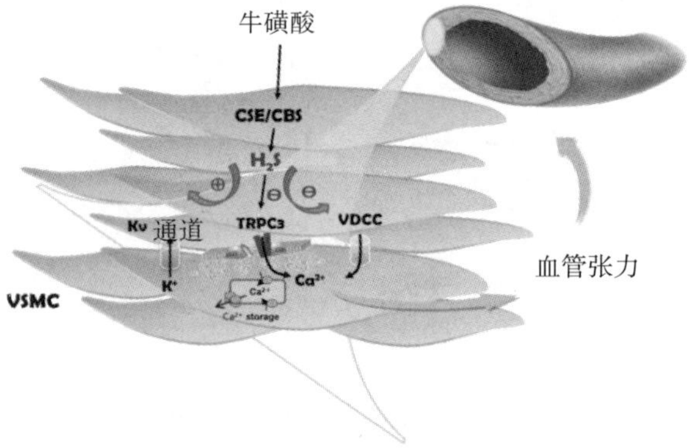

注：牛磺酸治疗可上调硫化氢合成酶 CSE/CBS 的表达，促使血管组织中的 H_2S 含量升高，并通过抑制瞬时受体电位通道 $TRPC_3$ 介导的 Ca^{2+} 内流抑制血管张力；CSE，胱硫醚裂解酶；CBS，胱硫醚 β 合酶；$TRPC_3$，瞬时受体电位通道；VSMC，血管平滑肌细胞；VDCC，电压依赖性钙通道

图 2-4-11 理论设想模式图

三、问题与展望

在含硫氨基酸代谢过程中，牛磺酸、H_2S、SO_2 作为该通路的重要终产物，具有广泛的生理及病理调节作用，但缺乏严格的临床研究。此外，牛磺酸的降压作用与抑制交感神经兴奋有关。因此，牛磺酸通过中枢神经系统产生的降压效果尚不能被排除。

高血压前期作为高血压发展的重要阶段，我们的研究证明，补充牛磺酸可以显著降低高血压前期患者的血压、改善血管功能，尤其是正常血压高危组患者。同时，研究还发现，在牛磺酸干预的高血压前期患者血浆中，牛磺酸和 H_2S 的含量与血压变化值有相关性，其机制与 H_2S 抑制 $TRPC_3$ 功能有关。牛磺酸作为最丰富的、半必需含硫氨基酸，在日常食用的海鲜等食物中含量较高。高血压前期患者作为心血管代谢的高风险人群，适量食用富含牛磺酸的食物有益于高血压前期的血压控制。总之，深入研究含硫氨基酸在高血压前期及高血压中的作用均具有重要的临床意义，将为高血压防治提供新的策略。

参考文献

[1] 徐兴森，杨万涛，刘道燕，等. 高血压合并代谢紊乱及对心肾血管的影响. 中华高血压杂志，2006，14（11）：894-898.

[2] Fiorucci S，Distrutti E，Cirino G，et al. The emerging roles of hydrogen sulfide in the gastrointestinal tract and liver. Gastroenterology，2006，131（1）：259-271.

[3] Stipanuk MH. Metabolism of sulfur-containing amino acids. Annu Rev Nutr，1986，6：179-209.

[4] Whiteman M，Gooding KM，Whatmore JL，et al. Adiposity is a major determinant of plasma levels of the novel vasodilator hydrogen sulphide. Diabetologia，2010，53（8）：1722-1726.

[5] vanden Berg E，Pasch A，Westendorp WH，et al. Urinary sulfur metabolites associate with a favorable cardiovascular risk profile and survival benefit in renal transplant recipients. J Am Soc Nephrol，2014，25（6）：1303-1312.

[6] Ahmad FU，Satter MA，Rathore HA，et al. Hydrogen sulphide and tempol treatments improve the blood pressure and renal excretory responses in spontaneously hypertensive rats. Ren Fail，2014，36（4）：598-605.

[7] Sun L，Jin H，Sun L，et al. Hydrogen sulfide alleviates myocardial collagen remodeling in association with inhibition of TGF-beta/Smad signaling pathway in spontaneously hypertensive rats. Mol Med，2014，20：503-515.

[8] Snijder PM，Frenay AR，Koning AM，et al. Sodium thiosulfate attenuates angiotensin II-induced hypertension，proteinuria and renal damage. Nitric Oxide，2014，42：87-98.

[9] Yang G，Wu L，Wang R. Pro-apoptotic effect of endogenous H_2S on human aorta smooth muscle cells. FASEB J，2006，20（3）：553-555.

[10] Yang G，Wu L，Jiang B，et al. H_2S as a physiologic vasorelaxant：hypertension in mice with deletion of cystathionine gamma-lyase. Science，2008，322（5901）：587-590.

[11] Liew HC，Khoo HE，Moore PK，et al. Synergism between hydrogen sulfide（H_2S）and nitric oxide（NO）in vasorelaxation induced by stonustoxin（SNTX），a lethal and hypotensive protein factor isolated from stonefish Synanceja horrida venom. Life Sci，2007，80（18）：1664-1668.

[12] Belo VA，Guimarães DA，Castro MM. Matrix metalloproteinase 2 as a potential mediator of vascular smooth muscle cell migration and chronic vascular remodeling in hypertension. J Vasc Res，2015，52（4）：221-231.

[13] de Castro Brás LE. Osteopontin：A major player on hypertension-induced vascular remodeling. J Mol Cell Cardiol，2015，85：151-152.

[14] Yang G，Wu L，Bryan S，et al. Cystathionine gamma-lyase deficiency and overproliferation of smooth muscle cells. Cardiovasc Res，2010，86（3）：487-495.

[15] Li W，Jin HF，Liu D，et al. Hydrogen sulfide induces apoptosis of pulmonary artery smooth muscle cell in rats with pulmonary hypertension induced by high pulmonary blood flow. Chin Med J（Engl），2009，122（24）：3032-3038.

[16] Briones AM，Arribas SM，Salaices M. Role of extracellular matrix in vascular remodeling of hypertension. Curr Opin Nephrol Hypertens，2010，19（2）：187-194.

[17] Zhao X，Zhang LK，Zhang CY，et al. Regulatory effect of hydrogen sulfide on vascular collagen content in spontaneously hypertensive rats. Hypertens Res，2008，31（8）：1619-1630.

[18] Caillon A，Schiffrin EL. Role of inflammation and immunity in hypertension：recent epidemiological，laboratory，and clinical evidence. Curr Hypertens Rep，2016，18（3）：21.

[19] Dale BL，Madhur MS. Linking inflammation and hypertension via LNK/SH2B3. Curr Opin Nephrol Hypertens，2016，25（2）：87-93.

[20] Xue B，Thunhorst RL，Yu Y，et al. Central

Renin-Angiotensin System Activation and Inflammation Induced by High-Fat Diet Sensitize Angiotensin Ⅱ-Elicited Hypertension. Hypertension, 2016, 67 (1): 163-170.

[21] Pietri P, Vlachopoulos C, Tousoulis D. Inflammation and arterial hypertension: from pathophysiological links to risk prediction. Curr Med Chem, 2015, 22 (23): 2754-2761.

[22] Oh GS, Pae Ho, Lee BS, et al. Hydrogen sulfide inhibits nitric oxide production and nuclear factor-kappaB via heme oxygenase - 1 expression in RAW264.7 macrophages stimulated with lipopolysaccharide. Free Radic Biol Med, 2006, 41 (1): 106-119.

[23] 金红芳，孙燕，梁嘉敏，等. 硫化氢对自发性高血压大鼠血管炎症反应的调节作用. 中华心血管病杂志，2008，36 (6): 541-545.

[24] Snijder P M, de Boer RA, Bos EM, et al. Gaseous hydrogen sulfide protects against myocardial ischemia-reperfusion injury in mice partially independent from hypometabolism. PLoS One, 2013, 8 (5): e63291.

[26] Snijder PM, Frenay AR, de Boer RA, et al. Exogenous administration of thiosulfate, a donor of hydrogen sulfide, attenuates angiotensin II-induced hypertensive heart disease in rats. Br J Pharmacol, 2015, 172 (6): 1494-1504.

[27] Zhong GZ, Li YB, Liu XL, et al. Hydrogen sulfide opens the KATP channel on rat atrial and ventricular myocytes. Cardiology, 2010, 115 (2): 120-126.

[28] Du SX, Jin HF, Bu DF, et al. Endogenously generated sulfur dioxide and its vasorelaxant effect in rats. Acta Pharmacol Sin, 2008, 29 (8): 923-930.

[29] 朱露璐，赵霞，唐朝枢，等. 二氧化硫对自发性高血压大鼠主动脉平滑肌细胞内质网应激的影响. 首都医科大学学报，2010，31 (2): 183-186.

[30] 赵霞，金红芳，杜淑旭. 二氧化硫对自发性高血压大鼠血压及血管结构的影响. 中国药理学通报，2008，24 (3): 327-330.

[31] Sun Q, Wang B, Li Y, et al. Taurine supplementation lowers blood pressure and improves vascular function in prehypertension: randomized, double-Blind, placebo controlled study. Hypertension, 2016, 67 (3): 541-549.

[32] Wang P, Liu D, Tepel M, et al. Transient receptor potential canonical type 3 channels-their evolving role in hypertension and its related complications. J Cardiovasc Pharmacol, 2013, 61 (6): 455-460.

[33] Wuensch T, Thilo F, Krueger K, et al. High glucose-induced oxidative stress increases transient receptor potential channel expression in human monocytes. Diabetes, 2010, 59 (4): 844-849.

CME TEXTBOOKS NATIONAL PROJECT

儿童、青少年高血压

第 5 章

米　杰　董虹孛
首都儿科研究所

一、流 行 现 状

随着肥胖的蔓延及人们认识的改变，儿童、青少年（18 岁以下，以下简称儿童）高血压以原发性为主。世界儿童高血压患病率约为 10%，因各地区人群遗传背景、生活行为等因素而存在差异（3%~20%）。2010 年中国学生体质调查结果显示，我国儿童高血压患病率为 14.5%（男生为 16.1%，女生为 12.9%），并随年龄呈上升趋势。我国儿童高血压患病率在不同地区、民族间差异较大，总体呈现男高女低、北高南低、农村高于城市且逐年增加的特点。另外，受到血压的适应性调节及向均值回归作用的影响，多数高水平的血压在经历多时点的反复测量后逐渐降低。不同研究表明，经非同日 3 次血压筛查后，儿童高血压患病率约为 3%。

与原发性高血压不同，继发性高血压患儿的血压水平大多显著升高，主要发生在低龄阶段。儿童继发性病因以肾源性疾病为首，占继发性高血压的 1/3~1/2，近年药物性高血压成为第二位病因。

二、血 压 测 量

儿童高血压防治的关键环节在于识别高血压患儿和易患个体。然而，高血压患儿通常没有自我感知，除非定期体检，否则不易被发现。因此，对前来就诊的 3 岁以上儿童每次都应测量血压，以尽早发现高危个体并进行相应干预。

（一）测量仪器

1. 台式水银血压计（听诊法） 目前，儿童血压标准均基于该测量方法，仍是临床无创血压测量的金标准。然而，鉴于台式水银血压计中水银对环境的污染，以及听诊过程中易受测量环境、测量者技术的影响，其广泛应用受到了限制。

2. 医用自动电子血压计（示波法） 经过英国高血压学会（British Hypertension Society, BSH）、欧盟高血压学会（European Hypertension Society, ESH）或美国医疗仪器促进协会（Association for the Advancement of Medical Instrumentation, AAMI）研制的国际标准验证的医用上臂式电子血压计，具有操作简便、准确性和重复性好等优点，正在逐渐替代水银血压计用于临床血压测量。电子血压计可自动提供收缩压、舒张压、平均动脉压、心率和测量时间，从而减少血压数值尾数选择的偏好和主观偏倚。但测量结果与听诊法测得血压水平不完全一致，需要定期进行校正。采用示波测量法判定的高血压儿童，需要以听诊法重复测量后进一步确诊。

（二）测量袖带

根据被测儿童臂围选择理想袖带进行测量，是保证儿童血压测量结果真实、准确的关键。袖带过小测得血压偏高，袖带过大测得血压偏低。理想的袖带（气囊）宽度应至少等于右上臂围（即尺骨鹰嘴与肩峰连线中点处的周长）的 40%，袖带（气囊）长度要求能包绕上臂围的 80%~100%，但要注意气囊不要互相交叠。袖带（气囊）宽度与长度的比值至少达到 1∶2，实际测量中可参考 2004 年美国儿童、青少年高血压诊断、评估和治疗的第四次报告中推荐的不同年龄儿童血压测量袖带尺寸。

（三）测量方法

测血压前，受试者应至少休息 5 分钟，半小时内停止进食和吸烟，并排空膀胱。此外，需保证测量环境的安静和温暖（理想室温 21℃左右），以及被测者在测量前及测量过程中始终处于安静状态。

临床上常取儿童坐位右上臂肱动脉进行血压测量。测量时，被测者肘部屈曲，手臂必须得到支撑，尤其是肘部，前臂与心脏水平相当。将袖带紧贴缚被测者肘窝上 2.5 cm，听诊器（台式水银血压计）或导气管（电子血压计）应置于肘部肱动脉上。使用水银血压计测量时，快速充气，使气囊内压力达到桡动脉搏动消失后再升高 30 mmHg，然后以恒定速率（2~6 mmHg/s）缓慢放气，获取柯氏音Ⅰ作为收缩压（systolic blood pressure，SBP），第Ⅳ和Ⅴ时相作为舒张压（diastolic blood pressure，DBP），随后快速放气至 0。使用电子血压计测量时，儿童舒张压测量值则得到统一。

三、高危因素

（一）超重和肥胖

肥胖与儿童高血压密切相关。不同调查显示，不论采用何种肥胖评价指标诊断儿童肥胖，肥胖儿童高血压患病率均高于正常儿童，为正常儿童的 1.2~5.5 倍。肥胖发生年龄越小，肥胖程度越严重，发生高血压的风险性越大；且肥胖儿童继续保持肥胖状态可能性较高，进而增加了成年期高血压的发病风险。因此，控制肥胖是儿童高血压防治的当务之急。

（二）遗传因素

大量研究证实，遗传因素导致了儿童高血压患病率在家庭与种族间呈现一定的差异，双亲中有 1 人或 2 人患高血压病，子女发生高血压的风险较正常者高 2~5 倍，且母系比父系高血压的影响作用更大；黄种人和黑种人的血压水平及高血压患病率均高于白种人；我国蒙古族、彝族等少数民族儿童血压与高血压患病率普遍高于汉族儿童。另外，近期研究发现，盐敏感为原发性高血压的中间遗传表型，敏感人群在儿童及成年期罹患高血压的风险是非敏感人群的 2 倍。

（三）宫内及早期发育

20 世纪 80 年代，Hales 和 Barker 等提出“健康与疾病的发育起源”（developmental origins of

health and disease，DOHaD）理论，认为孕期营养缺乏等因素导致的胎儿宫内发育迟缓和出生时相对较低的体重是发展为原发性高血压的危险因素。同时，近年有研究显示，孕期营养过剩导致的巨大儿也可增加成人高血压患病风险，故有学者推测出生体重与儿童原发性高血压并非呈线性关系，而是 U 型关系。此外，生命早期不良环境的暴露（如饥荒、二手烟暴露等）可影响成年后高血压的发病，患病风险为未经历过不良环境人群的 1.5~3.0 倍。

（四）生活行为因素及其他

大量研究指出，不良的生活习惯是儿童血压升高的独立危险因素，包括不健康膳食结构（如高盐、高脂、高糖饮食）和不规律的饮食习惯（如不吃早饭）、静坐少动（每日锻炼时间<60 分钟）、睡眠不足（≤5 小时）与睡眠呼吸障碍等。另有研究发现，生活环境中噪音与长期空气污染（NO_2 和 PM2.5）的暴露也与儿童高血压的发病有关。因此，众多的生活行为和环境因素与儿童血压及其发展轨迹密切相关，应采取多重策略进行改善。

四、儿童血压评价标准

判定儿童血压水平需考虑年龄、性别和（或）身高的因素，采用参照人群血压水平的 P_{90}、P_{95}和 P_{99}分位值分别作为“正常高值血压”“高血压”和“严重高血压”的诊断切点。目前，我国主要采用《中国儿童青少年血压参照标准》及美国儿童、青少年高血压标准对儿童血压水平进行评价。

（一）中国儿童、青少年血压参照标准

2010 年，《中国儿童青少年血压参照标准》协作组研制出适用于我国 3~17 岁汉族儿童的《中国儿童青少年血压参照标准》，见表 2-5-1，表 2-5-2。该标准制订了基于不同年龄、性别的血压百分位值，并根据当前我国儿科临床及流行病学研究仍主要使用听诊法测量儿童血压的现况，对于舒张压分别产生了根据柯氏音Ⅳ（K4）和Ⅴ（K5）的评价标准（舒张压-K4，舒张压-K5），具有使用方便和实用性强的特点，但对少数由于身材过高引起的血压偏高儿童可能导致假阳性误判。

（二）美国儿童、青少年高血压标准

2004 年美国儿童、青少年高血压诊断、评估和治疗的第四次报告中发布了 3~17 岁人群的血压评价标准。美国标准同时考虑了性别、年龄及身高对血压的影响，可更精确地评估儿童的血压状况。然而，美国标准仅以 K5 作为舒张压参照值，在实际测量低龄（<12 岁儿童）个体中可能因听不到 K5 或 K5 很低趋近于零而误将 K4 水平作为舒张压，从而高估儿童高血压的检出率。

此外，鉴于上述标准提供了过多的诊断界值点，实际工作中运用复杂，近年有学者提出一系列儿童血压简化标准，如公式法、绝对身高法和血压身高比法（blood pressure height ratio，BPHR）等。尽管如此，目前国内外所有儿童血压标准的产生均依赖于对参照人群血压的统计学定义，有待后续研究结合儿童高血压的近、远期心血管风险确立更具循证价值的儿童高血压诊断界值。

表 2-5-1 中国男性儿童血压评价标准（mmHg）

年龄（岁）	SBP			DBP-K4			DBP-K5		
	P_{90}	P_{95}	P_{99}	P_{90}	P_{95}	P_{99}	P_{90}	P_{95}	P_{99}
3	102	105	112	66	69	73	66	69	73
4	103	107	114	67	70	74	67	70	74
5	106	110	117	69	72	77	68	71	77
6	108	112	120	71	74	80	69	73	78
7	111	115	123	73	77	83	71	74	80
8	113	117	125	75	78	85	72	76	82
9	114	119	127	76	79	86	74	77	83
10	115	120	129	76	80	87	74	78	84
11	117	122	131	77	81	88	75	78	84
12	119	124	133	78	81	88	75	78	84
13	120	125	135	78	82	89	75	79	84
14	122	127	138	79	83	90	76	79	84
15	124	129	140	80	84	90	76	79	85
16	125	130	141	81	85	91	76	79	85
17	127	132	142	82	85	91	77	80	86

注：正常高值血压定义为 SBP 和（或 DBP）≥P_{90}~<P_{95}，或 12 岁及以上儿童，SBP 和（或 DBP）≥120/80 mmHg 且<P_{95}；高血压定义为 SBP 和（或 DBP）≥P_{95}~<P_{99}；严重高血压定义为 SBP 和（或 DBP）≥P_{99}；SBP，收缩压；DBP，舒张压

表 2-5-2 中国女性儿童血压评价标准（mmHg）

年龄（岁）	SBP			DBP-K4			DBP-K5		
	P_{90}	P_{95}	P_{99}	P_{90}	P_{95}	P_{99}	P_{90}	P_{95}	P_{99}
3	101	104	110	66	68	72	66	68	72
4	102	105	112	67	69	73	67	69	73
5	104	107	114	68	71	76	68	71	76
6	106	110	117	70	73	78	69	72	78
7	108	112	120	72	75	81	70	73	79
8	111	115	123	74	77	83	71	74	81
9	112	117	125	75	78	85	72	76	82
10	114	118	127	76	80	86	73	77	83
11	116	121	130	77	80	87	74	77	83
12	117	122	132	78	81	88	75	78	84
13	118	123	132	78	81	88	75	78	84
14	118	123	132	78	82	88	75	78	84
15	118	123	132	78	82	88	75	78	84
16	119	123	132	78	82	88	75	78	84
17	119	124	133	79	82	88	76	78	84

注：正常高值血压定义为 SBP 和（或 DBP）≥P_{90}~<P_{95}，或 12 岁及以上儿童，SBP 和（或 DBP）≥120/80 mmHg 且<P_{95}；高血压定义为 SBP 和（或 DBP）≥P_{95}~<P_{99}；严重高血压定义为 SBP 和（或 DBP）≥P_{99}；SBP，收缩压；DBP，舒张压

五、近、远期危害

儿童高血压若不加以干预，一方面造成心、脑、肾等健康危害。大量研究证实，即便血压轻度升高，左心室重构已发生在无临床症状的低龄高血压儿童中，并造成儿童血管顺应性下降，内、中膜增厚和尿微量白蛋白（MAV）升高等靶器官损害。另一方面，儿童高血压将以血压轨迹的形式延续发展成为成年后的高血压患者，导致心血管发病年龄提前。国内外不同队列研究结果显示，儿童期高血压人群成年后血管内皮功能及动脉弹性显著低于儿童期血压正常人群，进而罹患高血压及心血管重构［左心室肥厚，脉搏波传导速度（PWV）增高，颈动脉内中膜厚度增加］的风险显著上升，是血压正常儿童的 1.5~6.8 倍。因此，应在儿童时期识别高血压并及早干预高危人群，遏制成年高血压及相关心血管疾病的上升。

六、评估与治疗

（一）诊断性评估

儿童高血压患者的诊断性评估，主要包括 4 个方面：血压水平的真实性、高血压的病因、靶器官损害及程度、其他心血管疾病及并发症。

1. 血压水平的真实性　血压水平的真实性是评估儿童高血压的第一步，以确定血压是否真正升高。《中国高血压防治指南 2010》指出，对于个体，除非有高血压症状存在，只有经过 3 次及以上不同时点测量的血压水平≥P_{95}方可诊断为高血压；随后要进行高血压程度的分级：①高血压 1 级为 P_{95}~P_{99}+5 mmHg；②高血压 2 级为≥P_{99}+5 mmHg。同时，对于示波法诊断的高血压患儿，需通过听诊法确诊。此外，儿童中诊室血压升高而家庭血压不高的“白大衣现象”较为常见，需通过 24 小时动态血压监测（ambulatory blood pressure monitoring，ABPM）排除后，方可诊断为高血压。因此，监测儿童血压水平的动态变化比单纯一次测量诊断更有意义。

2. 高血压的病因　一旦高血压诊断明确，必须进一步检查有无引起高血压的基础疾病存在，即鉴别原发性或继发性高血压。儿童高血压的发生原因与年龄有关，继发性高血压的发生率与年龄呈负相关，且肾源性疾病为血压升高的最常见原因。随年龄增长，原发性高血压的发病率增加，在 10 岁以后，成为血压升高的主要原因。儿童原发性高血压一般无自觉症状、血压升高程度较轻，应重点对其心血管疾病的家族史、高危生活和行为习惯（如高盐、高脂饮食）进行询问，并测量体重、身高以判断其有无肥胖的发生。另外，精神紧张、血管内皮功能异常、胰岛素抵抗、吸烟、过量饮酒、低钙、低镁和低钾等多种因素均可造成儿童高血压，检查时需予以考虑。

3. 评估靶器官损害及其他并发症　儿童原发性高血压较少引起急性器官损害，但可引起心脏、血管、肾、眼底等靶器官损害（target organ damage，TOD），以及认知功能受损等健康危害。

（1）心脏：左心室肥厚是儿童高血压最突出的靶器官损害。长期血压升高造成患者心脏后负荷增加，从而诱导心肌组织生长和纤维化，出现舒张功能改变及左心室肥厚（left ventricular hypertrophy，LVH）。2004 年美国儿童、青少年高血压诊断、评估和治疗的第四次报告中建议将心脏二维超声作为评估儿童高血压及其靶器官损害的常规检测。

（2）血管：在尚未出现临床症状的儿童高血压患者中已有发生血管顺应性降低，血管内、中膜厚度增加。动脉脉搏波传导速度作为评估动脉弹性的非侵入性手段之一，已经越来越多地应用于临床。颈动脉内中膜厚度（carotid intima media thickness，CIMT）是早期动脉壁变化的非侵入性标志物，可使用超声的手段对高血压儿童进行探查。

（3）肾：长期血压升高使肾小球动脉硬化，肾小球的滤过功能改变，尿中出现蛋白分子。对于原发性高血压患儿，尿微量白蛋白异常率较高，是一个非常敏感的早期检测指标，对及时准确诊断高血压合并肾损害具有重要的临床参考价值。此外，尿 β_2 微球蛋白（β_2-microglobulin，β_2-MG）和胱抑素 C（cystatin C）的升高是肾实质损伤最早、最重要的表现，也可作为反映早期高血压肾损害的敏感指标。

（4）眼底：高血压性视网膜病变在高血压早期即可出现，包括视网膜小动脉硬化、出血、渗出等表现。眼底视网膜检查是直接观察系统性微血管改变的唯一途径，且检查过程简单、快速，高血压患儿均应进行此项检查。

（5）脑：研究显示，高血压脑病患儿双侧枕、顶叶皮质和皮质下白质均对称性受累，范围依血压升高的程度不同可进一步累及双侧的额、颞叶等其他部位。而儿童高血压脑部受累以双侧枕、顶叶最常见。临床通过磁共振成像（MRI）及其扩散加权成像技术可以全面了解儿童高血压脑病的部位、范围和并发症，尤其对儿童隐匿性高血压的诊断和脑损害的动态随访有重要意义，是儿童高血压脑病检查的金标准。

另外，有研究显示，儿童高血压还可导致阻塞性睡眠呼吸暂停综合征（obstructive sleep apnea syndrome，OSAS）、学习能力和执行能力发生障碍等，在高血压患儿的诊断评估过程中需予以考虑。

（二）儿童高血压的治疗

《中国高血压防治指南 2010》提出，儿童高血压的治疗目标是：原发性高血压或未合并靶器官损害的高血压儿童应将血压降至 P_{95} 以下；合并肾疾病、糖尿病或出现高血压靶器官损害时，应将血压降至 P_{90} 以下，以减少对靶器官的损害，降低远期心血管病发病率。具体治疗流程详见图2-5-1。

1. 非药物治疗 绝大多数高血压儿童与青少年通过非药物治疗即可达到血压控制目标。具体内容如下。

（1）控制体重，延缓体质量指数（BMI）上升：儿童、青少年 BMI 与血压直接相关，减轻体重是肥胖相关高血压最基本的治疗措施。研究发现，减轻体重不仅降低血压，还降低了个体对盐的敏感性，改善了其他心血管危险因素如血脂紊乱和胰岛素抵抗等，同时可以避免药物治疗或者推迟药物治疗开始的时间。

（2）增加有氧锻炼，减少静态活动时间：定期持续地进行体育锻炼是有效降低血压的方式之一。美国国家高血压教育项目工作组建议，儿童应每天进行 30~60 分钟中等强度的有氧运动，并将如看电视和玩电脑游戏等静态活动时间控制在 2 小时以下。

（3）调整饮食结构：《美国儿童、青少年心血管病危险因素综合防治指南》中建议，引入高血压防控饮食策略（dietary approaches to stop hypertension，DASH），即增加水果和蔬菜、低脂/脱脂乳制品、全麦食品以及鱼、家禽、豆类、种子、坚果等的摄入，同时减少添加糖、红肉、食盐的摄入，以帮助降低儿童血压。此外，钙、钾、镁、叶酸、锌、不饱和脂肪酸、纤维素等的补充也可以降低儿童血压。饮食调整过程中，应定期向营养学家咨询，同时根据体重控制效果的反馈不断调整饮食干预计划。

2. 药物治疗 高血压儿童如果合并下述 1 种及以上情况，则需要开始药物治疗：①出现高血压临床症状，②继发性高血压，③出现高血压靶器官的损害，④糖尿病，⑤非药物治疗 6 个月后无效者。儿童高血压药物治疗的原则是从单一用药、小剂量开始。药物的选择是以高血压的发病

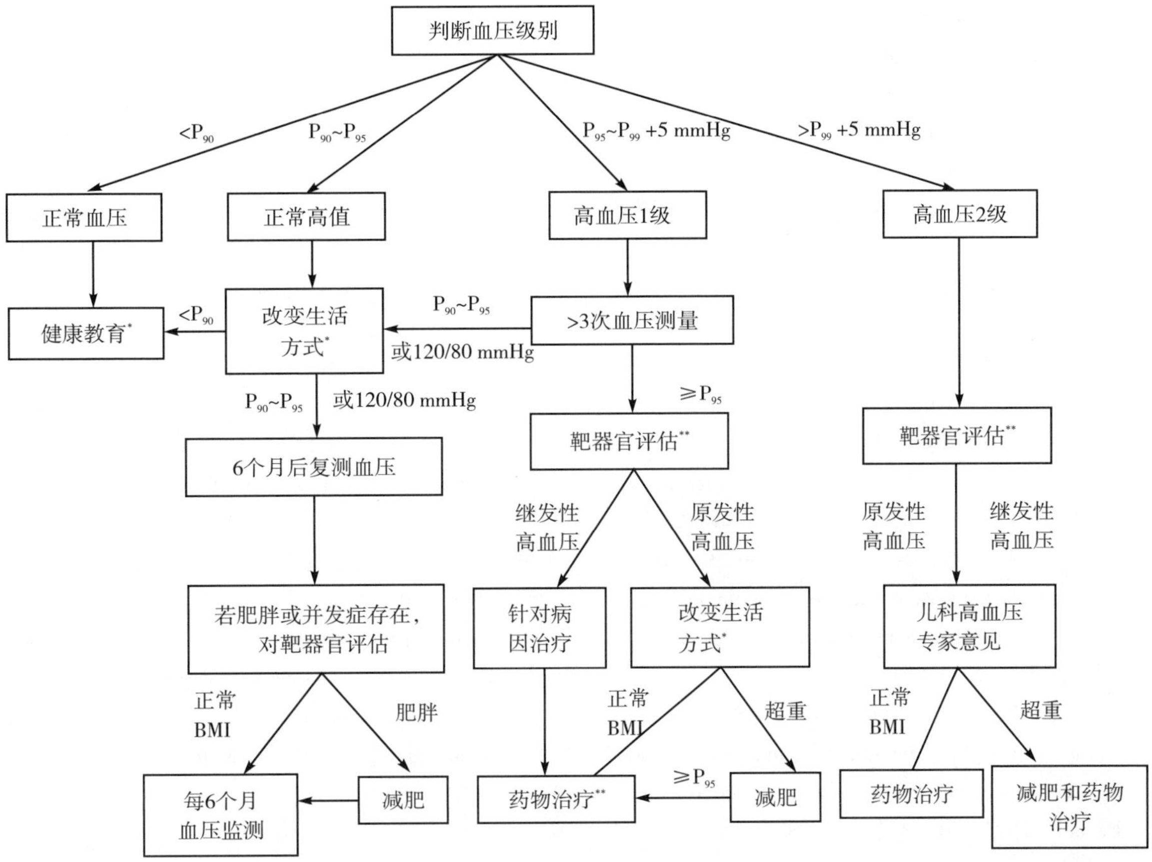

注：*，包括饮食改变和体育锻炼；**，特别要注意幼儿及高血压、家族史、糖尿病和其他危险因素的存在；BMI，体质量指数

图 2-5-1 儿童高血压的治疗流程

机制、严重程度，患者的依从性、耐受性、药物不良反应、其他疾病史和并发症的治疗为基础的，因而儿科高血压用药需保证在心血管科专业医师的指导下进行。

参考文献

[1] 国家心血管病中心. 中国心血管病报告 2015. 北京：中国大百科全书出版社，2015：2-36.

[2] Falkner B. Recent clinical and translational advances in pediatric hypertension. Hypertens，2015，65（5）：926-931.

[3] 孟玲慧，梁亚军，胡跃华，等. 电子血压计与台式水银血压计测量儿童青少年血压的比对研究. 中华高血压杂志，2012，08：738-744.

[4] 王文，张维忠，孙宁玲，等. 中国血压测量指南. 中华高血压杂志，2011，12：1101-1115+1100.

[5] 中国高血压防治指南修订委员会. 中国高血压防治指南 2010. 中华心血管病杂志，2011，39（7）：597-599.

[6] The fourth report on the diagnosis，evaluation，and treatment of high blood pressure in children and adolescents. Pediatrics，2004，114（2 Suppl 4th Report）：S555-S576.

[7] Dong B，Wang Z，Wang HJ，et al. Associations between adiposity indicators and elevated blood pressure among Chinese children and adolescents. J Hum Hypertens，2015，29（4）：236-240.

[8] Wang X，Xu X，Su S，et al. Familial aggregation and childhood blood pressure. Curr Hypertens Rep，2015，17（1）：509.

[9] Chiolero A，Paradis G，Kaufman JS. Assessing the possible direct effect of birth weight on childhood

blood pressure: a sensitivity analysis. Am J Epidemio, 2014, 179 (1): 4-11.

[10] Li Y, Jaddoe VW, Qi L, et al. Exposure to the Chinese famine in early life and the risk of hypertension in adulthood. J Hypertens, 2011, 29 (6): 1085-1092.

[11] Shi L, Krupp D, Remer T. Salt, fruit and vegetable consumption and blood pressure development: a longitudinal investigation in healthy children. Br J Nutr, 2014, 111 (4): 662-671

[12] de Moraes AC, Carvalho HB, Siani A, et al. Incidence of high blood pressure in children-effects of physical activity and sedentary behaviors: the IDEFICS study: High blood pressure, lifestyle and children. Int J Cardiol, 2015, 180: 165-170.

[13] Bilenko N, Brunekreef B, Beelen R, et al. Associations between particulate matter composition and childhood blood pressure-The PIAMA study. Environ Int, 2015 (84): 1-6.

[14] Mourato FA, Lima Filho JL, Mattos Sda S. Comparison of different screening methods for blood pressure disorders in children and adolescents. J Pediatr, 2015, 91 (3): 278-283.

[15] 刘琴，董虹孛，孟玲慧，等. 高血压儿童心血管结构和功能早期改变的病例对照研. 中华流行病学杂志，2015，36 (4)：332-336.

[16] 牟建军，刘志全. 青少年心血管病危险因素识别研究——陕西儿童高血压队列. 中华心血管病杂志，2008，36 (增刊)：115-116.

[17] Liang Y, Hou D, Shan X, et al. Cardiovascular remodeling relates to elevated childhood blood pressure: Beijing Blood Pressure Cohort Study. Int J Cardiol, 2014, 177 (3): 836-839.

[18] Juhola J, Magnussen CG, Viikari JS, et al. Tracking of serum lipid levels, blood pressure, and body mass index from childhood to adulthood: the Cardiovascular Risk in Young Finns Study. J Pediatr, 2011, 159: 584-590.

[19] 孙宁玲. 高血压治疗学. 北京：人民卫生出版社，2009：305-317.

[20] Moore LL, Bradlee ML, Singer MR, et al. Dietary Approaches to Stop Hypertension (DASH) eating pattern and risk of elevated blood pressure in adolescent girls. Br J Nutr, 2012, 108 (9): 1678-1685.

CME TEXTBOOKS NATIONAL PROJECT

老年高血压现状及干预策略

第 6 章

张新军
四川大学华西医院

高血压是老年人群的常见病、多发病。从临床角度而言，老年高血压管理的两大核心问题为适宜的降压目标值，安全、有效的优化降压治疗方案。流行病学研究资料显示，21 世纪初我国 60 岁以上人群中高血压患病率已达 49%，预计目前老年人群中超过半数患有高血压。以血压 140/90 mmHg为界值，我国高血压人群的总体治疗达标率约为 10%，老年患者以此为标准的控制率相对更低。近年来多数高血压指南建议老年患者，尤其是 80 岁以上高龄的老年人可以收缩压（SBP）<150 mmHg 为基本目标，结合个体耐受情况尝试更低的降压目标（如 SBP<140 mmHg）。2014 年美国预防、检测、评估与治疗高血压全国联合委员会第八次报告（JNC8）则将 60 岁以上的“老年人”降压目标一律设定为 150/90 mmHg，此前欧洲高血压学会（ESH）/欧洲心脏学会（ESC）、美国心脏病学会基金会（ACCF）/美国心脏协会（AHA）、美国高血压学会（ASH）/国际高血压学会（ISH）和中国高血压指南以及此后发布的日本、中国台湾地区指南对老年高血压的年龄界定和降压目标的推荐意见均不尽相同。尤其是 JNC8，的建议引起广泛争议，多数学者认为该降压标准将使相当一部分老年患者面临心血管高风险。

一、老年高血压降压目标研究的历史与现状

早年的老年高血压降压研究更多关注降压治疗对患者心血管预后的影响，对减少脑卒中、心肌梗死事件或心血管死亡的作用，几乎无预设不同降压目标值以比较不同血压水平对预后终点影响的研究。出于对研究结果的有效性预期和老年患者血压实际状况，研究纳入人群的基线 SBP 水平通常在 160 mmHg 之上。无论是早期还是新近研究，在老年高血压患者中进行的多项随机、对照研究均未将 SBP 降至 140 mmHg 以下作为研究目标，包括 SHEP、EWPHE、Syst-Eur 和 Syst-China 等研究，预设和最终达到的 SBP 目标均在 140 mmHg 以上，除 SHEP 研究实现 SBP 约为 143 mmHg外，其余研究最终均将 SBP 控制到 150 mmHg 左右。绝大部分将 SBP 降至 140~150 mmHg的老年高血压研究的结果均显示通过降压治疗显著减少脑卒中等主要心血管终点风险，因而SBP 控制在 140~150mmHg 成为后续多数指南推荐的老年高血压控制目标。

近年的老年高血压研究如 SCOPE（70 岁以上）、HYVET（80 岁以上）等预设控制 SBP 在 150 mmHg以下，最终达到 145 mmHg 左右可显著减少脑卒中甚至总死亡风险。然而，包括 HYVET 研究在内的老年降压研究仍然不能澄清困扰临床实践中老年人群的适宜血压目标的疑虑，其可能原因至少有几个方面：一是入选受试人群一般状况相对较好，并发症较少，与真实临床实践中老年患者存在差异，研究设定的血压目标是否适用于临床存疑；二是上述研究仅观察达到预设 SBP

目标后的心血管转归，均不涉及在此基础上进一步降低血压，如将SBP降至140 mmHg以下是否可以进一步获益的问题；三是既往研究均未在同一项研究中预设不同的降压目标组（如140 mmHg以下、130 mmHg以下甚至更低血压组）进行对比研究。因此为改善预后应将老年高血压患者血压降至多少，例如是否应将SBP降至140 mmHg以下甚至更低，尚缺乏明确证据。

由于不同预设降压目标组研究证据的缺乏，使得这类研究的结果备受瞩目。两项日本研究JATOS和VALISH的结果令人关注。JATOS研究将患者的平均SBP降至136 mmHg，但与对照组相比（SBP降低至145 mmHg），并未带来更多的临床获益；VALISH研究在一般状况相对良好的老年患者中随机进行预设SBP低于140 mmHg和150 mmHg的对比，最终显示平均SBP为137 mmHg和142 mmHg的两组人群在以猝死、心血管死亡、非致死性心肌梗死及脑卒中、心血管疾病住院和肾功能不全为复合终点的事件发生率方面差异无统计学意义［危险比（*HR*）0.89，$P=0.38$］。这两项研究的结果并未支持在老年患者中应采用与一般人群相同的降压目标。

由于关键证据的缺乏，导致近年高血压指南对老年患者降压目标的建议难以一致，甚至对老年人群的年龄界定也有分歧。

2013年ESH/ESC指南建议对80岁以上且躯体和精神状况良好、SBP≥160 mmHg者降至140～150 mmHg；对80岁以下，SBP≥160 mmHg者降至140～150 mmHg，而SBP≥140 mmHg且一般情况良好的患者，在耐受的前提下可尝试将SBP降至140 mmHg以下，体弱者除外。与之相近的是2013年ASH/ISH社区高血压管理指南，推荐80岁以上者血压目标<150/90 mmHg，但对80岁以下老年人群降压目标值的建议不明确。2015年中国台湾地区高血压指南（TSOC/THS）的建议也与之相仿：80岁以上无并存疾病者降压目标值为<150/90 mmHg；80岁以下且无明显并发症者降压目标值为<140/90 mmHg。此外，2014年日本高血压指南（JSH2014）则将75岁作为血压目标的分界值，75岁以上者降压目标值为<150/90 mmHg，或家庭自测血压<145/85 mmHg，若能耐受可降至<140/90 mmHg，或家庭自测血压<135/85 mmHg；65～74岁者降压目标值为<140/90 mmHg，对应家庭自测血压<135/85 mmHg。

与上述指南的建议有明显差异的是2014年美国JNC8，将60岁作为年龄分界分别进行降压目标值推荐，认为基于当前研究证据，所有60岁以上高血压患者的降压目标为<150/90 mmHg。这一建议已经与2011年ACCF/AHA老年高血压专家共识的建议相去甚远，后者认为年龄55～79岁患者适宜的SBP为≤140 mmHg，甚至年龄80岁以上患者的SBP目标也应≤140 mmHg，考虑到高龄者的耐受问题，SBP140～145 mmHg也可接受。JNC8的建议一出即引起广泛争议。不少学者认为，以60岁作为不同降压推荐目标值的年龄分界缺乏有力证据，以专家建议（E级证据）替代随机、对照研究（A级证据）结论也实为无奈之举，而以往指南通常将80岁作为分界点的支持证据较多，也较符合临床实际。更为重要的是，放宽降压目标值对这一人群的高血压相关性风险的影响，可能显著增高10年心血管风险的预期。分歧和争议的存在，反映出当前老年人群降压治疗实践的矛盾和对更多有说服力的研究证据的迫切需求。

二、SPRINT、HOPE-3等研究的启示与现实意义

继前述研究之后，针对老年人群降压目标的研究仍在进行中。更低的血压目标对老年人是否适宜，成为关注的焦点。FEVER老年亚组的结果显示，在65岁以上患者中，将SBP降至约139 mmHg相比于145 mmHg，发生脑卒中危险降低44%（$P<0.001$），心血管事件、心脏事件、全因死亡和心血管死亡危险分别降低47%、51%、36%和49%，差异有统计学意义。该结果提示，将65岁以上者SBP控制于140 mmHg以下有更好的心血管终点获益，而在非老年人群（≤65岁）

中则未观察到这一结果。

新近发布的 SPRINT 研究结果令人瞩目。该研究纳入 9361 例平均年龄近 68 岁（50~80 岁）、SBP 为 130~180 mmHg、已接受或未经降压治疗的非糖尿病且无脑卒中病史和症状性充血性心力衰竭的高血压患者，具备一项以上心血管风险相关因素，包括除脑卒中外的心血管疾病、慢性肾疾病［eGFR 20~60 ml/(min·1.73 m^2)］、Framingham 10 年心血管风险≥15%或年龄 75 岁及以上者。该研究引人关注的原因在于，直接相比于当前指南建议的降压目标值更为严格的血压控制目标能否带来更多的心血管获益。研究结果显示，相比于 SBP<140 mmHg 目标组（实际为 134.6 mmHg），预设 SBP 为 120 mmHg 以下强化降压组（实际为 121.5 mmHg）在中位随访期 3.26 年后降低一级终点事件（首发心肌梗死、非心肌梗死急性冠状动脉综合征、脑卒中、急性失代偿性心力衰竭和心血管死亡联合终点）风险 25%［95%可信区间（*CI*）0.64~0.89，*P*<0.001］，预防 1 例主要终点事件需治疗人数（NNT）为 61 例，明显少于标准降压组 90 例。对联合终点各分组的分析显示，通过强化降压达到统计学意义的是心力衰竭和心血管死亡风险下降（*HR* 0.62，*P*=0.002；*HR* 0.57，*P*=0.005）。两组严重不良反应发生没有明显差异，但强化降压组发生低血压、晕厥、电解质异常和急性肾损伤或急性肾衰竭情况更多。研究者认为，从总体上看强化降压组的治疗获益大于潜在的损害。

值得注意的是，在全部受试者中年龄≥75 岁者约占 28%，对高龄老年亚组的分析显示，主要联合终点在强化降压组中比标准降压组显著获益（*HR* 0.67，95%*CI* 0.51~0.86），获益程度超过年龄<75 岁亚组（*HR* 0.80，95%*CI* 0.64~1.00），尽管该两亚组间比较差异无统计学意义（*P*=0.32）。SPRINT 研究的主要结果似乎与当前降压治疗目标值的主流观点形成了鲜明反差，对心血管风险处于中、高危的高血压患者，采取更为积极的降压策略可能带来更大的治疗获益。通过 SPRINT 研究老年亚组的分析，这一结论似乎也适用于老年人群，包括高龄老年人群。在近年国际高血压指南纷纷放宽老年患者，尤其是高龄老年患者血压控制目标的背景下，SPRINT 研究的结果和研究者所持观点无疑为临床实践带来了新的挑战。然而，通过对该研究的纳入人群特征和治疗情况的分析，认为在老年人群的血压管理中应实行更严格的控制目标的证据并不十分充分。首先，从一项临床研究的角度而言，必然会设定相应的纳入和排除标准，SPRINT 研究的受试者中排除了合并糖尿病、脑卒中、心功能不全和蛋白尿的患者，且肾功能指标总体尚好［估计肾小球滤过率（eGFR）平均为 71.7 ml/(min·1.73 m^2)，仅有约 28%的病例 eGFR 小于 60ml/（min·1.73m^2），平均尿白蛋白肌酐比为 42.6 mg/g］，平均总胆固醇水平为0.56 mmol/L,空腹血糖为 5.49 mmol/L，显然入选者并非真正意义的“高危人群”，也并不等同于临床“真实世界”的高血压患者；其次，预设亚组中，基线无慢性肾病（CKD），无脑血管病（CVD）病史者更低的降压目标获益更大，提示无明显靶器官损害和并发症、心血管风险相对不高的患者，将血压控制得更低一点较好；第三，一级终点主要由心力衰竭和心血管死亡的减少驱动，并未出现预期的脑卒中或心肌梗死两项最重要的高血压相关事件显著下降，而心力衰竭终点的判定显然更易受到主观因素的影响。对心血管死亡终点的分析显示，主要是冠状动脉粥样硬化性心脏病死亡和心脏性猝死的减少。在对两个治疗组用药情况进行分析时发现，强化降压组中利尿剂、血管紧张素转换酶抑制剂（ACEI）、血管紧张素受体拮抗药（ARB）和 β 受体阻滞剂的使用明显多于标准降压组，在解读两组血压水平对终点差异的贡献时，不可忽视应用药物种类的差异对两组在心力衰竭、冠状动脉粥样硬化性心脏病死亡和心脏猝死发生差异中的影响；第四，低血压、晕厥、急性肾损害和低钾等与降低血压直接相关的不良反应在强化组中发生较多，而这些不良反应对老年患者的影响更为重要，甚至危及生命安全，必须予以重视。在老年降压治疗实践中，还需关注降压强度对患者的认知功能、活动能力、生活质量等躯体和精神指标的影响，还有待更完整研究结果的展示。

刚刚在 2016 年美国心脏学会（ACC）年会上发布的 HOPE-3 对认识降压治疗目标也有参考意义。该试验将 65 岁以上女性和 55 岁以上男性、无已知心血管疾病且具有至少 1 项心血管危险因素的“中度”危险人群随机纳入降压和他汀降脂 2×2 析因研究组。结果显示，对基线平均血压 138/82 mmHg 人群进行中位随访 5. 6 年后，降压治疗组（血压较对照平均降低 6. 0/3. 0 mmHg）并未减少一级联合终点。事后分析对入选者基线血压>143. 5 mmHg，平均为154 mmHg的三分位组中的“高血压”亚组，实施降压治疗可显著降低包括心血管死亡、脑卒中、心肌梗死和心力衰竭等在内的一级联合终点，而对基线血压处于 131. 6～143. 5mmHg（平均 138 mmHg）和<131. 5mmHg（平均 122 mmHg）的人群，降低血压并未显示心血管获益，甚至增加心血管事件风险。虽然该研究不是真正意义的降压治疗研究，入选者特征也与 SPRINT、ACCORD 等研究有显著差异，但是其结果对科学审视降压治疗理念、制订合理降压目标有积极参考价值。

总之，老年高血压适宜的降压目标有待更多设计合理、纳入人群特征切合临床特点的随机对照研究，SPRINT 等研究带来启示，虽然目前显然不能据此在老年人群中推行“强化”降压（比如 SBP<120 mmHg）策略，但是可为进一步探索提供有意义的借鉴。

三、对老年高血压病理生理特征的认识

流行病学资料显示，60 岁以上的高血压患者超过 80%是单纯收缩期高血压，而在 80 岁以上的高龄老年患者中这一比例可高达 95%。因此老年高血压具有明显的临床特征：SBP 增高为主，通常表现为单纯收缩期高血压；脉压明显增大；血压波动性增大且常伴昼夜节律异常。多项研究表明，这种以 SBP 增高为主、脉压明显增大的老年患者往往伴随更高的心血管事件和死亡风险。老年高血压的临床特点与其血压升高和主要维持机制的特殊性有关。首先，大动脉弹性减退，动脉硬化，外周血管阻力增高。进入老年期后，外周动脉由于长期反复受到机械性牵张作用，加之潜在的血管壁炎性反应和修复作用、氧化应激和糖基化产物修饰，导致动脉壁弹性纤维断裂、溶解、减少，大动脉弹性网络老化；加之胶原纤维合成增多、聚集，伴随进行性的钙盐沉积，最终导致血管结构重塑和僵硬度增加，血管顺应性减退和外周阻力增高。血管内皮受损和功能紊乱降低其舒张性能。由于外周动脉硬化引起 PWV 加快，脉搏波反射点前移，在外周动脉壁形成收缩期压力增强，使 SBP 增高；动脉顺应性减退可增大收缩期血管壁压力，又可使血管内有效容积减少，舒张期压力反而下降，从而导致脉压增大。其次，全身性及局部神经内分泌调节异常，肾滤过功能降低及水、电解质平衡功能减退。交感神经反应性增强和肾素-血管紧张素系统（RAS）激活，尤其是心、肾血管局部 RAS 激活，对老年高血压的形成机制产生重要影响。血管紧张素Ⅱ（Ang Ⅱ）通过血管紧张素Ⅱ受体 1 介导一系列病理生理效应，如血管收缩、血管内皮功能障碍、平滑肌细胞增殖、血管壁纤维增生，促进血管弹性功能减退。Ang Ⅱ也可介导血管壁炎性反应和脂质氧化，促进动脉粥样硬化和血栓形成。RAS 激活增加醛固酮合成和活性，增加肾小管钠重吸收，导致水、钠潴留和容量负荷增高。加之老年高血压患者肾血管阻力增大、肾小球滤过率（GFR）和有效肾血浆流量（ERPF）降低，促使局部 RAS 激活，使近端肾小管钠重吸收增加，导致容量负荷增高和盐敏感性高血压。肾滤过功能减退、利钠物质生成减少以及肾内 Na^+-K^+-ATP 酶活性降低可减少钠排出，加重全身性钠负荷。血管平滑肌细胞内钠负荷增高，通过 Na^+-Ca^{2+}交换机制增加平滑肌细胞内钙负荷，促进总外周血管阻力进一步增大。

总之，老年高血压重要的病理生理特征是动脉硬化导致外周血管阻力增高，二是总体钠负荷增加和盐敏感性增强。

四、老年高血压的临床评估要点

大部分老年高血压患者均存在除血压升高之外的其他心血管危险因素，且血压与各危险因素之间的相互作用放大了其对总体预后的影响。新近指南均强调在临床实践中应注重对患者总体心血管风险进行评估，其目的在于甄别心血管高危人群，并采取有别于低危患者的治疗策略，以实现降压治疗获益最大化。通常根据血压水平、其他危险因素状况、靶器官损害、合并心血管疾病、CKD 或糖尿病将患者总体心血管风险界定为低危、中危、高危和极高危。值得注意的是，对老年患者而言，年龄本身就是一项不可改变的危险因素，对决定总体风险拥有较大权重；而 2013 欧洲高血压指南亦将脉压增大（≥60 mmHg）作为无症状靶器官损害指标。

老年高血压的诊断性评估包括但不限于做出高血压的诊断和鉴别继发性高血压，更着重于筛查靶器官损害和明确合并临床疾病。后者对老年高血压总体风险评估以及制订相应干预策略具有重要影响。对老年患者而言，了解其血压状况和血压形态有赖于正确而全面的血压测量。除诊室血压外，动态血压监测（ABPM）和家庭血压监测等诊室外血压测量方式对老年高血压的诊断和评估更具价值。老年高血压人群中 24 小时平均血压与心血管事件或死亡的相关性较诊室血压更为密切；老年患者夜间血压异常者常见，而夜间血压较白昼血压对心血管预后的预测价值更大。ABPM 也有助于发现老年患者中较常见的血压昼-夜节律异常，如杓型缺失（夜-昼血压比值>1.0）或超杓型（夜-昼血压比值<0.8），二者均是增加心、脑血管事件风险的危险因素。与动态血压相似，家庭自测血压相比于，诊室血压与高血压靶器官损害尤其是左心室肥厚的相关性更密切，在总体人群和高血压患者中均有更强的心血管疾病发生与死亡风险预测价值。相比于 ABPM，家庭血压监测也可提供更为长期的血压状况和血压变异信息，且简便易行，可重复性高。总之，诊室外血压测量方法用于发现和评估老年人极其常见的波动性高血压、清晨高血压、夜间低血压等异常血压形态具有不可替代的作用，在制订老年患者适宜的降压治疗策略中具有重要参考价值。

研究证据表明，无症状靶器官损害不仅是心血管疾病事件链的中间环节，同时也是总体心血管风险的决定因素。筛查无症状靶器官损害有助于明确高血压患者心血管风险等级，并为制订相应治疗策略提供直接证据。微量白蛋白尿、PWV 增快、左心室肥厚和颈动脉斑块是最常用的左心室肥厚标志。结合老年高血压的病理生理特点，反映动脉血管结构与功能改变的左心室肥厚指标如 PWV，踝臂指数，颈动脉内中膜厚度等在评估老年患者心血管风险和预后意义中具有较大价值。大动脉僵硬度增加可导致 PWV 增速和反射波增强，而后两者被认为是老年患者形成单纯收缩期高血压或脉压增大的重要决定因素。

五、老年高血压的干预策略

降压治疗的最大获益是降低包括心血管死亡、非致死性心肌梗死、脑卒中及心力衰竭的风险，同时研究证据也表明，通过降压治疗改善或逆转靶器官损害可减少致死或非致死性心血管事件。较早的老年高血压降压治疗试验荟萃分析表明，降压治疗可使老年人卒中减少 40%，心血管事件减少 30%。无论是收缩/舒张期高血压，还是单纯收缩期高血压，降压治疗均可降低老年患者心、脑血管病的发生及死亡率，70 岁以上的老年男性、脉压增大或存在心血管系统并发症者获益更多。当前研究证据支持，对具有心血管风险增高的老年高血压患者进行有效的降压治疗。多数指南建议对基线 SBP160 mmHg 以上的老年患者进行有效的药物治疗，包括 80 岁以上高龄患者。对部分体弱、认知功能或多器官功能不全、直立性低血压的患者需着重临床评估，不建议积极降压。临床实践中，医生根据患者个体状况及对降压治疗反应的监测情况对患者进行个体化治疗决策尤为重要，以患者耐受治疗情况而不是仅仅根据生理年龄决断降压目标和治疗方式。

对各类降压药物在老年高血压患者中进行的随机对照试验和在老年及非老年患者中疗效比较的前瞻性荟萃分析的结果，五类降压药物均可推荐于老年高血压的降压治疗。值得注意的是，老年高血压患者合并其他心血管危险因素，或存在明显的靶器官损害、并存脑血管疾病、糖尿病及CKD的情况非常普遍，因此应在全面评估患者总体心血管风险和筛查靶器官损害及并存疾病的基础上依据指南的建议结合具体情况选择具有相应适应证的降压药物。通常指南对无并发症的老年高血压或单纯收缩期高血压患者推荐应用利尿剂和钙通道阻滞药作为初始治疗选择。

以噻嗪类为代表的利尿剂其长期降压效应与持续抑制肾小管钠重吸收、增加钠排出从而降低全身和血管平滑肌钠负荷有关。因此，噻嗪类利尿剂的降压机制主要是改善动脉顺应性和降低总外周血管阻力，这一作用机制符合老年高血压和单纯收缩期高血压发生机制的特点。研究显示，老年患者对利尿剂的降压反应良好。近年多项随机对照试验及荟萃分析研究结果证明，利尿剂治疗老年高血压和降低心、脑血管终点事件的作用确切，奠定了噻嗪类利尿剂在老年高血压治疗中的重要地位。根据不同降压联合方案临床研究的证据，目前临床上优先推荐的联合方案包括ACEI或ARB与噻嗪类利尿剂、ACEI或ARB与钙通道阻滞药、钙通道阻滞药与噻嗪类利尿剂的联合。

在比较不同降压药物联合治疗的研究中，并未显示不同联合方案间的显著差异。目前仅有接受ARB与利尿剂以及钙通道阻滞药与ACEI联合的两项研究表明，在减少心血管事件方面均优于β受体阻滞剂与利尿剂的联合。早期的老年高血压安慰剂对照研究显示，β受体阻滞剂与利尿剂联合显著降低心血管事件和脑卒中风险的作用，但这一联合方式可能增加代谢风险，已经不作为优化方案推荐。SYSTEURO、SYSTCHINA等研究则为ACEI与钙通道阻滞药联合方案在老年单纯收缩期高血压患者中改善心血管预后提供了证据；SCOPE研究比较ARB与利尿剂联合与利尿剂单药治疗在脑卒中预防中的差异，结果显示，该联合方案显著降低非致死性脑卒中风险28%；HYVET研究是目前唯一在80岁以上高龄患者中进行的大型降压终点研究。在与安慰剂对照组的比较中，ACEI与利尿剂联合组降压作用显著，心血管终点事件降低34%，而且未明显增加不良反应发生。在老年高血压患者中，ARB与噻嗪类利尿剂联合方案的降压效应明显。二者联合可干预RAS激活和容量负荷增加两大主要升压机制，产生协同降压效应；两类药物联用亦可协同改善血管顺应性和降低总外周血管阻力，从而在老年患者中发挥良好的降压作用。荟萃分析结果显示，小剂量氢氯噻嗪能显著提高ARB的降压疗效；临床研究显示，厄贝沙坦与氢氯噻嗪联合治疗血压达标率明显高于两药单用。LIFE研究显示，氢氯噻嗪可增强氯沙坦治疗的心血管获益。同时，有证据表明，ARB与噻嗪类利尿剂联合有利于减轻甚至抵消低血钾和糖、脂代谢不良反应。作为优化起始联合的便捷方式，新型单片复方制剂（SPC）是高血压药物治疗学的重要进展。由于其依从性优势明显，多数指南推荐其用于需要联合治疗的高血压患者，老年人群尤为适宜。

参考文献

[1] Zanchetti A, Grassi G, Mancia G. When should antihypertensive drug treatment be initiated and to what levels should systolic blood pressure be lowered? A critical re-appraisal. J Hypertens, 2009, 27 (5): 923-934.

[2] Beckett NS, Peters R, Fletcher AE, et al. Treatment of hypertension in patients 80 years of age or older. N Engl J Med, 2008, 358 (18): 1887-1898.

[3] JATOS Study Group. Principal results of the Japanese trial to assess optimal systolic blood pressure in elderly hypertensive patients (JATOS).

Hypertens Res, 2008, 31 (12): 2115–2127.

[4] Ogihara T, Saruta T, Rakugi H, et al. Target blood pressure for treatment of isolated systolic hypertension in the elderly: Valsartan in Elderly Isolated Systolic Hypertension Study. Hypertension, 2010, 56 (2): 196–202.

[5] Zhang Y, Zhang X, Liu L, et al. Is a systolic blood pressure target < 140 mmHg indicated in all hypertensives? Subgroup analyses of findings from the randomized FEVER trial. Eur Heart J, 2011, 32 (12): 1500–1508.

[6] Lonn EM, Bosch J, López-Jaramillo, et al. Blood pressure lowering in intermediate risk persons without cardiovascular disease. N Engl Jmed, 2016, 374 (21): 2009–2020.

[7] Mancia G, Fagard R, Narkiewicz K, et al. 2013 ESH/ESC Guidlines for management of arterial hypertension: the Task Force for the management of arterial hypertension of the European Society of Hypertension (ESH) and of the European Society of Cardiology (ESC). J Hypertens, 2013, 31 (7): 1281–1357.

[8] MA Weber, EL Schiffrin, WB White, et al. Clinical practice guidelines for the management of hypertension in the community a statement by the American Society of Hypertension and the International Society of Hypertension. J Clinic Hypertens, 2013, 32 (1): 3–15.

[9] James PA, Oparil S, Carter BL, et al. 2014 evidence-based guideline for the management of high blood pressure in adults report from the panel members appointed to the Eighth Joint National Committee (JNC 8). JAMA, 2014, 311 (5): 507–520.

[10] The Japanese Society of hypertension guidelines for the management of hypertension (JSH 2014). Hypertens Res, 2014, 37 (4): 253–390.

[11] Devereux RB, Wachtell K, Gerdts E, et al. Prognostic significance of left ventricular mass change during treatment of hypertension. JAMA, 2004, 292 (19): 2350–2356.

[12] Aronow WS, Fleg JL, Pepine CJ, et al. ACCF/AHA 2011 expert consensus document on hypertension in the elderly. J Am Coll Cardiol, 2011, 57 (20): 2037–2114.

[13] Chobanian AV. Clinical practice: isolated systolic hypertension in the elderly. N Engl J Med, 2007, 357 (22): 789–796.

[14] Dao HH, Essalihi R, Bouvet C, et al. Evolution and modulation of age-related medial elastocalcinosis: impact on large artery stiffness and isolated systolic hypertension. Cardiovasc Res, 2005, 66 (2): 307–317.

[15] Probstfield JL, O'Brien KD. Progression of cardiovascular damage: the role of renin-angiotensin system blockade. Am J Cardiol, 2010, 105 (1 Suppl): S10A–S20A.

[16] Verhave JC, Fesler P, du Cailar G, et al. Elevated pulse pressure is associated with low renal function in elderly patients with isolated systolic hypertension. Hypertension, 2005, 45 (4): 586–591.

[17] Kobori H, Nanqaku M, Navar LG, et al. The intrarenal rennin-angiotensin system: from physiology to the pathobiology of hypertension and kidney disease. Pharmacol Rev, 2007, 59 (3): 251–287.

[18] Fliser D, Franek E, Joest M, et al. Renal function in the elderly: impact of hypertension and cardiac function. Kidney Int, 1997, 51 (4): 1196–1204.

[19] Gaborieau V, Delarche N, Gosse P. Ambulatory blood pressure monitoring vs. self-measurement of blood pressure at home: correlation with target organ damage. J Hypertens, 2008, 26 (10): 1919–1927.

[20] Staessen JA, Thijs L, Fagard R, et al. Predicting cardiovascular risk using conventional vs ambulatory blood pressure in older patients with systolic hypertension. Systolic Hypertension in Europe Trial Investigators. JAMA, 1999, 282 (6): 539–546.

[21] Fagard RH, Celis H, Thijs L, et al. Daytime and night-time blood pressure as predictors of death and cause-specific cardiovascular events in hypertension. Hypertension, 2008, 51 (1): 55–61.

[22] Fagard RH, Thijs L, Staessen JA, et al. Night-day blood pressure ratio and dipping pattern as predictors of death and cardiovascular events in hypertension. J Hum Hypertens, 2009, 23 (10): 645–653.

[23] Kario K, Pickering TG, Matsuo T, et al. Stroke prognosis and abnormal nocturnal blood pressure falls in older hypertensives. Hypertension, 2001, 38 (4): 852–857.

[24] Bliziotis IA, Destounis A, Stergiou GS. Home vs.

ambulatory and office blood pressure in predicting target organ damage in hypertension: a systematic review and meta-analysis. J Hypertens, 2012, 30 (7): 1289-1299.

[25] Ward AM, Takahashi O, Stevens R, et al. Home measurement of blood pressure and cardio-vascular disease: systematic review and meta-analysis of prospective studies. J Hypertens, 2012, 30 (3): 449-456.

[26] Kikuya M, Ohkubo T, Metoki H, et al. Day-by-day variability of blood pressure and heart rate at home as a novel predictor of prognosis: the Ohasama study. Hypertension, 2008, 52 (6): 1045-1050.

[27] Blood Pressure Lowering Treatment Trialists' Collaboration, Turnbull F, Neal B, et al. Effects of different regimens to lower blood pressure on major cardiovascular events in older and younger adults: meta-analysis of randomized trials. BMJ, 2008, 336 (7653): 1121-1123.

[28] Ernst ME, Moser M. Use of diuretics in patients with hypertension. N Engl J Med, 2009, 361 (22): 2153-2164.

[29] Asmar R, Oparil S. Comparison of the antihypertensive efficacy of irbesartan/HCTZ and valsartan/HCTZ combination therapy: impact of age and gender. Clin Exp Hypertens, 2010, 32 (8): 499-503.

[30] Gupta AK, Arshad S, Poulter NR. Compliance, safety and effectiveness of fixed-dose combinations of antihypertensive agents: a meta analysis. Hypertension, 2010, 55 (2): 399-407.

关注女性高血压

第7章

陈源源
北京大学人民医院

女性的生理特点决定了女性在一生中经历着激素水平的阶段性变化，而这些变化使女性由一个小女孩经历青春期、育龄期、妊娠期和更年期，行走一程丰富多彩的人生。

一、青春期与高血压

青春期的发动是由于下丘脑促性腺素释放激素的脉冲释放增加所触发。当下丘脑-垂体-肾上腺轴活性增高及交感神经系统兴奋性增强时，促皮质激素释放因子（CRF）分泌增多导致皮质醇及肾上腺来源的雄激素分泌增多，此时常伴生理性内脏脂肪增加及胰岛素抵抗的发生。与同年龄段的男孩相比，青春期女性胰岛素抵抗的发生率明显增加，而腹围较大且三酰甘油水平较高的青春期女性发生代谢综合征的风险较高。

青春期身体各器官系统迅速发育，心脏发育同时心肌收缩力大大提高，而血管发育往往落后于心脏，如此导致血压增高，其中收缩压明显增高，可达 140~150 mmHg，舒张压多在正常范围内。青春期内分泌腺发育增强，其中神经系统兴奋性提高，自主神经调节功能失衡，皮质下血管舒缩中枢失衡可能引起小动脉紧张性增强，外周循环阻力增加，血压增高。观察显示，当人们过了青春期，心血管系统发育迅速趋于平衡，血压逐渐恢复正常。因此，青春期血压增高绝大多数是一过性的，不需要药物干预。

二、多囊卵巢综合征

根据中华医学会妇产科学分会内分泌学组的《多囊卵巢综合征诊断和治疗专家共识》，多囊卵巢综合征占生育年龄妇女的 5%~10%，是育龄妇女常见的内分泌代谢疾病。临床常表现为月经异常、不孕、高雄激素征、卵巢多囊样表现等，同时可伴有肥胖、胰岛素抵抗、血脂异常等代谢异常，成为 2 型糖尿病、心及脑血管病和子宫内膜癌发病的高危因素，严重影响患者的生活质量。

高雄激素血症和高胰岛素血症是该病的两大基本特征，共同参与了多囊卵巢综合征的发生和发展。尽管代谢综合征和多囊卵巢综合征具有相似的临床表现如肥胖、脂代谢紊乱等。然而联通代谢综合征和多囊卵巢综合征之间的确切机制目前尚不清楚。支持两者具有相关性的可能机制包括：①胰岛素抵抗是两者发病过程中的共同基石，是联结两者的主要环节；②肥胖与脂肪组织因素有关，是独立于胰岛素抵抗之外的主要致病因素；③血管和凝血功能异常对两者的发生具有重要影响。近年来，人们逐渐认识到高雄激素血症对体脂分布和代谢具有不可忽视的作用。高雄激素血症促进内脏脂肪沉积，导致中心性肥胖体态；同时有明显的血脂紊乱，表现为总胆固醇（TC）、三酰甘油（TG）、低密度脂蛋白胆固醇（LDL-C）、非酯化脂肪酸（FFA）升高、高密度脂蛋白胆固醇（HDL-C）降低。在 LDL-C 中，小而密 LDL-C 所占的比例明显增加，这就使其具有更强的致动脉粥样硬化作用；另外观察显示，这些患者尚伴随有其他的致动脉粥样硬化和心血管疾病危险因素，如增高的 C 反应蛋白（CRP）、PAC-1、内皮素-1（CT-1）和白细胞计数的增加。

多囊卵巢综合征患者存在着独立于胰岛素抵抗之外的不稳定血压状态，随着多囊卵巢综合征的进程，持续性高血压状态逐渐出现。一项研究报道，青少年期多囊卵巢综合征患者中高血压的发生率为 27%，而绝经的多囊卵巢综合征患者高血压的发生率为同年龄组的 2.5 倍。比较一致的假设是多囊卵巢综合征患者高血压的发生与胰岛素抵抗关系密切，肥胖、胰岛素抵抗、血脂代谢异常及动脉功能损伤是导致血压升高的综合因素。另外有研究提示，多囊卵巢综合征患者的高雄激素血症一方面来源于卵巢源性雄激素增多，另一方面来源于肾上腺源性雄激素增多。肾上腺皮质源性雄激素由肾上腺皮质网状带分泌，包括去氢表雄酮、硫酸去氢表雄酮、雄烯二醇及 11β-羟雄烯二醇等，而这些激素的类盐皮质激素效应可能引发高血压。而这些高血压患者多伴有血管内皮细胞功能失调和对胰岛素扩血管作用的抵抗，过早的颈动脉粥样硬化及更加弥漫的冠状动脉血管病变、左心室舒张功能降低，动脉僵硬度增加。

针对这类高血压患者的血压升高机制及伴随的危险因素，应用影响容量类降压药物如利尿剂及钙通道阻滞药以及能够改善胰岛素抵抗的肾素-血管紧张素系统（RAS）阻滞剂可能是降压治疗的优选药物。

三、妊娠期相关高血压

中国医师协会高血压专业委员会 2012 年版的《妊娠期高血压疾病血压管理中国专家共识》将妊娠期高血压疾病主要分为 4 类：慢性高血压指妊娠前或孕龄 20 周前已出现高血压，或产后 12 周后血压仍不能恢复正常；妊娠期高血压指妊娠 20 周后首次出现的高血压，患者尿蛋白阴性，产后 12 周内血压逐渐恢复正常，妊娠期高血压可能进展为子痫前期；子痫前期/子痫是妊娠期特有的疾病，指妊娠 20 周后首次出现高血压和蛋白尿，常伴有水肿与高尿酸血症其中子痫前期又分为轻度和重度，子痫前期患者出现抽搐即可诊断为子痫；慢性高血压并发子痫前期/子痫指妊娠前或孕龄 20 周前出现高血压并在妊娠过程中发生子痫前期或子痫。

妊娠期高血压疾病的发病机制尚不清楚，可能涉及 4 种机制，且在发病中多种机制相互影响：①免疫学说；②胎盘或滋养细胞缺血学说；③氧化应激学说；④遗传学说。妊娠期高血压疾病存在家族遗传倾向，主要表现为母系遗传。由于妊娠期高血压的发病机制不清，针对发病病因的治疗和预防也无从谈起。由于妊娠期高血压疾病会显著地增加孕产妇和胎儿的不良风险，故早期的预防是首要环节，尤其对于那些准备二胎计划的妇女。目前认为，妊娠期高血压疾病的易患因素包括：①精神紧张；②气候寒冷；③初产妇年龄<18 岁或>40 岁；④伴慢性高血压、肾炎、糖尿病，抗磷脂综合征等疾病者；⑤营养不良；⑥体型矮胖者；⑦子宫张力过高，如羊水过多、双胎或多胎、糖尿病巨大儿及葡萄胎等；⑧高血压病（特别是妊娠期高血压疾病）家族史。事实上，摆在妇产科医师及心血管高血压专业医师面前的关键问题是如何能够普及和说服有相关问题的拟妊娠的妇女，关注并主动进行妊娠前评估，发现并避免妊娠期高血压疾病的易患因素。

拟妊娠的慢性高血压患者在准备妊娠前，应进行必要的健康生活方式调整，如控制体重、限盐、戒烟、限酒，调整生活规律，放松心情。同时进行必要的健康状况评估。慢性高血压的患者拟妊娠前应进行全面的评估。评估应包括全面的血压情况、靶器官损害情况及妊娠前用药情况。

血压轻度升高者通过积极查找可能引起高血压的原因并予以纠正，同时生活方式干预可使血压降至正常范围。经生活方式干预措施血压仍不能降至正常者需要给予药物治疗，建议在拟妊娠前6个月开始改用硝苯地平和（或）拉贝洛尔控制血压。如已经采用联合治疗方案，如服用硝苯地平加拉贝洛尔两种药物，血压仍不能控制在150/100 mmHg以下者不建议近期妊娠。

对于妊娠期高血压疾病患者，降压治疗的目的在于延长孕龄，努力保证胎儿成熟，故妊娠期高血压疾病的诊治管理与慢性高血压疾病管理的血压目标值、启动药物治疗的时机及管理方式明显不同。对于血压明显升高但无靶器官损害的孕妇，建议将血压控制在150/100 mmHg以下。对于血压轻度升高的孕妇（血压<150/100 mmHg）可密切观察，暂不应用降压药物治疗。只有当收缩压≥150 mmHg和（或）舒张压≥100 mmHg或出现靶器官受损时方考虑应用药物治疗。妊娠前已接受降压药物治疗的慢性高血压患者，应将血压控制在适当水平，避免早孕期因血压过低而增加胎儿畸形、胎儿发育迟缓和胎盘早剥的风险。妇产科学会强调，降压过程力求下降平稳，不可波动过大，且血压不可低于130/80 mmHg，以保证子宫胎盘血流灌注。

尽管α肾上腺素受体激动剂甲基多巴常在国际有关妊娠高血压的报告中被推荐为首选，但由于此药在国内市场很少供应，并未作为我国妊娠期高血压的主要用药。拉贝洛尔兼有α受体及β受体阻滞剂作用，降压作用显著且不良反应较少，故可首先考虑选用。美托洛尔缓释剂也可用于此类患者，但应加强胎儿体重与心率监测。非选择性β受体阻滞剂普萘洛尔与阿替洛尔因可导致孕妇早产、胎儿宫内发育迟缓、新生儿呼吸暂停，不推荐选用。

钙通道阻滞药如硝苯地平在临床应用非常广泛。研究显示，妊娠早、中期服用硝苯地平不会对胎儿产生不良影响，也可首选用于妊娠早、中期的高血压患者。其他钙通道阻滞药如氨氯地平、地尔硫䓬、维拉帕米对胎儿的安全性仍有待论证，目前尚无关于此类药物导致胎儿畸形的报道。临产孕妇服用钙通道阻滞药可能会影响子宫收缩，在临床应用时需要注意。

关于利尿剂对于妊娠期高血压的治疗价值存在较大争议。理论上来讲，利尿剂可使子痫前期孕妇血容量不足，导致胎儿畸形及电解质紊乱。然而新近一项荟萃分析显示，利尿剂并不会对胎儿产生不利影响，并可使孕妇获益。据此，高血压专业委员会建议妊娠前已服用噻嗪类利尿剂治疗的孕妇继续应用，如并发子痫前期应停止服用。

妊娠期间绝对禁服血管紧张素转换酶抑制剂（ACEI）、血管紧张素受体拮抗药（ARB）与直接肾素抑制剂。此大类药物致畸作用肯定。既往曾服用此类药物的妇女在计划妊娠前应停止服用，及时用其他适合的药物替换。

单药治疗后血压不能满意控制时，可考虑联合应用降压药物。可选用硝苯地平联合拉贝洛尔或氢氯噻嗪。

目前没有任何一种降压药物是绝对安全的，多数降压药物在美国食品药品监督管理局（FDA）的安全性评价中属于C类水平（即不能除外对母儿具有风险），因此为妊娠期高血压患者选择药物时应权衡利弊。正确的监测和治疗，配合生活方式和饮食习惯的调整有助于改善孕妇及胎儿预后。

四、围绝经期与高血压

围绝经期高血压涉及血管内皮系统功能障碍和RAS激活、盐敏感性增加、氧化应激、代谢异常及体重增加等多重因素。

绝经后女性由于卵巢卵泡的逐渐消失，由卵泡分泌的雌二醇在血中明显降低，并失去昼夜节律及周期变化，但卵巢的间质尚可分泌睾酮、雄烯二酮，肾上腺皮质也分泌雄激素和微量黄体酮，表现为绝经后女性雄激素/雌激素的比值升高。雌激素水平的下降和雄激素水平的增高，与多囊卵巢综合征相似，代谢综合征的相关症状如腹型肥胖、脂代谢紊乱、胰岛素抵抗和高血压等相继出现。研究显示，雌激素能抑制血管紧张素Ⅰ向血管紧张素Ⅱ转变，并能降低血管紧张素受体的敏感性。对有更年期特征的雄性自发性高血压大鼠模型的研究发现，当雌激素下降而雄激素在更年期效应增强时，雄激素刺激自发性高血压大鼠体内的血管紧张素原和内皮素升高，血管紧张素Ⅱ受体1过度表达，肾小球系膜细胞氧化反应活跃。此外，雌激素还可促进氧化亚氮的合成，引起血管舒张，并能刺激平滑肌细胞钙通道的开放。随着雌激素水平的下降，雌激素的血压调节功能就会下降。

高血压的发生与饮食中钠盐明显相关，尤其是对盐敏感的人。而绝经后女性雌激素降低机体食盐敏感性效应削弱，较同年龄组男性对钠盐的摄入更为敏感可能也是绝经后血压增高的原因之一。绝经后女性雌激素水平降低，雌激素通过内皮细胞途经促进氧化亚氮、前列环素释放作用减弱，调节自主神经活动的辅助功能同样减弱，雌激素抑制肥胖（特别是内脏脂肪堆积）作用消失。

综述所述，围绝经期高血压的特点包括：收缩压高，脉压大；盐敏感；交感激活及RAS激活；TC高，LDL-C高，HDL-C低；肥胖。围绝经期高血压的药物治疗除了遵循高血压防控大指南的原则外，针对性的治疗包括应用ACEI或ARB可以改善低雌激素诱发的肾素-血管紧张素-醛固酮系统激活；应用钙通道阻滞药或利尿剂治疗盐敏感性高血压及收缩期高血压；应用β受体阻滞剂和维拉帕米缓释片可以改善交感神经兴奋性对高血压的影响等。而ACEI或ARB联合钙通道阻滞药的治疗有可能作为绝经期后高血压的主流治疗。

女性一生中不同的生理状态存在不同的激素变化，同样，女性一生中不同的生理状态需要不同的代谢状态，而不同的代谢状态带来不同的血流动力学变化，有些则出现病理性的血压增高，发生高血压。因此，女性在尽情享受绚丽多彩、波澜起伏的一生的同时，应关注生命中的每时每刻，远离心血管疾病风险。

参考文献

[1] 宋文惠，王德芬. 瘦素与青春期发育. 中华内分泌代谢杂志，2000，16（5）：327-329.

[2] 中华人民共和国卫生行业标准. 多囊卵巢综合征诊断. 中华妇产科杂志，2012，47（1）：74-75.

[3] 崔琳琳，陈子江. 多囊卵巢综合征诊断标准和诊疗指南介绍. 国际生殖健康/计划生育杂志，2011，30（5）：405-408.

[4] 中国医师协会高血压专业委员会. 妊娠期高血压疾病血压管理中国专家共识. 中华高血压杂志，2012，20（11）：1023-1027.

[5] 中华医学会妇产科学分会妊娠期高血压疾病学组. 妊娠期高血压疾病诊治指南（2012版）. 中华妇产科杂志，2012，47（6）：476-480.

[6] 姜一农. 女性高血压的特点. 临床荟萃. 2006，21（23）：1676-1678.

第三篇

高血压诊治中的热点与争议

CME TEXTBOOKS NATIONAL PROJECT

第8章 高血压患者目标血压的争议、共识与思考

孙宁玲
北京大学人民医院

高血压领域的降压目标一直存在争议，血压是降至 150 mmHg 以下还是 140 mmHg 以下？当降至 130 mmHg 以下是否获益？如果降至 120 mmHg 以下呢？从争议到共识均依据了循证医学的证据。我们从中获得了什么信息，需要有哪些重要的思考。本文将阐述相关的问题。

一、收缩压的控制目标是<150 mmHg 还是<140 mmHg

在高血压防治领域，降压目标值一直是一个备受关注的问题。自 2014 年底颁布的美国预防、检测、评估与治疗高血压全国联合委员会第八次报告（JNC8）后，即将收缩压的控制目标从原来的 140 mmHg 放宽至 150 mmHg，这就对≥60 岁的老年患者目标血压控制的上调引起了广泛的争议。鉴于 JNC8 入选的文献均为单纯高血压的随机对照试验（RCT）研究，而其他高血压相关疾病（冠状动脉粥样硬化性心脏病、糖尿病和心力衰竭）的研究并没有入选，且推荐目标的上移在 JNC8 指南制定委员会内部意见并不一致，从而使得目标血压备受争议。当 JNC8 公布之后，美国多个杂志连续发表对目标血压上调将会对美国高血压防控产生负面影响的意见。对此 JNC8 委员会又重新审视一些 RCT 研究和荟萃分析的报告。

2014 年发表在 *JACC* 杂志上对 INVEST 研究纳入的高血压伴冠状动脉粥样硬化性心脏病患者进行了重新亚组分析（图 3-8-1），对入选的所有年龄>60 岁且收缩压均≥150 mmHg 的 8345 例冠状动脉粥样硬化性心脏病伴高血压患者，分析其血压最终降至<140 mmHg（4787 例）组、140～150 mmHg（1747 例）组以及>150 mmHg（1820 例）组等 3 个不同目标血压值后的复合心血管事件和全因死亡结局。结果显示，<140 mmHg 组患者全因死亡以及复合心血管事件的下降显著低于 140～150 mmHg 及<150 mmHg组，差异具有统计学意义，而不良事件并无增加。

对此美国 2015 年美国心脏协会（AHA）/美国心脏学会（ACC）/美国高血压学会（ASH）共同发表科学申明，在这个声明中就一般冠状动脉粥样硬化性心脏病伴高血压患者目标血压定义在<140/90 mmHg（包括急性冠状动脉综合征患者以及心力衰竭患者）。

二、当收缩压在 140 mmHg 以下继续降至 130 mmHg 是否还能获益

在 2015 年 12 月 23 日发表在 *Lancet* 杂志的高血压患者血压控制的荟萃分析，纳入 123 项降压相关临床试验，分析 613 815 例高血压患者，结果发现，当收缩压<130 mmHg 时心血管事件减少

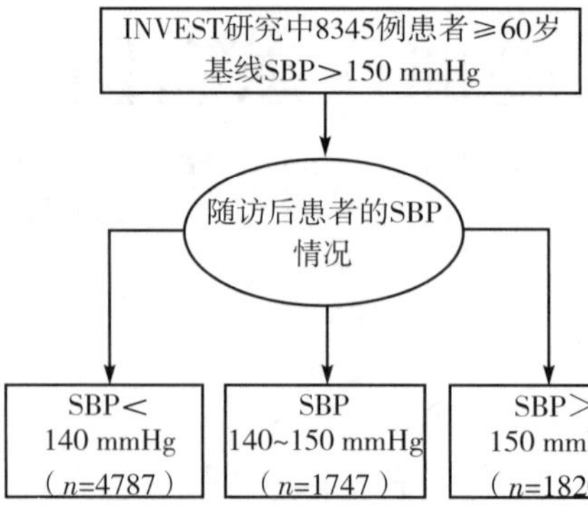

A

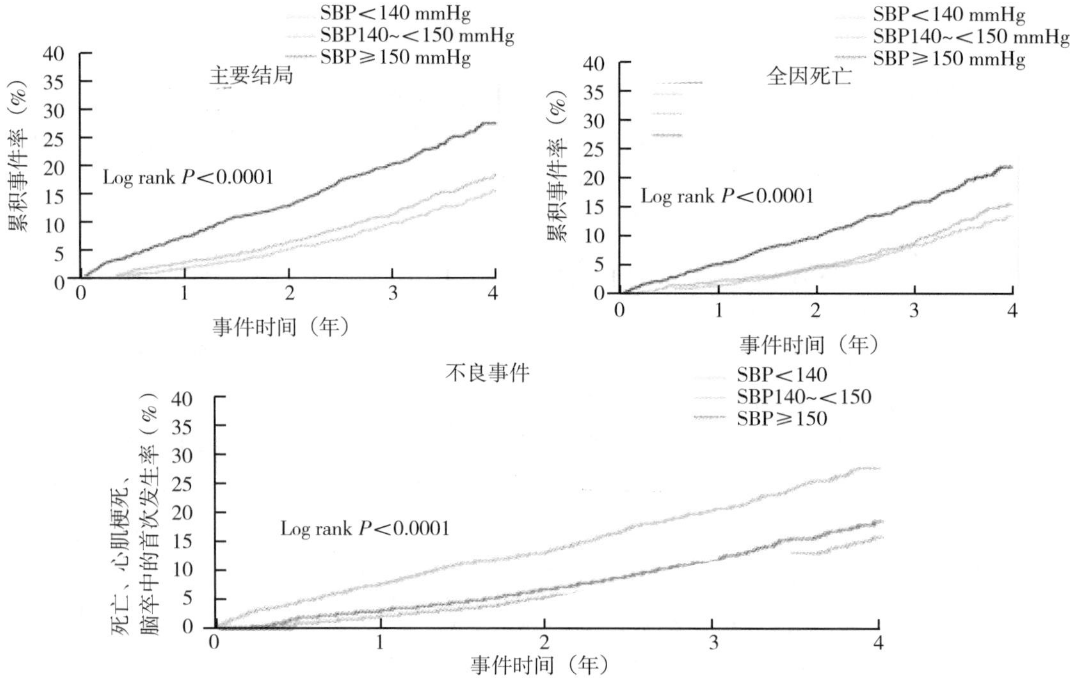

B

注：图 A 为对 INVEST 研究重新亚组分析；图 B 为严格控制血压（<140/90 mmHg）减少复合心血管事件和全国死亡发生率；SBP，收缩压；DBP，舒张压

图 3-8-1 对高血压伴冠状动脉粥样硬化性心脏病患者 INVEST 研究进行的重新亚组分析

20%，冠状动脉粥样硬化性心脏病的发生减少 17%，脑卒中减少 27%，心力衰竭的发生降低 28% 和全因死亡降低 13%。此研究进一步显示严格的血压控制是重要的，但仍需要个体化，在强化血压控制时要考虑到患者的基础疾病及相应的并发症，以决定治疗策略。

三、高血压患者收缩压该不该<120 mmHg

2010 年美国发表的一项重要研究，即 ACCORD 研究，将高血压伴糖尿病患者随机分成两组，强化降压至<120 mmHg，标准降压至<140 mmHg，结果发现，当血压降到120 mmHg时非致死性心血管事件及致死性复合终点事件的发生率均未见下降，只有脑卒中有下降的趋势。提示血压并不是降得越低越好，特别是高血压伴糖尿病的时候，过低的血压下降不一定会获得心血管益处。基

于这样一个研究背景，美国心、肺、血液研究所（NHLBI）继 ACCORD 研究之后于 2010 年又启动了另一个研究，即 SPRINT 研究，此试验是一项关于收缩压的强化性干预研究，在全美 102 个医疗中心 9361 例高血压患者随机入组分配至收缩压强化控制<120 mmHg（强化降压组）或低于 140 mmHg（标准降压组），研究入组患者年龄≥50 岁且伴有至少一项其他心血管危险因素的高血压患者，研究排除了糖尿病、脑卒中、大量蛋白尿（>1 g/d）、估计肾小球滤过率（eGFR）<20 ml/（min・1.73m^2）以及左心室射血分数（LVEF）<35%的心力衰竭人群，预随访 4~6 年。随访的一级终点是复合心血管事件，二级终点主要是全因死亡等。在随诊不到 4 年的时候出现了2 组明显的终点事件结局的差异，从而提前终止试验，即强化降压组较标准降压组的一级复合心血管终点事件减少 25%，全因死亡率降低 30%。提示积极有效的降压治疗对于改善患者预后具有积极意义。此研究结果公布后获得广泛的轰动和关注，不论是 *N Engl J Med* 还是 *Hypertension* 都做了此研究结果的点评。之所以轰动是因为同是收缩压<140 mmHg 与<120 mmHg 比较的 2 个试验（ACCORD 研究和 SPRINT 研究）却有不同的临床结局（图 3-8-2）。回顾 2 个试验发现，其中患者的入选条件有很大的不同，SPRINT 研究入选人群中的没有糖尿病和脑卒中而且冠状动脉粥样硬化性心脏病的比例较低，而 ACCORD 研究入组的患者更高危，100%糖尿病，25%以上有脑卒中，冠状动脉粥样硬化性心脏病的比例也明显高于 SPRINT 研究，尽管 2 组患者基线血压在同样一个水平，但结局却完全不同，而 2 组最大的差异是基线时候血管病变程度不一样，SPRINT 研究与 ACCORD 研究相比，高血压患者的血管风险更低，从而提示高血压患者需要早期治疗、持续治疗，在血管病变程度较轻的时候治疗，这样患者才能最大程度地获益。

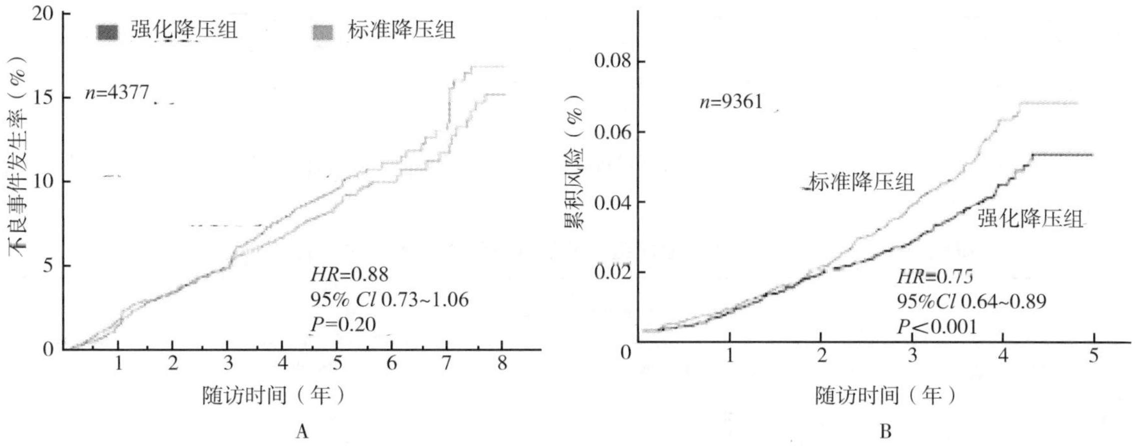

注：图 A 为 ACCORD 研究主要结局；图 B 为 SPRINT 研究主要结局；*HR*，危险比；*CI*，可信区间

图 3-8-2　ACCORD 研究和 SPRINT 研究结果比较

综上所述，高血压患者的血压应当降到多少，不同临床试验的结果是不一样的。解读不同的临床试验不难看出试验的背景不同，入选的高血压人群不同，降至同一目标血压所获得的临床结果也会不同。因此对一个高血压的个体应当依据患者的发病时间、年龄状态、合并的危险因素、靶器官损害或临床疾病情况进行血压目标的确定，最大程度地让患者在能耐受的情况下进行血压的控制。

四、新近公布的高血压指南及共识对不同高血压患者并发症确定的目标血压

1. 高血压伴冠状动脉粥样硬化性心脏病患者的血压目标　美国 AHA/ACC 以及 ASH 在 2015 年发表了科学申明，在这个科学申明中确定了冠状动脉粥样硬化性心脏病伴高血压患者的血压目标（表 3-8-1）。

表 3-8-1　2015 年美国 AHA/ACC 和 ASH 联合声明冠状动脉粥样硬化性心脏病伴高血压的血压管理目标

BP 目标（mmHg）	危险因素	推荐等级/证级级别
<150/90	年龄>80 岁	Ⅱa/B
<140/90	CAD	Ⅰ/A
	ACS	Ⅱa/C
	HF	Ⅱa/B
<130/80	CAD	Ⅱb/C
	心肌梗死后、 脑卒中、TIA CAD、PAD、AAA	Ⅱb/C

注：AAA，异常腹主动脉瘤；ACS，急性冠状动脉综合征：BP，血压；CAD，冠状动脉疾病；HF，心力衰竭；PAD，周围血管病；TIA，短暂性脑缺血发作；AHA，美国心脏协会；ACC，美国心脏学会；ASH，美国高血压学会

2. 日本 2014 年高血压指南也同时确定了伴不同高血压并发症的血压目标（表 3-8-2）。

表 3-8-2　日本 2014 年高血压指南确定的伴不同高血压并发症的血压目标

并发症	诊室血压（mmHg）	家庭自测血压（mmHg）
中、青年及早老年患者	<140/90	<135/85
老年患者	<150/90 （<140/90 如能耐受）	<145/85 （<135/85 如能耐受）
糖尿病患者	<130/80	<125/75
CKD 患者（伴蛋白尿）	<130/80	<125/75 （标准）
脑血管疾病者 冠状动脉疾病患者	<140/90	<135/85 （标准）

注：CKD，慢性肾病；高血压诊断界值诊室血压为 140/90 mmHg，家庭自测血压为 135/85 mmHg

3. 2015 年我国台湾地区高血压指南同样对高血压不同状态提出的目标血压要求（表 3-8-3）。

我国台湾地区高血压指南将高血压伴不同并发症患者的血压目标做了基本的定义，这些目标值得确定均依据循证医学证据，根据证据的强度做出了推荐的等级，更利于临床操作。证据水平越高，推荐级别越大，说明临床应用依据越多。

表 3-8-3　2015 年我国台湾地区高血压指南对高血压不同状态下提出的目标血压要求

具体状态	目标血压（mmHg）	推荐级别	证据级等级
一级预防（年龄<80 岁，不伴糖尿病、冠状动脉粥样硬化性心脏病、蛋白尿）	<140/90	Ⅱa	B
二级预防			
糖尿病	<130/80	Ⅰ	B
冠状动脉粥样硬化性心脏病	<130/80	Ⅰ	B
脑卒中	<140/90	Ⅰ	A
慢性肾病	<140/90	Ⅰ	A
合并蛋白尿的慢性肾病	<130/80	Ⅱa	C
老老年	<150/90	Ⅱb	B
接受抗栓治疗预防脑卒中	<130/80	Ⅰ	B

五、从我国的国情出发，血压目标确定的必要

为了保证患者安全和获益之间的最大化，依据循证医学证据进行目标血压值的调整是可行的，但应当依据各国不同的特点进行血压管理。尽管目标血压还存在争议，但以患者最大的获益-风险比出发，不再一味强调强化到达更低血压目标。

回顾欧美指南，展望亚洲国家的指南，不难看出有许多的不同。在近期公布的日本指南和我国台湾地区指南都将糖尿病患者的血压目标定在<130/80 mmHg，显然这个目标值与欧美指南有明显的不同，但与我国指南的目标血压是一致的。亚洲是脑卒中的高发区，脑卒中的发生远远高于心肌梗死的发生，这种现象在中国大陆和中国台湾地区及日本都是一致的。而降低血压最大的获益是减少脑卒中的发生和死亡。ACCORD 研究提示糖尿病患者血压降更低一些，可以获 40%以上脑卒中事件的下降，这对一个国家致残及死亡率的下降具有重要的意义。基于此，日本及中国大陆和中国台湾地区的高血压指南维持了糖尿病患者血压<130/80 mmHg 的目标，而并没有追随欧美指南的变更。我国老年人口急速上升，同时糖尿病与高血压广泛并存，如何依据我国的特点决定我国高血压患者的血压控制目标是值得思考的，目前我国的 RCT 研究，观察和注册性研究已经广泛开展，高血压的整体控制率还较低，脑卒中仍然是我国最重要的疾病，控制血压并维持达标仍是我国高血压防治中的重要任务。

高血压患者需要规范化的血压管理，其中血压达标是基本的要求。不同的临床试验提供了在不同血压控制下的获益状态，也为高血压临床指南的制订提供了信息。对于高血压个体基本的达标是<140/90 mmHg 以下，但在高龄老年人，全身动脉硬化较重的患者血压目标可以稍微放宽。血压控制不是越低越好，对于高血压患者早期治疗优于晚期治疗，早期的长期治疗有助于血管结构和功能的改善，对预后的改善是有明显作用的。

CME TEXTBOOKS NATIONAL PROJECT

第9章 肾动脉交感消融在高血压治疗中回顾的再思考

王　捷　南京医科大学第一附属医院
美国哥伦比亚大学医学中心
王　悦　南京医科大学第一附属医院

自美敦力支持的Symplicity-HTN Ⅰ和Symplicity-HTN Ⅱ研究结果发表以来，肾动脉交感消融作为具有巨大潜力治疗难治性高血压的手段之一，在近年来备受重视，无论是学术界，还是工业界都给予了高度关注。在过去的数年里，每年皆有数千篇相关的研究文献发表。然而，Symplicity-HTN Ⅲ临床有效性终点的阴性结果，即器械手术治疗联合药物治疗组的降压效果并不优于假手术组联合药物治疗组的报道，使得这一领域从超热状况变得冷落下来。对于这一结果的思考和分析，使得我们提出如下的问题：①这一疗法的生理病理基础有问题而导致了整个研究思路的错误，从根本上就应该推倒这一疗法；②其他原因而导致Symplicity-HTN Ⅲ研究的失败，如手术器械设计得不合理，不能够准确、有效地去除肾交感神经，术者没有掌握正确的手术方式，受试人群选择不当，即难治性高血压患者不是验证去交感神经术治疗高血压效果的合适人群。

Esler以及作者在Symplicity-HTN Ⅲ未能达到其临床有效性终点后，详细地论述总结了与这一疗法有关的，多年来发表的大量的基础和临床研究结果，可以看到，这一疗法的理论基础是坚实的，研究思路的方向是正确的。但从Symplicity-HTN Ⅲ研究所要吸取的教训诸多，如何在临床实践中验证这一疗法也有诸多的问题需要解决。

Kandzari等对Symplicity-HTN Ⅲ的结果再分析得到了以下几个结论：①受试患者血压的降低程度与在其肾动脉上消融的点数成正比；②如果将肾动脉的横切面分为4个象限的话，在4个象限都进行了消融的患者，血压下降非常明显，而只在1~2个象限进行消融的患者，血压下降则不明显；③在Symplicity-HTN Ⅲ所入选的患者中，40%的患者在随访观察期所服用的降压药物有所变化；④入选Symplicity-HTN Ⅲ的患者平均服用了5个以上的降压药物，而随着所服用降压药物数量的增加，患者服药的依从性会变得更为糟糕。为了论证Symplicity-HTV Ⅲ以难治性高血压患者为目标人群可能并不适当，有研究者引证了在入选了与Symplicity-HTN Ⅲ相似患者的药物试验中和其他类型/作用机制的医疗器械的试验中，受试药物和器械都未能够在难治性高血压患者中有效地显示出降压效应。学术界对于如何设定这一类试验的主要临床终点之一血压，即应当以诊室血压，还是应该以24小时平均动态血压，还是以家庭血压作为临床终点，也有激烈的讨论。

所有的这些问题都可以基本归纳为与器械和手术有关的原因，与受试人群相关的原因以及与临床有效性主要终点有关的原因，本章节将对这些问题逐一进行探讨。

一、对与器械和手术有关问题的探讨

学术界和业界通过对Symplicity-HTN Ⅲ研究结果中在肾动脉上消融点数与消融象限的多少决

定了受试患者血压的下降程度这一事实的分析，认识到增加消融的密度进而增加了有效去除肾交感神经的可能性。因此，盲目消融是应该纠正的要点之一。要能够验证这一疗法对高血压以及其他心血管疾病的确切治疗作用，需要在以下几个层面上解决目前所存在的盲目消融的弊端。首先是要有设计正确和功能适当的去除肾动脉交感神经的器械，这一器械能够在术前标测到肾交感神经的位置，在术后判断出消融的即时结果。否则就会如同 Esler 所说的，如果没有这些手段，在手术结束后术者走出导管室时，经常会问自己我今天到底有没有去除肾交感神经？能否通过简单的增加在肾动脉上消融密度来增加成功消融肾交感神经的可能性，从而提高去肾交感神经术的有效性呢？回答是否定的。原因是目前的动物和人体研究结果表明，肾动脉上每两个消融之间至少要间隔 5 mm，否则可能引起肾动脉内皮和平滑肌的过度损伤，导致不良的长期效果如肾动脉狭窄。中国人的肾动脉平均长度约为 3 cm（作者研究而未发表的结果）；美国的研究表明，在其研究人群中肾动脉平均长度约为 4 cm。因此，肾动脉的长度决定了所能够进行相隔 5 mm 的消融点数，肾动脉的这一解剖学特征排除了增加消融密度的可能性。使用平均分布在螺旋状导管上多电极的方法，可能解决 4 个象限消融的问题，但是仍然不能够有效准确地标测和去除肾交感神经。一次采取 4 点或 4 点以上的同时肾动脉消融，没有解决有的放矢消融肾交感神经的关键问题。目前有学者提议，要对肾动脉的远端所有分支进行尽可能的消融，方能够达到降低血压的目的。这一提议实际上是再次证明了目前盲目消融策略的重大弊端。我们和其他学者基于肾动脉上神经分布的解剖学特征和不同的神经对电刺激引起不同血压和心率反应的生理学特征，提出了电刺激/标测肾动脉交感神经，并施予准确消融的策略。应用肾动脉内电刺激、监测血压/心率的变化、判断肾动脉内的刺激点是交感点（血压/心率升高）还是无关点（血压/心率降低或不变），在交感点消融、再刺激（血压和心率在消融后不再变化或变化大幅度减少）的手术步骤，就能够有的放矢地进行肾交感神经消融术。这一标测和消融肾交感神经的策略已初步在动物和人体上都得到了验证。已有学者在呼吁，需要有新的肾动脉交感神经消融器械，既可刺激标测肾交感神经，又可进行消融。我们期待在未来的几年里会不断有新型肾动脉交感消融器械问世，这些器械可有效地去除肾交感神经。

现有的临床经验表明，肾动脉交感消融不是一个简单没有技术含量的手术，这种认为肾动脉交感神经消融术不需术者技巧的观念也是造成 Symplicity-HTN Ⅲ失败的原因之一。因此，进行肾动脉交感消融的术者应该有着严格的训练和准入制度，对器械、肾动脉的生理病理和解剖都有着深刻的理解，并具有熟练的操作技巧，方能进行有效的手术。

二、与受试人群有关问题的探讨

Symplicity-HTN Ⅰ、Ⅱ、Ⅲ都是以难治性高血压患者作为去肾交感神经的受试人群。设计这一系列试验的基本用意是把去肾交感神经的器械作为治疗药物不能奏效的高血压人群的终极手段。同时，理想化的假设入选患者在服用了 5 个以上降压药物的情况下，仍能够保持其服药的依从性和稳定性。而在真实世界里，大量的临床数据表明，患者服用降压药物的依从性是到目前为止治疗高血压的临床实践中仍没有解决的难题。如在欧盟国家，有半数的高血压患者没有按时服用医生所处方的高血压药物；在美国有约 40%高血压患者没有得到治疗，在得到治疗的患者中，有约 65%的患者其血压没有控制在目标值 140/90 mmHg 以下。其主要原因之一是由于患者的依从性不良；在中国 2 亿多高血压患者中，总体血压的控制率仅为 4.2%。由此可见，在临床实践中，医生如何控制高血压患者的血压所面临的挑战不仅仅是否使其得到优化的药物治疗，患者即便得到医生所处方的优化药物治疗方案后，患者的不良依从性仍会使得治疗效果与期望值相差甚远。在以往的研究器械治疗高血压的临床试验中以 Symplicity-HTN Ⅲ为例，存在着多重因素特别是降压药物在试验过程中变化所产生的对评价器械治疗控制血压效果的干扰。设计这样一个验证器械治疗对高血压患者的安全性和有效性的临床研究方案，必须最大程度地保证入组患者的均质性，和排除入选患者在随访期间降压药物对器械治疗效果的干扰。为了解决这一问题，美敦力启动了 Spyral HTN Globle 研究。在这一研究中，既融入了最大程度地保证入选患者在入选前和入选后的均质性，排除药物对器械治疗干扰的设计思想，又考虑到肾动脉交感神经消融对不同高血压患者人群的可能作用。他们设计了两个相互独立的试验方案，受试人群分别为服用降压药物和完全不服用降压药物的患者，无论哪一个方案的目标人群都将原来的难治性高血压患者改为目前的未被控制的高血压（uncontrolled hypertension）患者。在以服用降压药物患者为目标人群的研究方案中，服用 3 种降压药物，血压仍未得到控制的患者即可进入筛选，这些患者不需要服用处方上所指的最大剂量或个体所可耐受的最大剂量，利尿剂也不作为 3 种药物中的必要一种，并固定了研究过程中药物的处方组合。在以不服用药物的高血压患者为目标人群的研究方案中，在患者施行肾动脉交感消融术后的 3 个月内不服用任何降压药物以观察这一器械治疗对降低血压的单纯作用。无论是哪一种方案，美敦力及其这一研究的研究者们都没有给出如何实施的详细内容。

基于中国的临床实践，与中国的高血压专家、心脏介入专家以及中国国家食品药品管理局（CFDA）官员反复讨论后认为，不应当将肾动脉交感神经消融治疗作为药物治疗高血压的替代或竞争手段，而是作为患者和医生在治疗高血压时的一个选项。最近所报道的 Symplicity-HTN Ⅲ注册研究的结果表明，在数千例施行了肾动脉消融的患者中，在患者服药依从性不好的情况下，血压仍然得到了某种程度的控制，并且没有发现显而易见的不良反应。高血压患者发病年龄趋于年轻化的趋势、很多患者需要服用多种降压药物且依从性差、这些药物又具有多种不良反应的现实，都提示我们在临床实践中，需要有一种疗法在高血压患病早期就能够干预疾病的进程，相对安全同时又可以克服因服用多种药物依从性差、有不良反应的缺点。去肾动脉交感神经这一器械治疗方法为我们提供了这一设想的可能性。验证这一设想需要经过基础和临床理论坚实、设计合理并具有可操作性的大规模假手术随机对照的临床研究。这一研究的设计原则应该遵照降压药物临床试验的基本原则，不再刻意地以难治性高血压患者作为去肾动脉交感神经的受试人群；尽量保证入选患者的基线可比性，严格控制患者在入选前和入选后的随访过程中药物与器械治疗对降低血压作用的相互干扰，同时符合中国的临床实际。因此，入选的患者应当具有一定时间的高血压病史，经过联合服用降压药物治疗，但血压仍未得到控制；患者在筛选期间应当服用预先设定的药物和按用药顺序（如剂量和种类）进行一段时间的洗脱后，在血压仍没有得到控制的情况下，方可入组。在对照组应当施行假手术［一般以肾动脉造影作为假手术，美国食品药品管理局（FDA）和 CFDA 在正式的场合和非正式场合对此都有认可］，患者入组后无论是在真手术组还是假手术组都要以血压的变化情况来加减调整降压药物，但药物的调整需按照预先设定的标准化方案进行加减，例如先调整剂量再调整种类，从而保证两组之间在使用高血压药物量上的可比性。为了准确地监视入组患者的服药依从性，实验室证据是必要的手段，如利用液质联用的方法检测尿、血中降压药物有无的情况，以显示患者服药依从性的真实情况。从目前的文献报道情况来看，美敦力的 Spyral HTN Globle 研究也遵循了这些原则。

三、有关临床有效性主要终点的探讨

对肾动脉交感神经消融治疗高血压是药物治疗高血压的替代疗法还是可选项的考量，决定了验证该疗法在临床研究中如何设计和选取主要有效性临床终点。换言之，是要验证肾动脉交感神经消融这一器械治疗是应当优于药物治疗，还是在临床实践中医生和患者用于控制血压的一个选项，而无药物治疗常见的弊端如服药依从性和药物不良反应。如果是后者，验证肾动脉交感神经消融有效性的临床研究设计就应当能够体现器械治疗高血压的优点，如既能够控制血压，又能够少服用药物量。因此，对于入选患者血压的测量方式和所服用降压药物量的评价就成为这一类研究的关键点。

自 Symplicity-HTNⅢ研究结果发表以来，何种血压测量应当作为评价去肾交感神经控制血压的临床终点，是诊室血压还是 24 小时平均动态血压，以至家庭自测血压，都成为讨论的焦点之一。这是因为对入选患者进行监测，其诊室血压和 24 小时平均动态血压存在着不小的差异，甚至有报告表明，在治疗后诊室血压有显著性降低时，而 24 小时平均动态血压的变化则无统计学意义。诊室血压也通常高出家庭自测血压。归根结底，诊室血压是否可靠，是否可以作为衡量某种治疗对于降低血压作用的临床依据。实际上，对于诊室血压作用的质疑，在 Symplicity-HTNⅢ之前的大量药物研究中，并没有受到业界这样的重视。重要的是，目前为止，对于高血压管理的指南（guideline）、共识（consent）、声明（statement）都是基于以诊室血压作为临床证据所制订的。24 小时平均动态血压排除了诊室白大衣效应、白天外界对受试者情绪、心理的影响，并采用平均的方法来呈现血压在 24 小时的正态分布，有着一定的科学性。但是目前为止，并没有确凿的临床证据表明，在 24 小时内血压不正常大于多少小时才能够导致病理结果。因此，贸然用24 小时动态平均血压来替换诊室血压，还没有坚实的临床循证依据。在我国，24 小时平均动态血压的监测受到受试者依从性差干扰的特殊性，即受试者会自我采取行为干扰 24 小时平均动态血压测量设备的使用，造成多处数据盲点，使最终结果无法采用。至于家庭自测血压如果是由受试者自行完成的，那么在我们还在争论由受过专业训练医生所测量的诊室血压、还是 24 小时平均动态血压更为可靠的情况下，家庭自测血压的可靠性与否则是不言而喻的。

在临床研究中，为了定量的比较和评价组间患者用药的多少，药物的复合指标在肿瘤临床学界已应用多年，即以药物的种类为权重，以药物的剂量为参数，权重乘以参数的方法来定量的评价两组受试者之间用药量的差异。但这一指标在心血管临床界尚未广泛应用。Spyral HTN Global 研究方案中提到了将使用基于患者服用降压药物的种类和剂量的药物复合参数（a titration score）作为临床终点之一，用以比较器械联合药物组与假手术联合药物组之间用药量的差异，但是这个指标是如何构成的却未予批露。

经导管去肾交感神经术治疗顽固性高血压，自报道以来所经历的过山车式的发展过程并不让人感到意外，临床上每一个重大的发明和进展都有着类似的经历。用这一疗法治疗以高交感神经张力为病理生理基础的疾病如高血压、心力衰竭、某些类型的心律失常等，具有相当坚实的理论依据。但是去除肾交感神经最终是否能够成为临床上可实际运用的治疗手段尚未可知，仍有待大规模、长期、临床终点合理可行的 RCT 研究来验证。

参考文献

[1] Henry K, Markus S, Rob W, et al. Catheter-based renal sympathetic denervation for resistant hypertension: a multicentre safety and proof-of-principle cohort study. Lancet, 2009, 373 (9671): 1275-1281.

[2] Symplicity HTN-2 Investigators. Renal sympathetic denervation in patients with treatment-resistant hypertension (the Symplicity HTN-2 Trial): a randomized controlled trial. Lancet, 2010, 376 (9756): 1903-1909.

[3] Deepak LB, David EK, William WO, et al. A controlled trial of renal denervation for resistant hypertension. N Engl J Med, 2014, 370 (15): 1393-401.

[4] Murray E. Illusions of truths in the Symplicity HTN - 3 trial: generic design strengths but neuroscience failings. J Am Soc Hypertens, 2014, 8 (8): 593-598.

[5] 王捷. 去肾交感神经术在临床治疗中的作用: 老概念的新发现. 中国介入心脏病学杂志, 2014, 22 (4): 33-35.

[6] 王捷. 心力衰竭是去肾交感神经术的适应证吗? 中国循环杂志, 2015, 30 (7): 623-626.

[7] Kandzari DE, Bhatt DL, Brar S, et al. Predictors of blood pressure response in the SYMPLICITY HTN - 3 trial. Eur Heart J, 2015, 36 (4): 219-227.

[8] Bakris GL, Lindholm LH, Black HR, et al. Divergent results using clinic and ambulatory blood pressures: report of a darusentan-resistant hypertension trial. Hypertension, 2010, 56 (5): 824-830.

[9] Bisognano JD, Bakris G, Nadim MK, et al. Baroreflex activation therapy lowers blood pressure in patients with resistant hypertension: results from the double-blind, randomized, placebo-controlled rheos pivital trial. J Am Coll Cardiol, 2011, 58 (7): 765-773.

[10] Bakris GL, Townsend RR, Liu M, et al. Impact of renal denervation on 24-hour ambulatory blood pressure: results from SYMPLICITY HTN-3. J Am Coll Cardiol, 2014, 64 (11): 1071-1078.

[11] Abraham RT, Felix M, John HK, et al. Innervation patterns may limit response to endovascular renal denervation. J Am Coll Cardiol, 2014, 64 (11): 1079-1087.

[12] Arthur ES, Norbert W, Debiao L, et al. Ultrasmall Superparamagnetic Iron Oxide to Enhance MRA of the Renal and Coronary Arteries: Studies in Human Patients. J Comput Assist Tomogr, 1996, 20 (1): 51-55.

[13] Talenfeld AD, Schwope RB, Alper HJ, et al. MDCT angiography of the Renal arteries in patients with atherosclerotic renal artery stenosis: implications for renal artery stenting with distal protection. Am J Roentgenol, 2007, 188 (6): 1652-1658.

[14] Gal P, Jong MR, Smit JJ, et al. Blood pressure response to renal nerve stimulation in patients undergoing renal denervation: a feasibility study. J Hum Hypertens, 2014, 29 (5): 292-295.

[15] DiBona GF, Kopp UC. Neural control of renal function. Physiol Rev, 1997, 77 (1): 75-197.

[16] Chinushi M, Izumi D, Iijima K et al. Blood pressure and autonomic responses to electrical stimulation of the renal arterial nerves before and after ablation of the renal artery. Hypertension, 2013, 61: 450-456.

[17] Madhavan M, Desimone CV, Ebrille E, et al. Transvenous stimulation of the renal sympathetic nerves increases systemic blood pressure: a potential new treatment option for neurocardiogenic syncope. J Cardiovasc Electr, 2014, 25 (10): 1115-1118.

[18] Jie Wang. Mapping sympathetic nerve distribution for renal ablation and catheters for same: US Patent, US8702619.

[19] 王捷. 肾神经消融术中肾神经分布标测方法及用于该方法的导管: 中国, ZL201210052621. 5.

[20] Pokushalov E, Romanov A, Corbuccii G, et al. A randomized comparison of pulmonary vein isolation with versus without concomitant renal artery denervation in patients with refractory symptomatic atrial fibrillation and resistant hypertension. J Am Coll Cardiol, 2012, 60 (13): 1163-1170.

[21] Hilbert S, Kosiuk J, Hindricks G, et al. Blood pressure and autonomic responses to electrical stimulation of the renal arterial nerves before and after ablation of the renal artery. Int J Cardiol, 2014, 177: 669-671.

[22] Esler M. Renal denervation: Not as easy as it looks. Sci Transl Med, 2015, 7 (285): 285fs18.

[23] Arie D, Vanessa O, Menco N, et al. Determinants of perceived severity of hypertension and drug-compliance in hypertensive patients. Cardiovasc Hematol Disord Drug Targets, 2008, 8 (3): 179-184.

[24] Cutler JA, Sorlie PD, Wolz M, et al. Trend in hypertension prevalence, awareness, treatment, and control rates in United States adults between 1988-1994 and 1999-2004. Hypertension, 2008, 52 (5): 818-827.

[25] Calhoun DA, Jones D, Textor S, et al. Resistant hypertension: diagnosis, evaluation, and tratment. A sciectific statement from the American Heart Association Professional Education Committee of the Council for High Blood Pressure Research.

Hypertension, 2008, 51 (6): 1403-1419.

[26] Kandzari DE, Kario K, Mahfoud F, et al. The SPYRAL HTN Global Clinical Trial Program: Rationale and design for studies of renal denervation in the absence (SPYRAL HTM OFF-MED) and presence (SPYRAL HTM ON-MED) of antihypertensive medications. Am Heart J, 2016, 171 (1): 82-91.

[27] Paul AJ, Suzanne O, Barry LC, et al. 2014 evidence-besed guideline for the management of high blood pressure in adults: report from the panel members appointed to the Eighth Joint National Committee (JNC 8). J Am Coll Cardiol, 2014, 311 (5): 507-520.

[28] 郭正梅，阎小妍，姚晨. 两个有序分类变量构建一个分类复合终点指标方法的模拟评价. 中国卫生统计，2014，31 (2) 245-250. 27.

[29] 郭正梅，姚晨，阎小妍. 临床试验复合终点评价指标的构建方法概述. 中国新药杂志，2013，22 (23): 2789-2830.

β受体阻滞剂在高血压治疗中的地位思考

第10章

施仲伟
上海交通大学医学院附属瑞金医院

β受体阻滞剂（以下简称β阻滞剂）是心血管疾病领域中最常用的药物之一。过去50年中，β阻滞剂不断积累循证证据，逐渐成为治疗冠状动脉粥样硬化性心脏病、高血压、心律失常和心力衰竭的一线药物，不仅用于改善症状，还能显著降低主要心血管病事件和全因死亡率。然而，近年来国外有一些声音极力否定β阻滞剂治疗高血压的价值，导致一些指南调低了β阻滞剂的治疗地位，也给临床医生们带来了很大困惑。本文通过复习相关临床试验和汇总分析，从循证医学角度来推敲上述观点，思考在当前高血压治疗中β阻滞剂的应有地位。

一、β阻滞剂治疗高血压的主要临床试验

（一）试验介绍

1. 英国医学研究委员会轻度高血压试验 轻度高血压试验（MRC）旨在评价降压药物治疗能否降低轻度高血压患者的脑卒中及其他心血管病事件发生率。试验纳入17 354例35~64岁舒张压为90~109 mmHg的高血压患者，随机接受安慰剂或降压药物（苄氟噻嗪或普萘洛尔）治疗。随访5.5年后，与安慰剂组相比，降压药物治疗组的脑卒中发生率降低45%（$P<0.01$），但冠状动脉粥样硬化性心脏病事件和全因死亡率未能显著降低。

2. 国际前瞻性高血压一级预防研究 国际前瞻性高血压一级预防研究（IPPPSH）纳入6357例40~64岁无心血管疾病的高血压患者，随机分入氧烯洛尔组或安慰剂组，随访期间2组患者均可加用其他降压药物以控制舒张压至≤95 mmHg（最终2组大部分患者均加用了利尿剂）。随访3~5年后，氧烯洛尔组患者的平均血压水平低于对照组（−3.8/−1.2 mmHg，$P<0.001$），但脑卒中、心肌梗死或全因死亡率均无显著差异。亚组分析提示，氧烯洛尔能显著减少不吸烟男性高血压患者的主要心血管病事件。

3. 英国治疗老年高血压随机试验 英国治疗老年高血压随机试验（HEP）纳入884例60~79岁的老年高血压患者（基线平均血压为196/99 mmHg），随机分入治疗组和不用降压药物的对照组。治疗组患者服用阿替洛尔100 mg，每天1次，若3个月后收缩压仍>170 mmHg或舒张压>105 mmHg，则加用苄氟噻嗪5 mg，每天1次，仍未达标者可加用甲基多巴500 mg，每天1次。平均随访4.4年后，治疗组患者的平均血压比对照组降低18/11 mmHg，脑卒中发生率降低42%（$P<0.03$），但心肌梗死发生率、心血管病死亡率和全因死亡率均未降低。

4. 高血压患者心肌梗死一级预防研究　高血压患者心肌梗死一级预防研究（HAPPHY）纳入 6569 例 40~64 岁、无心血管疾病史的男性轻及中度高血压患者（舒张压 100~130 mmHg），随机分入利尿剂组（可选氢氯噻嗪或苄氟噻嗪）或 β 阻滞剂组（可选阿替洛尔、美托洛尔或普萘洛尔），平均随访 45. 1 个月。两组患者的基线特征相似，治疗后血压降低幅度相同；两组的冠状动脉粥样硬化性心脏病事件和致死性脑卒中发生率以及全因死亡率均无显著差异。根据 HAPPHY 的设计方案，对选用阿替洛尔、美托洛尔和普萘洛尔的患者进行了独立和平行的随访观察，因此有可能评价每一种 β 阻滞剂的相对疗效。结果显示，与利尿剂相比，阿替洛尔和普萘洛尔倾向于增高全因死亡率，而美托洛尔能降低全因死亡率。

5. 美托洛尔高血压患者动脉粥样硬化预防试验　美托洛尔高血压患者动脉粥样硬化预防试验（MAPHY）是上述 HAPPHY 中的美托洛尔分支部分，但延长了随访时间。试验纳入 3234 例 40~64 岁、无心血管疾病史的男性轻及中度高血压患者，随机接受利尿剂或美托洛尔治疗，平均随访 4. 16 年。在血压降低程度相同的情况下，与利尿剂组相比，美托洛尔组患者全因死亡率降低 22%（$P=0.028$），心血管病死亡率降低 27%（$P=0.012$），冠状动脉粥样硬化性心脏病事件减少 24%（$P=0.001$）。

6. 瑞典老年高血压患者试验　瑞典老年高血压患者试验（STOP）的目的是评估降压药物的临床效益。1627 例 70~84 岁的高血压患者随机分组接受降压药物或安慰剂治疗平均 25 个月，降压药物可选用阿替洛尔、美托洛尔、吲哚洛尔或复方阿米洛利。与安慰剂组相比，降压药物治疗组患者的血压平均降低 19. 5/8. 1 mmHg，主要终点事件（脑卒中、心肌梗死或心血管病死亡）发生率降低 40%（$P=0.0031$），脑卒中减少 47%（$P=0.0081$），总死亡率降低 43%（$P=0.0079$）。这项以安慰剂对照的随机、双盲试验证实，降压药物治疗（β 阻滞剂或利尿剂）能显著降低老年高血压患者的心血管病病残率和死亡率。

7. 英国医学研究委员会老年高血压治疗试验　英国医学研究委员会老年高血压治疗试验（MRC-older）纳入 4396 例64~75 岁的老年高血压患者（收缩压为 160~209 mmHg 而舒张压<115 mmHg），随机分入利尿剂组、阿替洛尔组或安慰剂组，平均治疗 5. 8 年。结果显示，降压药物治疗能显著减少主要心血管病事件，但获益主要来自利尿剂；阿替洛尔组的冠状动脉粥样硬化性心脏病事件发生率、心血管病死亡率和全因死亡率均高于安慰剂组。

8. 瑞典老年高血压患者第二次试验　瑞典老年高血压患者第二次试验（STOP-2）旨在比较降压老药与降压新药的临床疗效。6614 例 70~84 岁的老年高血压患者随机分组，分别服用降压老药（可选阿替洛尔、美托洛尔、吲哚洛尔或复方阿米洛利）、血管紧张素转换酶抑制剂（可选依那普利或赖诺普利）或钙通道阻滞药（可选非洛地平或伊拉地平），平均随访 5 年。降压老药组和降压新药组的平均降压幅度相同，两组的心血管病死亡率、脑卒中、心肌梗死和全因死亡率均无显著差异。这些结果表明，降压药物的效益主要来自降低血压，在同等程度降压的情况下，不同类别降压药物能同等程度地降低心血管病死亡率和心血管病病残率。

9. 卡托普利预防研究　卡托普利预防研究（CAPPP）纳入 10 985 例 25~66 岁、舒张压≥100 mmHg的高血压患者，随机分入卡托普利组或常规药物组（可选 β 阻滞剂或利尿剂如阿替洛尔、美托洛尔、氢氯噻嗪或苄氟噻嗪），平均治疗 6. 1 年，主要终点为脑卒中、心肌梗死或心血管病死亡。与常规药物组相比，卡托普利组的主要终点事件发生率相似，但致死或非致死性脑卒中发生率增高（危险比 1. 25，$P=0.044$）而糖尿病发生率降低（危险比 0. 86，$P=0.039$）。

10. 北欧地尔硫䓬研究　北欧地尔硫䓬研究（NORDIL），纳入 10 881 例 50~74 岁、舒张压≥100 mmHg 的高血压患者，随机分入地尔硫䓬组或常规药物组（可选任何一种 β 阻滞剂或利尿剂），平均治疗 4. 5 年。尽管地尔硫䓬组患者的平均收缩压降低幅度不及常规药物组，但两组的主要终点事件（脑卒中、心肌梗死或心血管病死亡）发生率相同。

11. 氯沙坦干预降低终点事件研究 氯沙坦干预降低终点事件研究（LIFE），纳入 9193 例 55~80 岁、心电图提示左心室肥厚的高血压患者，随机分入氯沙坦组或阿替洛尔组，血压未达标者可加用氢氯噻嗪。平均随访 4.8 年后，与阿替洛尔组相比，氯沙坦组患者的主要终点事件（心血管病死亡、心肌梗死或脑卒中）发生率降低 13%（$P=0.021$），主要获益是脑卒中发生率降低 25%（$P=0.001$），心肌梗死和心血管病死亡率未能降低。

12. 盎格鲁-斯堪的那维亚心脏终点研究降压部分 盎格鲁-斯堪的那维亚心脏终点研究降压部分（ASCOT-BPLA），纳入 19 257 例 40~79 岁的高危高血压患者，随机分入 β 阻滞剂组或钙通道阻滞药组，平均治疗 5.5 年。β 阻滞剂选择阿替洛尔，降压未达标时加用苄氟噻嗪；钙通阻滞药选择氨氯地平，降压未达标时加用培哚普利。与阿替洛尔组相比，氨氯地平组患者的主要终点事件（非致死性心肌梗死或冠状动脉粥样硬化性心脏病死亡）倾向于降低（危险比 0.90，$P=0.1052$），而致死或非致死性脑卒中（危险比 0.77，$P=0.0003$）、心血管病死亡率（危险比 0.76，$P=0.0010$）、全因死亡率（危险比 0.89，$P=0.0247$）和新发糖尿病风险（危险比 0.70，$P<0.0001$）均显著降低。研究认为，基于钙通阻道滞药的降压方案预防心血管病事件优于 β 阻滞剂方案。

（二）关于 β 阻滞剂治疗高血压临床试验的评论

并不缺少 β 阻滞剂治疗高血压的大型随机临床试验。然而，这些试验大多在 20~30 年前完成，不仅今天的临床医生不了解，那个时代的大多数医生也不熟悉。因为当时信息传播渠道有限，试验结果主要通过专家讲课来传递，所以很难产生像现在某些试验那样的轰动效应。此外，β 阻滞剂是一类老药，没有专利保护，厂家和专家都不愿宣传、推荐或做广告。在前述 12 项试验中，只有 LIFE 和 ASCOT-BPLA 有过大规模推介活动，但目的是通过打击 β 阻滞剂来炒作其他药物，本文下面还会提到这两项研究。因此，β 阻滞剂成为“弱势群体”，被后来的降压新药如钙通道阻滞药、血管紧张素转换酶抑制剂（ACEI）或血管紧张素受体拮抗药（ARB）作为踏脚石来证明自身疗效更好。基于这一目的的某些对照研究，设计方案和实施过程并不公正合理。

前述 β 阻滞剂的临床试验，在设计方案中有几个因素给日后评价 β 阻滞剂的疗效埋下了“隐患”。

第一，当年的降压药物临床试验主要目的是评估药物能否有效降压以及降压能否减少临床事件，主要研究对象是老年高血压患者。在这样的背景下，β 阻滞剂较少有以证实自身疗效比某药更好为目的的功利性研究，因此试验设计时比较客观，很少有通过扬长避短来得到有利数据的做法，以至于在后人精心设计的新药与老药头对头比较试验中处于相对不利的地位。β 阻滞剂的临床试验大多数以老年高血压患者作为对象，在某种意义上是扬短避长的一种做法。由于 β 阻滞剂主要通过抑制交感神经和肾素-血管紧张素系统的活性来发挥降压作用，其最适合的对象应该是神经激素系统活性增高的中、青年高血压患者。而老年患者的血浆肾素活性偏低，且 β 肾上腺素受体的敏感性趋于下降，β 阻滞剂在老年人群中的降压效果可能就不及利尿剂或钙通道阻滞药。

第二，在许多试验中，β 阻滞剂与利尿剂作为降压老药或常规药物联合使用。这些试验虽然证实这两类药物能有效降低血压、有效预防心血管病事件，且预防心血管病事件的临床疗效不次于钙通道阻滞药或 ACEI，但无法分析单独使用 β 阻滞剂时的临床效益。

第三，当年的医学研究还未进入循证医学时代，临床选药主要考虑专家的推荐和药理学的机制。由于担心脂溶性药物容易通过血-脑脊液屏障增加中枢神经系统的不良反应，大多数 β 阻滞剂试验选择了水溶性的阿替洛尔。这可能是 β 阻滞剂相关临床试验设计中的最大败笔，因为阿替洛

尔很可能是 β 阻滞剂中的一个"另类"，它能有效降低血压，但缺乏心血管保护作用。在前述 12 项随机对照试验中，有 5 项试验采用阿替洛尔单药治疗或者把阿替洛尔作为起始药物，结果5 项试验均证实阿替洛尔无效或效益低下。其中，HEP 和 MRC-older 显示，阿替洛尔治疗组的冠状动脉粥样硬化性心脏病事件、心血管病死亡和全因死亡率与不使用降压药物组或安慰剂组相似；HAPPHY、LIFE 和 ASCOT-BPLA 显示，阿替洛尔治疗组的脑卒中、主要心血管病事件或全因死亡率高于利尿剂、氯沙坦或钙通道阻滞药治疗组。

阿替洛尔临床效果很差的事实很早就被专家们发现，1997 年美国第 6 版高血压指南已指出阿替洛尔在老年高血压患者中的效益不如利尿剂。然而当时一般医生不知晓这一事实，于是某些专家开始利用阿替洛尔来衬托某些新药。例如，瑞典教授 Dahlöf 曾在短短几年内主持和发表了多项随机对照试验，包括 LIFE 和 ASCOT-BPLA。他的临床研究有几乎固定的模式：首先称赞 β 阻滞剂是证据确凿的一线降压良药，然后选用阿替洛尔与某种新药比较，在同等程度降低血压情况下，新药的终点事件发生率低于阿替洛尔，该新药的疗效优于 β 阻滞剂，还可能具有降压以外的心血管保护效益。

IPPPSH 结果提示氧烯洛尔的临床效果较差。氧烯洛尔早就退出临床使用，本文不拟详细讨论。不过，氧烯洛尔是一种非选择性 β 阻滞剂，又有内在拟交感活性，因此其疗效较差应该是意料之中的。

二、β 阻滞剂治疗高血压的主要 meta 分析

在高血压领域的医学文献中，有很多把 β 阻滞剂和利尿剂合并在一起进行的 meta 分析，本文不予介绍。单独评价 β 阻滞剂治疗高血压效益的 meta 分析主要有以下几项。

（一）Meta 分析介绍

1. Psaty 等的 meta 分析　这项涉及各类降压药物的 meta 分析纳入 MRC、HEP、MRC-older 和 STOP 4 项 β 阻滞剂的临床试验。与对照组相比，β 阻滞剂显著降低脑卒中（危险比 0.71，95%可信区间 0.59～0.86）和心力衰竭（危险比 0.58，95%可信区间 0.40～0.84）发生率，但不能降低心血管病死亡率（危险比 0.89，95%可信区间 0.76～1.05）或全因死亡率（危险比 0.95，95%可信区间 0.84～1.07）。该 meta 分析的结论是利尿剂和 β 阻滞剂是治疗高血压的一线药物。

2. Messerli 等的 meta 分析　这项 meta 分析仅纳入 HEP 和 MRC-older 两项试验。与对照组相比，阿替洛尔能预防脑卒中（危险比 0.75，95%可信区间 0.57～0.98），但不能减少冠状动脉粥样硬化性心脏病事件（危险比 1.01，95%可信区间 0.80～1.29），也不能降低全因死亡率（危险比 1.05，95%可信区间 0.88～1.25）。结论是 β 阻滞剂不能作为无并发症老年高血压患者的一线降压药物。

3. Carlberg 等的 meta 分析　这项 meta 分析的目的是评价阿替洛尔对高血压患者心血管病病残率和死亡率的影响。结果显示，在 4 项随机对照研究中（6825 例患者，平均随访 4.6 年），阿替洛尔组患者血压虽然显著降低，但是全因死亡率、心血管病死亡率和心肌梗死发生率均与安慰剂或不治疗组相同。在 5 项与其他降压药物比较的研究中（17 671 例患者，平均随访 4.6 年），阿替洛尔组血压降低幅度与对照组相同，但全因死亡率、心血管病死亡率和脑卒中发生率均显著增高（分别增加 13%、16%和 30%）。结论是阿替洛尔不宜用于降压治疗，也不宜作为临床试验中的对照药物。

4. Lindholm 等的 meta 分析　该项 meta 分析提出 β 阻滞剂不应作为一线降压药物。其理由

是，在13项随机对照试验，共105 951例高血压患者中，与其他类别降压药物相比，β阻滞剂显著增加脑卒中风险（+16%，P=0.009），还倾向于增高全因死亡率（+3%，P=0.14）。

5. Khan等的meta分析 这项meta分析纳入β阻滞剂作为一线降压药物的21项随机对照试验共145 811例高血压患者，评价终点为主要心血管病事件（脑卒中、心肌梗死或死亡）。结果显示，在安慰剂对照的试验中，β阻滞剂显著降低年轻患者（<60岁，10项试验，50 612例）的主要心血管病事件（危险比0.86，95%可信区间0.74~0.99），但不能降低老年患者（≥60岁，11项试验，95 199例）主要心血管病事件（危险比0.89，95%可信区间为0.75~1.05）。在其他降压药物的对照试验中，β阻滞剂同等程度降低年轻患者主要心血管病事件（危险比0.97，95%可信区间0.88~1.07），但显著增加老年患者主要心血管病事件（危险比1.06，95%可信区间1.01~1.10，主要增加脑卒中发生率）。结论是β阻滞剂不应作为无并发症老年高血压患者的一线降压药物，但用于年轻患者能显著降低主要心血管病事件。

6. 降压治疗试验者协作组的meta分析 降压治疗试验者协作组（BPLTTC）是权威的国际学术组织，其发表的meta分析为前瞻性设计和基于全部患者的原始数据，因此质量远高于一般的meta分析。2008年BPLTTCR的meta分析，在年轻（<65岁，14 071例）及老年患者（≥65岁，13 132例）中比较了降压新药（ACEI或钙通道阻滞药）与β阻滞剂对主要心血管病事件（脑卒中、冠状动脉粥样硬化性心脏病事件、心力衰竭或心血管病死亡）的影响。结果显示，年轻患者（危险比1.03，95%可信区间0.88~1.20）和老年患者（危险比0.94，95%可信区间0.84~1.06）使用新药治疗时的主要心血管病事件发生率均与β阻滞剂无显著差异。结论是包括β阻滞剂在内的各类降压药物，减少年轻患者或老年患者主要心血管病事件的效益并无显著差异，因此没有必要根据年龄来选择降压药物。

7. Law等的meta分析 这项大型meta分析纳入147项随机对照试验共464 000例高血压患者，结果显示5大类降压药物（噻嗪类利尿剂、β阻滞剂、ACEI、ARB和钙通道阻滞药）有相似的预防冠状动脉粥样硬化性心脏病和脑卒中的效益。仅有的两个例外如下。①在有冠状动脉粥样硬化性心脏病病史的患者中，β阻滞剂预防再发冠状动脉粥样硬化性心脏病事件的效果显著优于其他降压药物（再发冠状动脉粥样硬化性心脏病事件分别降低29%和15%，P<0.001）。在没有冠状动脉粥样硬化性心脏病病史的患者中，β阻滞剂预防冠状动脉粥样硬化性心脏病事件的效果与其他降压药物相似。②钙通道阻滞药预防脑卒中优于其他降压药（危险比0.92，95%可信区间0.85~0.98）。

（二）关于β阻滞剂治疗高血压meta分析的评论

Meta分析是采用统计的概念与方法，去收集、分析和概括针对某个课题所做过的多项独立研究。其最大优点是通过汇总信息量来增加结论的可信度，解决研究结果的不一致性，进而得到比任何单项研究更接近主题真相的结论。Meta分析的难度不大，影响力却较大，能为工作繁忙的临床医生提供经过加工的“快餐”式文献信息服务，因此很受欢迎，近年来数量激增。然而，meta分析有诸多固有的限制性，其质量的高低还与学者的主观倾向性有关。在选定课题之后，meta分析的第一步是收集相关文献，这一过程要求客观和全面，而不能凭个人喜好来取舍。不过在真实世界中，经常有学者通过选择性地收集文献进行meta分析，以便得到自己预定的结果。这种meta分析的结论很可能偏离真相。

β阻滞剂治疗高血压的meta分析并不多，但结论明显不一致。其中，Messerli、Carlberg和Lindholm等三项meta分析认为β阻滞剂降压疗效差，又以Lindholm的meta分析给β阻滞剂带来的负面影响特别大。因为前两项meta分析局限于阿替洛尔，而Lindholm等声称其分析了各种β阻滞剂的试验。实际上，他们的 meta 分析纳入 13 项试验，其中 6 项为阿替洛尔与其他药物比较（56 301 例患者，占 53. 1%），4 项为 β 阻滞剂和（或）利尿剂与其他药物比较（40 540 例患者，占 38. 3%），3 项为普萘洛尔与其他药物比较（9110 例患者，占 8. 6%）。单独分析阿替洛尔的 6 项试验时，阿替洛尔显著增加脑卒中（+26%，$P<0.001$）和全因死亡率（+8%，$P<0.01$）；而单独分析普萘洛尔的 3 项试验时，脑卒中（+20%）或全因死亡率（-11%）与对照组均无显著差异。因此在 Lindholm 的 meta 分析中，不利于 β 阻滞剂的证据几乎完全来自阿替洛尔。

Khan、BPLTTC 和 Law 等的 meta 分析得出 β 阻滞剂仍然属于一线降压药物的结论。这几项 meta 分析样本数量较大，结论比较可信。Lindholm、Khan、BPLTTC 和 Law 的 meta 分析在 2005 至 2009 年间发表，在这几年中，几乎没有新的 β 阻滞剂高血压试验问世，因此这 4 项 meta 分析所能检索到的文献应该是相同的。之所以得出不同结论，关键因素是如何取舍检索到的文献。诚如 Law 等指出的那样，在 5 大类降压药物中，通过挑选临床试验进行 meta 分析，可以得出任何一类药物预防效果优于其他类别降压药物的结论，也可以得到任何一类药物效果不如其他药物的结果。Law 等列举了一些有选择倾向的 meta 分析，其中就包括 Lindholm 的 meta 分析。

Lindholm 的 meta 分析对文献的选择性，表现为以下几个方面。①限制文献检索范围：其检索文献时限于单纯高血压的试验，而不考虑高血压合并冠状动脉粥样硬化性心脏病或心力衰竭的临床研究，从而避开了 β 阻滞剂的优势领域。而 Law 等的 meta 分析同时纳入单纯高血压、合并冠状动脉粥样硬化性心脏病或心力衰竭的临床研究，结果显示，5 大类降压药物的疗效相似。②选择性提取文献：按其标准检索到文献后，Lindholm 又以种种理由剔除了 MAPHY 和 CAPPP 等研究。MAPHY 显示美托洛尔预防心血管病事件优于利尿剂，而 CAPPP 发现 β 阻滞剂和（或）利尿剂组的脑卒中发生率低于卡托普利组，这些试验被剔除后，meta 分析的结果自然就不利于 β 阻滞剂。③选择评价终点：该 meta 分析强调脑卒中事件，而不是冠状动脉粥样硬化性心脏病或主要心血管病事件，这是针对着 β 阻滞剂的短板。在欧美国家，冠状动脉粥样硬化性心脏病比脑卒中更为常见；在 Lindholm 的 meta 分析纳入的临床试验中，共有 3244 例患者发生脑卒中、3977 例发生心肌梗死。因此，将主要心血管病事件或全因死亡率作为该项 meta 分析的主要评价终点可能更为合适。

三、高血压指南中 β 阻滞剂的治疗地位

美国是最先通过制定高血压指南来指导各级医生进行降压治疗的国家，其指南曾经是各国高血压指南的模板。1977 年美国第 1 版高血压指南提出了降压治疗的“阶梯路径（stepped-care approach）”，即首先使用一个降压药物，血压没有达标时加用第二个药物，仍未达标时加用第三个药物，以此类推。由此产生了降压治疗中的一线药物和二线药物等概念。当时推荐的一线降压药物是噻嗪类利尿剂，二线药物是普萘洛尔、甲基多巴或利舍平，三线药物是肼屈嗪，四线药物是胍乙啶。1984 年的美国第 3 版高血压指南，将阶梯路径中的一线药物调整为噻嗪类利尿剂或 β 阻滞剂，并指出利尿剂更适合 50 岁以上、黑人、伴有外周动脉疾病、支气管哮喘或慢性阻塞性肺疾病的患者，而 β 阻滞剂可能更适合年轻（<50 岁）、静息心率增快或冠状动脉粥样硬化性心脏病患者。如果利尿剂或 β 阻滞剂单药治疗血压未达标，两药可互为二线药物。从此 β 阻滞剂成为治疗高血压的一线药物，在随后 20 多年中被各国指南一致推荐，包括 2004 年版的英国高血压指南。

2005 年，ASCOT-BPLA 结果和 Lindholm 的 meta 分析的相继发表极大地冲击了 β 阻滞剂的降压治疗地位，各国高血压指南的观点开始出现分歧。2006 年英国突然修订其高血压指南，把 β 阻滞剂从一线药物降为四线药物。然而这没有产生“多米诺骨牌”效应，2007 年版的欧洲高血压指南

重申，β 阻滞剂仍然应该是一线降压药物。

目前，英国、美国和日本最新版本的高血压指南不推荐 β 阻滞剂作为无并发症高血压患者的一线治疗药物。之所以不推荐，英国指南的主要依据是 Lindholm 的 meta 分析以及 ASCOT-BPLA 的结果。美国第 8 版高血压指南的依据是“因为有一项研究显示，β 阻滞剂的主要终点事件发生率高于 ARB”，该项研究就是 LIFE。日本 2014 年版高血压指南的理由是与其他药物相比，以阿替洛尔为代表的 β 阻滞剂增加糖尿病风险，而预防靶器官损害或心血管疾病的作用较弱。

中国、欧洲、加拿大和法国的最新版本高血压指南，继续推荐 5 大类降压药物均可作为初始和维持用药，即认可 β 阻滞剂仍然是一线降压药物。其中，加拿大指南认为，β 阻滞剂作为无并发症高血压患者的一线药物，仅适用于 60 岁以下患者。这一条补充非常合理，因为已有的在无并发症老年高血压患者中评价 β 阻滞剂单药治疗效益的临床试验，全部采用了阿替洛尔，结果疗效不佳，而其他 β 阻滞剂缺乏这一人群的临床试验。

四、讨论与结论

近年来国外一些指南调低了 β 阻滞剂的降压药物地位，引起人们的困惑。本文通过复习和评论相关的临床试验及 meta 分析，从循证医学角度探讨了 β 阻滞剂受到冲击的原因。β 阻滞剂不缺少随机临床试验，但大多数试验问世较早，主要目的是评价降压有无临床效益和有多大效益。因此，这些试验的设计常常对 β 阻滞剂“不利”，例如与利尿剂联合使用，以至于无法单独评估 β 阻滞剂疗效；试验对象多为交感活性偏低的老年患者，不利于 β 阻滞剂发挥最大心血管保护效益；大多数试验使用阿替洛尔，而阿替洛尔缺乏心血管保护作用。

随着钙通道阻滞药、ACEI 和 ARB 的陆续问世，临床试验的热点转向寻找“更好的”降压药物。一些专家设计功利性的对照试验，选择阿替洛尔作为对照药物，用来证明某个新药“比 β 阻滞剂更好”。这种试验积累多了，也有专家进行 meta 分析，借以证明新药的心血管保护效益更好或证明 β 阻滞剂的疗效较差。2005 年 Lindholm 的 meta 分析得出 β 阻滞剂显著增加脑卒中风险的结论，并提出 β 阻滞剂不应再作为一线降压药物，引起极大轰动。实际上这是一项基于阿替洛尔的选择性 meta 分析，本文对此做了详尽剖析。收集更多临床试验进行的大型 meta 分析，证实 5 大类降压药物（噻嗪类利尿剂、β 阻滞剂、ACEI、ARB 和钙通道阻滞药）有相似程度的心血管保护效益。

英国、美国和日本的高血压指南不再推荐 β 阻滞剂作为无并发症高血压患者的一线治疗药物，不推荐的依据是 Lindholm 的 meta 分析或者几项阿替洛尔的临床试验。最有趣的是美国 2014 年高血压指南，它一方面承认“在其他随机对照试验中，β 阻滞剂的疗效与另外 4 类降压药物相同或证据不足以得出肯定结论”，另一方面又以“LIFE 显示阿替洛尔组的主要终点事件发生率高于 ARB 组”为理由而否决 β 阻滞剂。显然，这些指南的制订者信奉类效应观点，认为阿替洛尔有问题，所有 β 阻滞剂都会有同样的问题。实际上，β 阻滞剂是一类异质性很强的药物，不同 β 阻滞剂的药代动力学特性以及对心血管疾病的治疗效果有着很大差异。美国心力衰竭指南只推荐有循证依据的 3 种 β 阻滞剂，即美托洛尔缓释片、比索洛尔或卡维地洛。美国冠状动脉粥样硬化性心脏病二级预防指南指出，β 阻滞剂限用卡维地洛、美托洛尔缓释片或比索洛尔，因为它们能降低死亡率。这些指南断然否定了 β 阻滞剂的类效应观点。

我国、欧洲和加拿大等的高血压指南仍然推荐 β 阻滞剂是一线降压药物。作者对此完全赞同，并提供以下理由支持这一推荐。①降压治疗的获益主要来自降低血压本身，β 阻滞剂降低收缩压和舒张压的效果与其他 4 类药物没有差异，故临床效益应该基本相似。阿替洛尔只是一种少见的例外。②大型 meta 分析显示，5 大类降压药物预防各类心血管病事件的效益相同或仅有微小差异。③大多数高血压患者需要使用两种或两种以上降压药物才能有效控制血压，有些患者起始就采用两种药物联合治疗。在这种情况下，区分一线和二线药物已经没有必要。④高血压发病机制复杂，交感神经持续激活是最主要的机制之一，尤其对于年轻患者；而 β 阻滞剂的抑制交感作用是其他药物无法替代的。⑤不同类别降压药物各有其优先适应证和相对或绝对禁忌证，临床用药时必须根据患者具体情况进行个体化处理。从这个意义上来说，没有一种药物是适用于所有高血压患者的"通用型"一线降压药物。⑥合并冠状动脉粥样硬化性心脏病、左心室收缩功能异常、心力衰竭、焦虑症状、高动力状态或快速型心律失常的高血压患者绝非少数，对于这些患者，有经验的医生通常会优先考虑使用 β 阻滞剂。欧美国家降压药物使用情况的最新调研显示，β 阻滞剂仍然是最常用的一类降压药物，高血压患者 β 阻滞剂的使用率在过去 10 年中稳定不变甚至还在增高。这些调研结果表明，某些指南不推荐使用 β 阻滞剂的观点未能说服广大临床医生。

总之，β 阻滞剂是一类重要的降压药物，在降压治疗中有着与利尿剂、钙通道阻滞药、ACEI 或 ARB 同等的地位。用好包括 β 阻滞剂在内的各类降压药物，才能得心应手地从事临床工作，让更多的患者血压达标、心血管病事件减少、预后得到改善。需要注意的是，根据现有的临床试验证据，治疗高血压不宜使用阿替洛尔。

参考文献

[1] James PA, Oparil S, Carter BL, et al. 2014 evidence-based guideline for the management of high blood pressure in adults: report from the panel members appointed to the Eighth Joint National Committee (JNC 8). JAMA, 2014, 311 (5): 507-520.

[2] Shimamoto K, Ando K, Fujita T, et al. The Japanese Society of Hypertension Guidelines for the Management of Hypertension (JSH 2014). Hypertens Res, 2014, 37 (4): 253-390.

[3] 中国高血压防治指南修订委员会. 中国高血压防治指南 2010. 中华心血管病杂志, 2011, 39 (7): 579-616.

[4] Mancia G, Fagard R, Narkiewicz K, et al. 2013 ESH/ESC Guidelines for the management of arterial hypertension: The Task Force for the management of arterial hypertension of the European Society of Hypertension (ESH) and of the European Society of Cardiology (ESC). J Hypertens, 2013, 31 (7): 1281-1357.

[5] Daskalopoulou SS, Rabi DM, Zarnke KB, et al. The 2015 Canadian Hypertension Education Program recommendations for blood pressure measurement, diagnosis, assessment of risk, prevention, and treatment of hypertension. Can J Cardiol, 2015, 31 (5): 549-568.

[6] Blacher J, Halimi JM, Hanon O, et al. Management of hypertension in adults: the 2013 French Society of Hypertension guidelines. Fundam Clin Pharmacol, 2014, 28 (1): 1-9.

[7] Rosendorff C, Black HR, Cannon CP, et al. Treatment of hypertension in the prevention and management of ischemic heart disease: a scientific statement from the American Heart Association Council for High Blood Pressure Research and the Councils on Clinical Cardiology and Epidemiology and Prevention. Circulation, 2007, 115 (21): 2761-2788.

[8] 中华医学会心血管病学分会, 中华心血管病杂志编辑委员会. β-肾上腺素能受体阻滞剂在心血管疾病应用专家共识. 中华心血管病杂志, 2009, 37 (3): 195-209.

[9] Yancy CW, Jessup M, Bozkurt B, et al. 2013 ACCF/AHA guideline for the management of heart failure: a report of the American College of Cardiology Foundation/American Heart Association Task Force on Practice Guidelines. J Am Coll Cardiol, 2013, 62 (16): e147-e239.

[10] Smith SC Jr, Benjamin EJ, Bonow RO, et al. AHA/ACCF secondary prevention and risk reduction therapy for patients with coronary and other atherosclerotic vascular disease: 2011 update: a

guideline from the American Heart Association and American College of Cardiology Foundation. Circulation, 2011, 124 (22): 2458-2473.

[11] Kaplan NM, Opie LH. Controversies in hypertension. Lancet, 2006, 367 (9505): 168-176.

[12] Cea Soriano L, Bateman BT, Garcia Rodriguez LA, et al. Prescription of antihypertensive medications during pregnancy in the UK. Pharmacoepidemiol Drug Saf, 2014, 23 (10): 1051-1058.

[13] Bress AP, Tanner RM, Hess R, et al. Generalizability of SPRINT results to the U. S. adult population. J Am Coll Cardiol, 2016, 67 (5): 463-472.

[14] Girerd X, Hanon O, Pannier B, et al. Trends in the use of antihypertensive drugs in France from 2002 to 2012: FLAHS surveys. Ann Cardiol Angeiol (Paris), 2013, 62 (3): 210-214.

[15] Gu Q, Burt VL, Dillon CF, et al. Trends in antihypertensive medication use and blood pressure control among United States adults with hypertension: the National Health And Nutrition Examination Survey, 2001 to 2010. Circulation, 2012, 126 (17): 2105-2114.

[16] Kantor ED, Rehm CD, Haas JS, et al. Trends in prescription drug use among adults in the United States from 1999-2012. JAMA, 2015, 314 (17): 1818-1831.

CME TEXTBOOKS NATIONAL PROJECT

利尿剂在高血压治疗中的困惑及临床应用

第 11 章

陈鲁原
广东省人民医院　广东省心血管病研究所

噻嗪类利尿剂用于治疗高血压的历史已经超过 50 年。由于其良好的疗效和性价比，并且可降低高血压相关的病残率和死亡率，至今仍是高血压治疗中获得广泛推荐的一线用药。2013 年美国心脏协会（AHA）/美国心脏学会（ACC）/美国疾病预防与控制中心（CDC）高血压控制科学建议将利尿剂作为一线首选降压药；同年发布的美国社区高血压管理临床实践指南和 2014 年美国预防、检测、评估与治疗高血压全国联合委员会第七次报告（JNC8）指南同样将噻嗪类利尿剂用作高血压的一线治疗药物。上述指南坚持将噻嗪类利尿剂作为一线降压药的理由包括：①随机、双盲、多中心的 ALLHAT 的结果表明，低成本的噻嗪类利尿剂与钙通道阻滞药（CCB）、血管紧张素转换酶抑制剂（ACEI）在降低脑卒中等心血管事件发生率方面无显著差异，且利尿剂所致的血糖异常风险较低；②黑人在美国高血压患者中占很大比例，而利尿剂是此类患者的首选降压药物；③从药物经济学考虑，噻嗪类利尿剂在成本-效益方面极具优势，能够提高患者依从性，实现广覆盖；④“无利尿剂无难治性高血压”已得到学术界公认。

对北京、上海、广州等 22 座城市 92 家三甲医院的 5086 例门诊高血压患者的调查表明，高血压治疗的达标率较低，利尿剂使用严重不足，其在降压药物的使用中仅占 10.1%。必须指出，我国高血压人群日益增长，治疗率和控制率还很低，这种状况令人担忧。噻嗪类利尿剂应用的受阻，主要是因为国内部分专家和许多医生不了解该类药物的降压作用机制而产生困惑；由于这种困惑而将噻嗪类利尿剂的不良反应扩大化。

一、对利尿剂降压机制认识的偏差

噻嗪类利尿剂的降压作用机制可分为初始效应和长期效应。初期即给药的数天内，通过利尿可使血容量、细胞外液量、心输出量和血压下降，导致血管紧张素分泌增多而使总外周阻力代偿性增加。这一方面使得体液和肾小管液能够通过调节机制快速恢复稳定，另一方面部分抵消了噻嗪类利尿剂的降压作用。即便如此，对于大多数噻嗪类利尿剂而言，服药 6 小时后就几乎没有促进尿钠排泄的作用了。

噻嗪类利尿剂的长期降压机制主要与降低外周血管阻力有关。这可能因其排钠而降低血管平滑肌内 Na^+ 的浓度，并通过 Na^+-Ca^{2+} 交换机制，使胞内 Ca^+ 减少，从而降低血管平滑肌对血管收缩物质的反应性，以及增强对舒张血管物质的敏感性而扩张外周血管。不仅如此，该类药还能够降低中心动脉压而不依赖于其利尿作用；其中噻嗪样利尿剂较噻嗪型利尿剂的降幅更大。

正因如此，临床上若使用低剂量的噻嗪类利尿剂降压治疗，一方面降压作用被减弱，另一方面不良反应轻微。那种认为“只要使用利尿剂就难以避免代谢紊乱”的观点，显然是出于对利尿剂长期降压机制的不了解。

二、利尿剂降压治疗中的困惑与应用

（一）对血钾的影响

血钾降低程度与患者血钾基线水平和利尿剂使用剂量呈正相关。SHEP研究中，12.5 mg/d的氯噻酮使血钾平均降低0.3 mmol/L。在美国退伍军人管理局协作研究（VA）中，单用标准剂量的氢氯噻嗪（HCTZ）可使血钾水平下降0.3～0.4 mmol/L。氢氯噻嗪有效降压的剂量一般在25 mg以上，低血钾等不良反应的发生率也较高，如每天仅使用12.5 mg，与每天使用25 mg比较，低血钾的发生率可由10%降至5%。对于使用低剂量噻嗪类利尿剂后血钾的降低超过此范围的患者，国际上有关原发性醛固酮增多症（以下简称原醛症）患者诊断治疗指南建议进行这方面的筛查。在我国因其不良反应高，很少单独使用25 mg的氢氯噻嗪降压，因其降压效果弱，很少使用12.5 mg的氢氯噻嗪降压。

噻嗪样利尿剂对血钾的影响要小于噻嗪型利尿剂氢氯噻嗪。在以≥80岁的高龄高血压患者为对象的HYVET研究中，与安慰剂组患者相比，应用吲达帕胺缓释片（每片1.5 mg）治疗至少2年后，吲达帕胺与安慰剂组患者的血钾水平分别较基线状态下降低0.02 mmol/L与0.03 mmol/L，差异无统计学意义（$P=0.09$）。

噻嗪样利尿剂与肾素-血管紧张素系统（RAS）抑制剂联合对血钾的影响微弱。中国专家共识推荐小剂量噻嗪类利尿剂与肾素-血管紧张素-醛固酮系统（RAAS）抑制剂合用，或使用缓释剂型以避免低血钾的发生。

（二）对糖代谢的影响

“糖尿病患者、糖耐量减低者不适宜使用利尿剂”这一观点貌似正确，其实不然，具体情况要做具体分析。

1. 对不合并糖尿病的高血压患者的影响 ALLHAT等临床研究的结果表明，噻嗪类利尿剂和（或）β受体阻滞剂会增加高血压患者新发糖尿病风险。与CCB和ACEI相比，长期使用利尿剂可能多出1.0%～3.5%的新发糖尿病。噻嗪类利尿剂引起血糖升高的机制尚不清楚。据推测一方面低血钾可使胰岛素分泌减少，另一方面由于继发性RAS系统的激活产生胰岛素抵抗。

在一项使用噻嗪类利尿剂的59项临床试验（58 520例）系统分析研究中，发现血钾与血糖改变之间存在密切的负相关性（$r=-0.54$；95%可信区间-0.67～-0.36；$P<0.01$）。SHEP发现，即使在校正基线血糖和利尿剂的剂量之后，糖尿病的发病仍与严重的低血钾有关，且呈对数线形关系。这些研究提示，如果能够避免低血钾，便可能阻止噻嗪类利尿剂导致新发的糖尿病。

也有研究发现，与2型糖尿病患者不同，在无糖尿病的高血压患者中ACEI与小剂量噻嗪类利尿剂联用与ACEI单用相比，并未对胰岛素的作用造成不利影响。在HYVET中，与基线相比，吲达帕胺联合培哚普利组血糖升高了0.16 mmol/L，安慰剂组血糖升高了0.11 mmol/L，两组相比差异无统计学意义（$P=0.56$）。

SHEP的延长期研究将新发糖尿病作为终点事件进行了研究。氯噻酮组新发糖尿病与对照组间有显著差异（13.0%与8.7%比较，$P<0.0001$）。4年双盲比较后再进行了10年随访。氯噻酮组和

安慰剂组 14 年内的总死亡率分别为 41.0%和 43.0%，心血管死亡率降低了 15%，差异有统计学意义。氯噻酮虽然增加新发糖尿病的风险，但是对患者的主要终点事件仍然产生有益的影响。因此需要特别强调，糖尿病患者从降压治疗的获益远远超过利尿剂带来的代谢不良影响。

在使用噻嗪类利尿剂同时，给予补钾或合用保钾利尿剂，糖代谢异常可在一定程度得到改善。如使用利尿剂期间出现糖尿病，推荐加用或改用 ACEI、血管紧张素受体拮抗药（ARB）类药物。

2. 对合并糖尿病的高血压患者的影响　小剂量利尿剂与常规剂量利尿剂比较，对合并糖尿病的高血压患者代谢的影响较小。何况对合并心血管病患者的血糖控制目标宜宽不宜严。中华医学会内分泌学分会主张对于脑、心血管病患者及脑、心血管病高危人群，采取血糖的宽松控制或一般控制。一般控制指空腹血糖（FBG）为 6.0~8.0 mmol/L，餐后 2 小时血糖（2 h PBG）为 8.0~10.0 mmol/L；宽松控制指空腹血糖为 8.0~10.0 mmol/L，餐后 2 小时血糖为 8.0~12.0 mmol/L。

糖尿病患者的血压升高具有容量依赖性特征，这是因为胰岛素抵抗和获得性盐敏感导致肾排钠能力下降，体内可交换钠的总量增多；而高血糖造成渗透压增高，导致循环血容量增加。由于利尿剂降压带来的获益要远胜于其所引起的不良代谢影响，不良反应也因与 RAAS 抑制剂合用而减轻，故 2010 年美国糖尿病协会（ADA）发表的糖尿病诊疗指南主张，在首选 ACEI 或 ARB 之后如果患者血压仍未达标，当估计肾小球滤过率（eGFR）≥30 ml/(min · 1.73 m^2) 时，可优先考虑加用噻嗪类利尿剂；当 eGFR<30 ml/(min · 1.73 m^2) 时，则选用袢利尿剂。

ADVANCE-ON 是在 ADVANCE 基础上进行的一项试验后观察性研究，研究者对 8494 例 2 型糖尿病患者进行了一项长达 6 年的试验后随访评估。在原始研究中就开始使用 ACEI/利尿剂治疗患者的全因死亡和心血管死亡风险与对照组比较仍明显降低，风险比分别显著降低 9%及 12%。该研究结果提示，糖尿病合并高血压患者应尽早开始降压治疗，联合使用 ACEI 和利尿剂降压治疗对降低心血管事件和死亡风险有长期获益。

（三）对脂代谢的影响

大多数报道氢氯噻嗪长期应用可引起脂肪代谢紊乱，主要是影响脂肪酶的活性，使三酰甘油分解代谢减少，三酰甘油升高；也可引起轻度胆固醇增加。但必须指出，噻嗪类利尿剂对脂代谢的影响与剂量呈正相关。长期大剂量应用噻嗪类利尿剂才会导致血清总胆固醇水平升高，而低剂量噻嗪类利尿剂很少引起显著的血脂异常改变。

（四）对血尿酸的影响

利尿剂所致的高尿酸血症，其发生机制包括利尿剂竞争性抑制尿酸排泄和血容量减少导致尿酸重吸收增加。由于利尿剂所致的高尿酸血症呈剂量依赖性，小剂量利尿剂治疗高血压通常不会导致尿酸蓄积，也很少引起痛风。

SHEP 试验表明，长期使用低剂量利尿剂对尿酸有轻度影响，但没有证据显示增加了高尿酸血症风险。一项大样本的回顾性队列研究结果表明，分别服用 5~6 个月的氯噻酮和氢氯噻嗪，痛风的发生率分别为 1.68%和 1.29%，氯噻酮和氢氯噻嗪的日平均剂量分别为 22.7 mg 和 24.3 mg，这些均为标准剂量而非目前临床上使用的低剂量。吲达帕胺对于血尿酸的影响小于氢氯噻嗪。在 HYVET 中，吲达帕胺组与安慰剂组患者的血尿酸分别升高 11.6 μmol/L 与 3.5 μmol/L，差异无统计学意义（P=0.07）。

对高尿酸血症者慎用利尿剂，不等于不用利尿剂。对血尿酸轻度升高者若降压需要仍可使用利尿剂；如需联合用药，可与氯沙坦合用，因其能够轻度降低尿酸水平或加用降低尿酸的药物。必要时同时给予丙磺舒、苯溴马隆等药物促进尿酸排出。已患痛风者不宜使用利尿剂降压。

三、值得重视的两种半剂量利尿剂的联合降压治疗

2015 年欧洲心脏学会年会上报告了 PATHWAY-3 结果。两种半剂量常用利尿剂联合治疗可明显降低血压，而且经治疗患者不会出现单独用药引起的不良反应。PATHWAY-3 纳入了 399 例适合利尿剂治疗的低肾素的肥胖高血压患者（平均年龄 61~63 岁），患者均表现出代谢综合征症状，随机接受阿米洛利 10 mg（$n=132$）、氢氯噻嗪 25 mg（$n=134$）或联合半剂量治疗（$n=133$），持续 12 周，其后各组剂量加倍，继续治疗 12 周。结果发现，阿米洛利和氢氯噻嗪两组的血压降低相似（14.7 mmHg、14.0 mmHg），联合治疗组患者血压降低最为明显，比氢氯噻嗪组降低了 3.4 mmHg（$P=0.007$）。

阿米洛利组血糖水平降低，而氢氯噻嗪组上升，研究期间两组患者血糖平均差异为 0.55 mmol/L（$P=0.009$），联合治疗组血糖较为稳定，与氢氯噻嗪组之间存在明显差异（0.42 mmol/L；$P=0.048$）。由此可认为，半剂量的阿米洛利与氢氯噻嗪联合治疗能够实现双赢效果，既可以优化降压，降低血糖，也能维持血钾稳定。

参考文献

[1] Go AS, Bauman MA, King SMC, et al. Sallyann M. An effective approach to high blood pressure control: a Science advisory from the American Heart Association, the American College of Cardiology, and the Centers for Disease Control and Prevention. Hypertension, 2014, 63 (4): 878-885.

[2] Weber MA, Schiffrin EL, White WB, et al. Clinical Practice Guidelines for the Management of Hypertension in the Community: A Statement by the American Society of Hypertension and the International Society of Hypertension. J Clin Hypertens (Greenwich), 2014, 16 (1): 14-26.

[3] James PA, Oparil S, Carter BL, et al. 2014 evidence-based guideline for the management of high blood pressure in adults: report from the panel members appointed to the Eighth Joint National Committee (JNC 8). JAMA, 2014, 311 (5): 507-520.

[4] 胡大一，刘力生，余金明，等. 中国门诊高血压患者治疗现状登记研究. 中华心血管病杂志，2010，38 (3)：230-238.

[5] 中华医学会心血管病分会高血压学组. 利尿剂治疗高血压的中国专家共识. 中华高血压杂志，2011，19 (3)：214-222.

[6] Cushman WC, Khatri I, Materson BJ, et al. Treatment of hypertension in the elderly. III. Response of isolated systolic hypertension to various doses of hydrochlorothiazide: results of a Department of Veterans Affairs cooperative study. Arch Intern Med, 1991, 151 (10): 1954-1960.

[7] Beckett NS, Peters R, Fletcher AE, et al. Treatment of hypertension in patients 80 years of age or older. N Engl J Med, 2008, 358 (18): 1887-1898.

[8] Zillich AJ, Garg J, Basu S, et al. Thiazide Diuretics, Potassium, and the Development of Diabetes. Hypertens, 2006, 48 (2): 219-224.

[9] ALLHAT Officers and Coordinators for the ALLHAT Collaborative Research Group. Major outcomes in high-Risk hypertensive patients randomized to angiotensin-converting enzyme inhibitor or calcium channel blocker vs diuretic: The Antihypertensive and Lipid-Lowering Treatment to Prevent Heart Attack Trial (ALLHAT). JAMA, 2002, 288 (23): 2981-2997.

[10] Kostis JB, Wilson AC, Freudenberger RS, et al. Long-term effect of diuretic-based therapy on fatal outcomes in subjects with isolated systolic hypertension with and without diabetes. Am J Cardiol, 2005, 95 (1): 29-35.

[11] 中华医学会内分泌学分会. 2013 年中国成人住院患者高血糖管理目标专家共识. 中华内分泌代谢杂志，2013，29 (3)：189-192.

[12] American Diabetes Association. Standards of

medical care in diabetes—2010. Diabetes Care, 2010, 32 (Suppl): S11-S61.

[13] Zoungas S, Chalmers J, Neal B, et al. Follow-up of blood-pressure lowering and glucose control in type 2 diabetes. N Engl J Med, 2014, 371 (15): 1392-1406.

[14] Wilson L, Nair KV, Saseen JJ. Comparison of new-onset gout in adults prescribed chlorthalidone vs. hydrochlorothiazide for hypertension. J Clin Hypertens (Greenwich), 2014, 16 (12): 864-868.

[15] Brown MJ, Williams B, Morant SV, et al. Effect of amiloride, or amiloride plus hydrochlorothiazide, versus hydrochlorothiazide on glucose tolerance and blood pressure (PATHWAY-3): a parallel-group, double-blind randomised phase 4 trial. Lancet Diabetes Endocrinol, 2016, 4 (2): 136-147.

FEVER 研究及其亚组分析启示

第 12 章

张宇清
中国医学科学院阜外医院

2010 年《中国高血压防治指南》指出，高血压是一种“心血管综合征”，特别强调应根据心血管总体风险，决定治疗措施，应关注对多种心血管危险因素的综合干预。当中涉及的重要理念即将高血压治疗的重点已经开始发生转移。而提出此理念的重要理论基础与包括我国的 FEVER 研究在内的一系列大规模降压试验的结果有重要关系。

一、FEVER 研究及亚组分析简介

FEVER 研究是一项的随机、双盲、安慰剂对照研究，共入选中国受试者 9711 例。所有患者均合并一项或以上的心血管危险因素或心血管病史。结果显示，与小剂量氢氯噻嗪+安慰剂治疗（普通降压治疗）相比，小剂量氢氯噻嗪联合小剂量非洛地平治疗（强化降压治疗）显著降低心血管事件风险（25%~35%）。

此后关于 FEVER 研究亚组分析，根据性别、收缩压水平、年龄、吸烟状态、血浆总胆固醇水平、是否合并左心室肥厚、单纯收缩期高血压和糖尿病，有无心血管病史将 FEVER 研究中的受试者进行分组。主要终点为首次脑卒中发生的时间，次要终点为首次心血管事件、心脏事件、全因死亡、心血管病死亡发生的时间。结果显示，强化降压组和普通降压组受试者的平均收缩压分别<140 mmHg 和>140 mmHg。在强化降压治疗组中，对于低危患者（无并发症），脑卒中事件风险显著下降 39%。此外，心血管事件和全因死亡风险均显著降低（29%~47%，$P=0.02$ 或<0.001）。平均随访 40 个月，在每 100 例无并发症、老年或Ⅰ级高血压患者中，平均收缩压下降 4 mmHg能依次防止 1.6、1.1 和 3.8 例脑卒中事件以及 2.1、1.6 和 5.2 例心血管事件发生。相反，对于那些高危患者（合并心血管疾病或糖尿病），虽然强化降压仍显示获益，但是获益程度远低于低危人群，脑卒中事件风险仅降低 16%。

另外，FEVER 研究的老年亚组分析结果显示，在 65 岁及以上的老年患者人群中，将收缩压降低至 139 mmHg 与 145 mmHg 比较，脑卒中和心血管事件风险均显著降低。2013 年欧洲高血压学会和 2014 年日本高血压学会的高血压指南分别根据此研究结果，建议老年高血压患者的收缩压可以考虑降低至 140 mmHg 以下。

二、FEVER 研究的启示

FEVER 研究首次在国际上证明收缩压降低至 138 mmHg 比更高的血压控制患者获益显著。这

项研究的主要结果直接影响到包括我国在内的国际上一系列高血压防治指南策略的制定。

同时，与国际上近期完成的一系列降压治疗研究一致，FEVER 研究显示，低危患者的治疗获益更大，而高危患获益较小，提示着高血压治疗中的“天花板效应”，即对于处于心血管事件链末端的那些高危患者的降压治疗获益相对较小，特别强调高血压的治疗应及早开始。

三、我国高血压防治干预策略转型的必要性

在高血压防治策略中我们既往一直重视的是高危人群，即对那些有并发症的患者进行包括控制血压在内的全面的危险因素综合干预，这些患者往往是目前医院高血压病房或中心管理的人群，对于相对低危的患者重视程度和干预力度都非常有限，导致这些患者病情进展，进入到高危状态。而未能有效地早期积极干预高血压患者也直接导致我国高血压主要并发症即脑卒中和心肌梗死等的发病率居高不下，社会和个人的经济负担持续加重。

为了扭转这一不利局面，加强对于高血压早期低危患者的检出和干预策略显得尤为重要，在有条件的情况下，更需重视“低危”患者潜在的靶器官损害检出、积极有效干预和全面危险因素管理，从而降低高血压患者的终生心血管发病风险。重点内容需要非常专业化的操作。因此也非常需要整合现有医疗资源，适应高血压分级诊疗的系统要求，强化疾病管理体系，促进高血压的专业化和系统化管理，由目前仅重视高危人群的策略，转变到重视潜在高危人群的策略，进而有效提高慢性非传染性疾病的防控水平。现阶段，可借鉴发达国家经验，适应转化医学的时代要求，以大医院为骨干，与社区相结合，建立新型的高血压中心，即高血压的研究、治疗、预防及研究的综合体，涉及到社区、门诊、病房患者的管理，同时包括临床、基础和流行病学研究。以高血压为切入点，全面进行心血管危险因素干预，从而降低我国慢性非传染性疾病的发病负担。

CME TEXTBOOKS NATIONAL PROJECT

非洛地平渗透泵控释制剂与缓释制剂的临床应用

第 13 章

王及华
北京大学人民医院

高血压是心、脑血管疾病最主要的危险因素。提高血压达标率，可以减少心血管事件。

目前临床常用的降压药物有 5 大类，即利尿剂、β 受体阻滞剂、钙通道阻滞药（CCB）、血管紧张素转换酶抑制剂（ACEI）和血管紧张素受体拮抗药（ARB）。在选择降压药物时，遵循指南，尽可能使用每日给药 1 次，持续 24 小时有降压作用的长效药物，以有效控制夜间血压与晨峰血压，有效预防心、脑血管并发症发生。

CCB 临床应用非常广泛（尤其是二氢吡啶类钙通道阻道药）。大量的循证资料证实，长效 CCB 在降压治疗中的地位，如降压疗效不受高盐的影响，预防脑卒中具有优势。同时，长效 CCB 是唯一没有绝对禁忌的药物，可以和其他 4 大类降压药物联合使用。

非洛地平属二氢吡啶类 CCB，临床上常见的有基质缓释剂型和渗透泵控释剂型。非洛地平缓释片（波依定）采用的是基质缓释剂型。而我们在这里要谈的是非洛地平缓释片Ⅱ（立方立诺®），一个国内外首次采用渗透泵控释技术制成的非洛地平控释制剂。

一、非洛地平缓释片的临床循证研究

非洛地平是具有高度血管选择性的二氢吡啶类 CCB。具有高度血管选择性，血管/心脏选择性比例为 118：1，在作用于血管平滑肌的同时几乎不影响心脏，可以更好地保护心脏功能。

在北京、上海、广州等 148 个城市开展的“高血压最佳治疗方案”（HOT-CHINA）推广研究，共纳入超过 5 万例中国高血压患者。结果表明，以非洛地平缓释片为基础的五步降压法，在中国原发性高血压患者中的降压效果令人满意。

国内另一个大规模、随机、双盲、安慰剂对照的降压临床试验 FEVER，纳入近万例高血压患者。结果显示，在 4 周小剂量氢氯噻嗪（12.5 mg）治疗的基础上，随机加用 5 mg 非洛地平缓释片和安慰剂治疗，平均随访 3.3 年。结果显示，试验组（加用 5 mg 非洛地平缓释片）终点事件脑卒中发生的相对危险度下降了 28%，其他几项次要终点事件（包括心脏事件、心血管病死亡、总心血管事件、总死亡）发生的相对危险度也有不同程度的下降。

HOT-CHINA、FEVER 是以中国人群为研究对象开展的大型循证研究，结果显示，非洛地平缓释片降压疗效确切，使主要终点事件（脑卒中）和次要终点事件发生率显著降低。

二、渗透泵控释技术

任何口服制剂都需要通过药物在消化道内的吸收而发挥疗效，根据这个原理产生了不同的

"长效"制剂技术。常见的有基质缓释剂型和渗透泵控释剂型。以硝苯地平为例，有硝苯地平缓释片和硝苯地平控释片（采用渗透泵控释制剂技术，代表药拜新同）。除渗透泵控释技术外，大多数技术都是依靠片体系基质的侵蚀过程改变药物释放行为，以这种方式制备的药物在体内的释放通常会受药物与基质所处介质（环境）的影响，如人体消化道（胃、小肠、结肠）环境、进食状况、胃肠蠕动状况以及年龄等。这种影响有可能造成患者间的个体差异，影响到血药浓度及药物效果。因此，"长效"制剂技术最大的挑战就是能否使药物在人体内获得真正的"长效"，并减少用药的个体差异性。对于高血压用药而言，即是否能够获得平稳、持续的血药浓度，从而实现平稳降压。

口服渗透泵控释制剂以其独特的释药方式和平稳的释药速度，真正实现了降压策略中所强调的平稳和缓降压理念，从而达到减少心血管事件的目标。

渗透泵控释技术也被称为 GITS 技术，是由片芯、半渗透膜和激光释药小孔 3 部分组成，使用后环境介质中的水分通过半透膜渗透进入泵室，泵室内形成很高的渗透压差，使片内药物由激光释药小孔释出（图 3-13-1）。由于渗透泵片的半透膜将包裹的片芯成分与胃肠道环境有效隔离，不溶性半透膜透过的仅是胃肠道体液中的水分，药物与环境不发生直接接触。与大多数采用的侵蚀技术不同，其释药动力来自制剂自身产生的渗透压，因而渗透泵控释制剂的释药速率不受环境变化、胃肠道蠕动、胃排空等因素的影响，较好地克服了骨架缓释技术所产生的个体差异性较大的缺陷。降压药物中比较有代表性的药物是硝苯地平控释片（拜新同）。

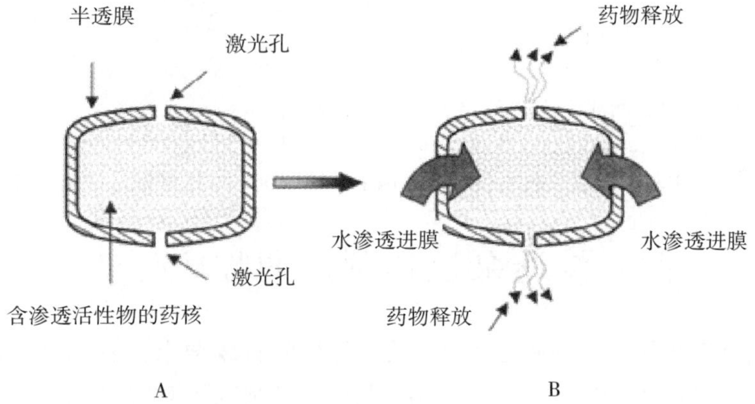

注：图 A 为药物释放前；图 B 为药物释放过程中

图 3-13-1　渗透泵控释制剂药物控制释放示意图

三、渗透泵控释制剂与缓释制剂的体内药代动力学比较

已经有充分的证据证明，CCB 类药物的血药浓度与其降压作用相关，药代动力学的差异表现为血压反应的不同和对交感神经激活的不同。因此，从药物的体内药代动力学过程可以反映制剂的技术效果，同时间接反映这些药物的降压作用时间、降压效果以及不良反应情况。

一项以非洛地平渗透泵控释片（受试制剂）与基质型缓释片（参比制剂）进行单剂量、多剂量人体生物等效性试验，研究表明，18 例受试者单次和多次给药试验中，受试制剂与参比制剂具有生物等效性；受试制剂单剂量和多剂量给药达峰时间显著延长、血药浓度曲线平缓，多次给药血药浓度波动降低（图 3-13-2，图 3-13-3），提示渗透泵控释制剂具有更为平稳、持续的降压作用。

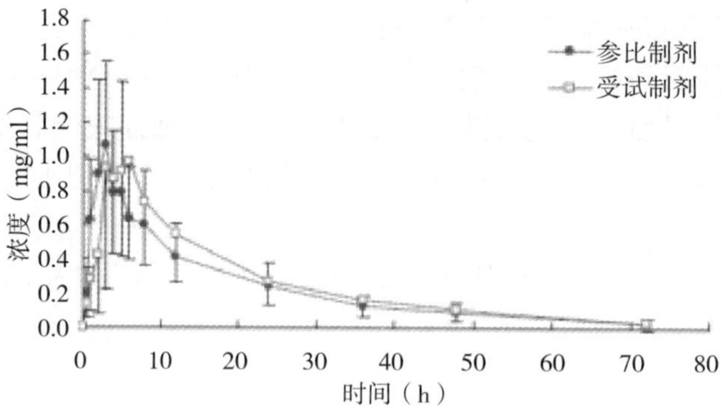

A

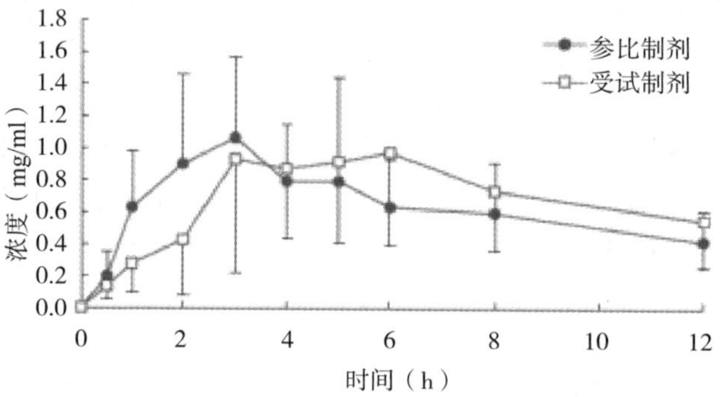

B

注：图 A 为单剂量口服非洛地平受试制剂和参比制剂后 0~72 h 的平均药-时曲线；图 B 为单剂量口服非洛地平受试制剂和参比制剂后 0~12 h 的药-时曲线

图 3-13-2　18 例受试者单剂量口服非洛地平受试制剂和参比制剂后的平均药-时曲线

四、渗透泵控释制剂的临床优势

1. 渗透泵控释制剂可以更好地满足平稳、长效降压的临床要求　不同剂型硝苯地平对收缩压的影响有明显差异。尽管胶囊组、缓释片组和渗透泵控释制剂组对收缩压的最大降低幅度没有明显不同，但胶囊组和缓释片组患者血压在快速降低后又很快回升，几乎又回到用药前水平，不能满足临床对平稳、长效降压的要求。而硝苯地平渗透泵控释制剂组则显示出持久、平稳的疗效。

2. 渗透泵控释制剂可以更大程度减少降压药物的不良反应　二氢吡啶类 CCB 主要的不良反应是扩血管的同时激活交感神经，发生一过性的循环中去甲肾上腺素水平升高，导致心率加快。但渗透泵控释技术的应用可明显减轻此不良反应。不同剂型的硝苯地平对心率的影响也不同，普通制剂由于药物快速释放导致心率快速加快，缓释制剂则获得了较明显改善，而渗透泵控释制剂几乎不产生心率的变化。服用缓释制剂与渗透泵控释制剂后，体内去甲肾上腺素浓度水平差异有统计学意义（$P<0.05$）。缓释制剂引起去甲肾上腺素水平逐渐增加，渗透泵控释制剂几乎不产生交感神经的激活。

3. 渗透泵控释制剂可以更好地控制 24 小时血压　一项包括 60 例高血压患者的随机对照临床研究显示，将非洛地平缓释片Ⅱ和非洛地平缓释片作为观察组，进行清晨血压疗效对比。患者随机接受非洛地平缓释片Ⅱ和非洛地平缓释片各 5 mg，每天 1 次治疗。4 周后所有患者血压都有所降低，但是相比较而言，非洛地平缓释片Ⅱ不仅可以有效地降低 24 小时血压以及昼、夜平均血压，同时还能明显降低 24 小时内每小时的血压，达到平稳控制 24 小时血压的目的（图 3-13-4，图 3-13-5）

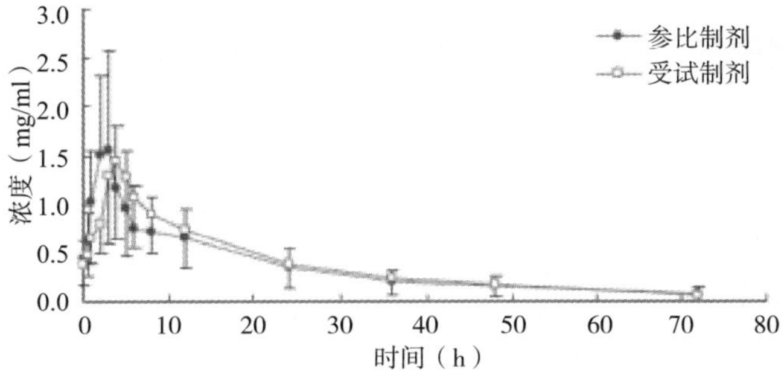

A

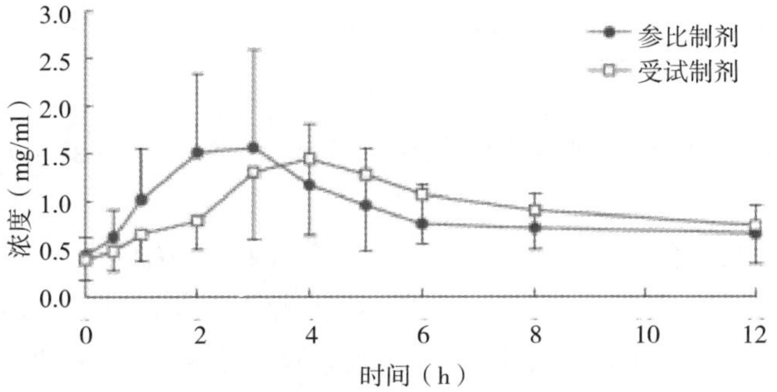

B

注：图 A 为受试者多剂量口服非洛地平受试制剂和参比制剂后 0~72 h 的平均药-时曲线；图 B 为受试者多剂量口服非洛地平受试制剂和参比制剂后 0~72h 的平均药-时曲线

图 3-13-3　18 例受试者多剂量口服非洛地平受试制剂和参比制剂后的平均药-时曲线

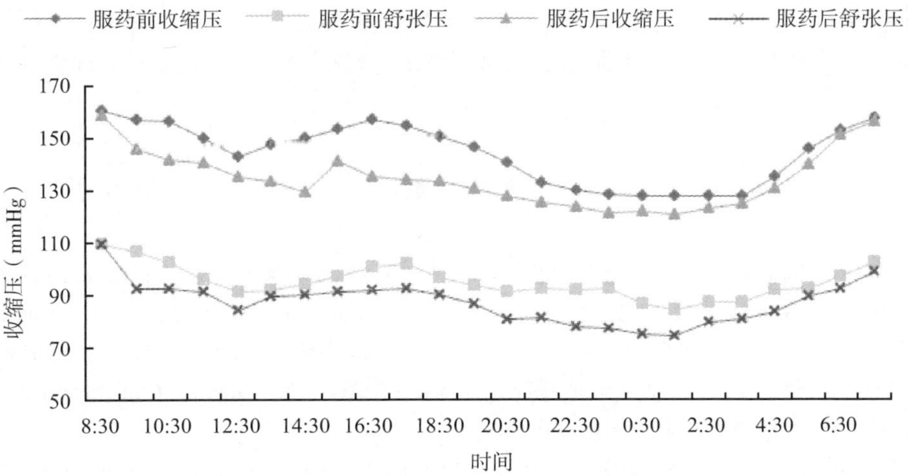

图 3-13-4　非洛地平缓释片组治疗 4 周后患者总动态血压图（*n*=30）

五、总　　结

非洛地平缓释制剂作为一种血管高度选择性钙通道阻滞药，通过降低外周血管阻力降低动脉血压。由于其对外周血管的高度选择性，在治疗剂量范围内对心肌收缩力和心脏传导无直接作用，

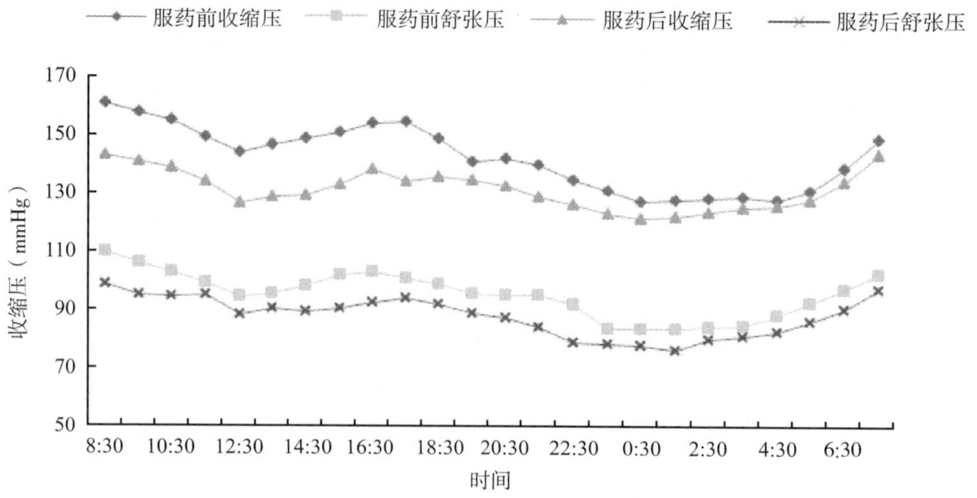

图 3-13-5　非洛地平缓释片Ⅱ组治疗 4 周后患者总动态血压图（n=30）

对静脉平滑肌和肾上腺素能血管张力调节也几乎无影响，因此在临床上广泛用于治疗各种高血压。作为高血压研究里程碑之一的 HOT 以及特定于高血压患者降压获益的 FEVER（非洛地平降低不良事件）研究均充分证实，其良好的降压达标效果，显著降低脑卒中、心脏与冠状动脉事件、癌症发生以及各种死亡事件。

非洛地平缓释片Ⅱ（立方立诺®）是国际上首次将非洛地平与渗透泵技术相结合的高新技术产品，属于渗透泵控释制剂。其特点：①药物成分与含渗透压成分的缓释材料混合压片；②薄膜包衣采用高分子半透膜包衣技术；③薄膜衣有激光打孔-激光释药小孔。

药物在规定释放介质中，按要求缓慢地恒速或接近恒速释放，患者血药浓度相对稳定，顺应性更强，安全性更高。以上三点，使得非洛地平缓释片Ⅱ具有以下优点：①药物释放和吸收不受胃内环境影响；对胃肠疾病的患者无影响；②血药浓度释放更平稳，从而更好地实现 24 小时控制血压的目的。

参考文献

[1] 中国高血压防治指南修订委员会. 中国高血压防治指南 2010. 中华高血压杂志，2011，19（8）：701-743.

[2] 刘力生，张维忠，郝建生，等. 非洛地平缓释片在高血压治疗中的达标率和安全性研究. 中华心血管病杂志，2004，32（4）：291-294.

[3] 王文，张宇清，张学中，等. 高血压患者治疗后平均血压水平与心脑血管事件的关系——非洛地平降低并发症研究分析. 中华高血压杂志，2010，18（5）：439-443.

[4] Kleinbloesem CH，van Brummelen P，Danhof M，et al. Rate of increase in the plasma concentration of nifedipine as a major determinant of its hemodynamic effects in humans. Clin Pharmacol Ther，1987，41（1）：26-30.

[5] Kleinbloesem CH，van Brummelen P，van de Linde JA，et al. Nifedipine：kinetics and dynamics in healthy subjects. Clin Pharmacol Ther，1984，35（6）：742-749.

CME TEXTBOOKS NATIONAL PROJECT

清晨血压临床管理的中国专家指导建议

第 14 章

中华医学会心血管病学分会高血压学组

中国每 5 个成年人中有 1 人患有心、脑血管疾病。与西方国家不同，中国脑卒中的比例明显增高，是心肌梗死的 5 倍。高血压是心、脑血管疾病最重要的危险因素。我国资料显示，高血压对中国人群心血管病的影响远大于其他危险因素，是我国人群发生心血管事件的首要危险因素，其独立致病的相对危险为 3.4，人群归因危险百分比高达 35%。对高血压的有效管理是降低心、脑血管疾病发病的重要手段。目前血压管理已从传统关注降压的“量”逐渐转变为注重降压的“质”。清晨血压管理是进入血压管理时代的标志之一。随着我国居民生活水平的提高、全民健康教育的开展和家庭自测血压的普及，对清晨血压的管理已成为可能。本指导建议旨在规范清晨血压管理，提高医生对清晨血压的认识，更有效指导患者进行规范的自我血压监测，从而降低各种心、脑血管并发症的发生率，减缓并逆转中国心、脑血管事件持续高发趋势。

一、清晨血压概念及其影响因素

（一）血压晨峰和清晨血压

血压在 24 小时内是不断变化的，即使血压正常者，血压也会呈现为较明显的昼夜节律，表现为睡眠最初数小时内血压明显下降，清晨时段从睡眠到觉醒过程中血压呈明显上升趋势。生理情况下，觉醒时的收缩压和舒张压通常会比睡眠时增加 10%~20%。如果清晨时段的血压上升幅度过大，则属于病理状态，对人体有害。这种异常情况常见于高血压患者，研究表明，大部分高血压患者清晨时段的血压上升幅度明显高于血压正常者。一项纳入 1419 例轻、中度原发性高血压患者的分析发现，觉醒后 2 小时是血压快速上升期，平均较夜间最低血压高出 29/24 mmHg（1 mmHg=0.133 kPa），60%的患者升高幅度≥25 mmHg（如果从睡眠到觉醒的时间按 2.5 小时计算，每小时血压大约升高 10 mmHg），显著高于生理状态下清晨血压升高幅度（<15 mmHg）。目前临床描述这一现象的概念包括血压晨峰和清晨血压。血压晨峰现象通常发生在清晨 6:00 至 10:00。2003 年，日本学者 kario 等首次系统阐述了血压晨峰的概念。生理状态下的血压晨峰是正常昼夜节律的体现。血压晨峰过大则对人体有害，研究显示，血压晨峰可独立于 24 小时平均血压水平，预测脑卒中的发生。血压晨峰每升高 10 mmHg，脑卒中风险升高 1 倍。尽管血压晨峰与心、脑血管事件的发生密切相关，目前尚无统一的定义和计算方法，也无血压晨峰正常值（表 3-14-1），仅能使

本文首次发表于中华医学会心血管病学分会高血压学组. 清晨血压临床管理的中国专家指导建议. 中华心血管杂志，2014，42（9）：721-724.

用 24 小时动态血压监测来诊断，其测量结果重复性较差，难以广泛用于临床实践。

表 3-14-1 血压晨峰不同的定义与计算方法

定义	计算方法
睡眠-谷晨峰	起床后 2 小时平均收缩压与包括夜间最低收缩压在内的 1 小时平均收缩压之间的差值
觉醒前晨峰	起床后 2 小时平均收缩压与起床前 2 小时平均收缩压之间的差值 起床后 4 小时平均血压与起床前 4 小时平均血压之间的差值 起床后 3 小时内收缩压的最高值与起床前收缩压之间的差值
起床晨峰	起床时血压与起床前 30 min 内最后一次卧位血压之间的差值
清晨血压上升速率	清晨 4:00 至 10:00 血压的上升速率

清晨血压指清晨醒后 1 h 内、服药前、早餐前的家庭自测血压结果或动态血压记录的起床后 2 小时或早晨 6:00 至 10:00 间的血压。与血压晨峰相比，清晨血压定义更明确，可通过家庭血压测量、24 小时动态血压监测以及诊室血压测量手段获取，操作简便易行，可在临床工作中广泛使用。清晨血压在一定范围的升高属生理现象，但如果家庭血压测量或动态血压监测清晨血压≥135/85 mmHg和（或）诊室血压≥140/90 mmHg 即为清晨高血压。清晨高血压与心、脑血管事件密切相关，早在 1985 年，Muller 等即已发现，清晨血压过度升高，可能是清晨时段心血管事件发生率显著升高的主要原因。

目前对清晨高血压的认识有狭义和广义之分。狭义的清晨高血压是指血压仅在清晨时段高于正常水平，而其他时段血压水平正常，是隐匿性高血压的一种情况。广义的清晨高血压则是清晨家庭血压测量平均值≥135/85 mmHg 和（或）诊室测量血压平均值≥140/90 mmHg，不管其他时段的血压水平是否高于正常。多见于新诊断以及已经接受降压治疗的高血压患者。西班牙与日本的研究表明，60%的诊室血压已控制的高血压患者，其清晨血压并未达标。由于广义的清晨高血压人群更广，且与靶器官损害和心、脑血管事件关系更密切，故本建议中主要采用广义的清晨高血压概念。

血压晨峰和清晨血压均为评估清晨时段血压的指标，过度升高的血压晨峰和清晨血压均与心、脑血管事件风险密切相关，具有重要的临床意义。由于血压晨峰操作复杂，定义和计算方法不统一，目前在科研中使用，很难用于临床实践。而清晨血压操作简单，可评估清醒状态下较高的血压水平，进一步丰富并深化了血压晨峰概念，为心、脑血管疾病风险评估提供了一个新的指标，可在临床工作中广泛使用。清晨血压与清晨高血压的关系就如血压与高血压的关系一样，即如果清晨血压高于正常水平即为清晨高血压。

（二）清晨血压的影响因素

导致清晨时段血压增高的确切机制不清。清晨血压增高与年龄有关，老年人清晨血压升高的幅度更大。一项纳入 1419 例原发性高血压患者的分析发现，年龄<46 岁患者平均收缩压晨峰幅度为 26 mmHg，而年龄>60 岁患者晨峰幅度高达 31 mmHg。钠盐摄入量也可影响高血压患者的清晨血压。盐敏感性高血压患者，限制钠盐摄入可使血压形态从夜间血压不下降转变为下降；钠盐摄入量增加则可导致清晨血压上升。此外，清晨血压增高还见于吸烟、饮酒、糖尿病、空腹血糖异常、代谢综合征和精神焦虑者。

清晨血压异常升高时，尤其是清晨高血压，除其自身的病理生理学原因及上述危险因素外，更多是血压管理不善所致，即所使用的降压药物无法控制 24 小时血压。需要使用长效每天 1 次服药即可控制 24 小时血压的药物，有效控制清晨血压，降低患者心、脑血管事件风险。

二、清晨血压的临床意义和控制情况

清晨是心、脑血管事件的高发时段，猝死、心肌梗死和脑卒中等发病高峰均在觉醒前后4~6 小时。缺血性脑卒中在清晨时段的发生风险是其他时段的 4 倍，心血管死亡风险在上午 7:00至 9:00 间比其他的时段增加 70%。清晨血压升高是促发心、脑血管事件的重要因素。因此有效控制清晨血压具有重要的临床意义。

（一）清晨血压与靶器官损害

清晨血压与动脉粥样硬化和左心室肥厚相关。研究显示，清晨 6:00 至 10:00 收缩压每增加10 mmHg，颈总动脉内、中膜厚度增加 17 μm（95%可信区间 3~31 μm，$P=0.018$）。在 101 例来自同一社区年龄≥50 岁人群中，研究显示，清晨高血压患者颈动脉粥样硬化的相对风险增加 5 倍。血压晨峰还与主动脉脉搏波传导速度（PWV）、左心室质量指数（LVMI）以及左心室舒张功能显著相关。即使已接受降压治疗的老年患者，仍可观察到清晨高血压的靶器官损害，收缩压每增高10 mmHg，左心室肥厚的风险增加 23%。

清晨血压与肾损害也密切相关。一项纳入 170 例正在接受降压治疗的 2 型糖尿病患者的研究发现，清晨血压升高患者糖尿病肾病发生明显高于非清晨血压升高患者（44%与 0 比较，$P<0.01$），糖尿病肾病与家庭测量的清晨收缩压相关，而与诊室收缩压无关联。另一项研究则显示，在高血压患者中，与降低诊室血压相比，降低家庭测量的清晨血压更能预测蛋白尿的改善。另外，一项平均随访 32 个月的队列研究比较了家庭测量的清晨血压、家庭测量的夜间血压和诊室血压等与慢性肾病患者肾功能恶化之间的关系，结果发现家庭测量的清晨血压对肾功能恶化的预测价值最大。

（二）清晨血压与心、脑血管事件

血压晨峰与心、脑血管事件相关。一项包括中国人群在内的多种族人群研究中，共纳入 5645名研究对象，平均随访 11.4 年，当血压晨峰≥37.0 mmHg 时，冠状动脉事件增加 45%（$P<0.05$），所有心血管事件增加 30%（$P<0.05$），全因死亡增加 32%（$P<0.01$）。一项平均随访 3.5年的队列研究显示，基线收缩压晨峰每增高 10 mmHg，脑卒中风险增加 22%，血压晨峰对事件的预测作用独立于年龄和 24 小时平均收缩压。而在日本进行的平均随访 10 年的 Ohashama 研究中，血压晨峰增高也与出血性脑卒中相关。

清晨血压同样对事件有预测价值。一项纳入 519 例老年高血压患者的前瞻性研究中，平均随访 41 个月，共发生 44 例脑卒中事件。对比分析 24 小时平均血压、诊室血压、觉醒前血压（觉醒前 2 小时平均血压）、清晨血压（觉醒后 2 小时平均血压）、夜间血压（睡前 2 小时平均血压）和睡眠期间的平均血压，结果显示，清晨血压是脑卒中事件最强的独立预测因素，清晨血压每增高10 mmHg，脑卒中风险增加 44%（$P<0.0001$）。一项包括 1789 例 40 岁以上人群、平均随访6.6 年的前瞻性队列研究则发现，觉醒后 1 小时内测量的家庭血压比体检血压对心血管死亡具有更高预测价值。家庭自测收缩压每升高 1 mmHg，心血管死亡风险增加 2.1%（$P<0.05$）。另外，在一项随访 6 年的糖尿病患者研究中，与清晨血压正常组相比，清晨血压增高组大血管并发症的风险增加 3.85 倍（95%可信区间 1.56~9.47，$P=0.01$），死亡风险增加 4.87 倍（95%可信区间1.23~19.30，$P=0.02$）。

（三）清晨血压控制情况的流行病学

总体上，清晨血压控制现况不满意。日本 32 个医院和临床医疗中心登记 969 例接受降压治疗的高血压患者，诊室血压控制正常的患者中 51.7%仍存在清晨血压升高。一项对 15 618 例来自希腊、比利时、意大利、葡萄牙、法国已接受降压治疗的高血压患者的观察性研究结果相似，各年龄组患者清晨血压达标率（65 岁以上组为 21.5%，65 岁以下组为 31.8%）均低于诊室血压达标率（65 岁以上组为 33.1%，65 岁以下组为诊室血压 41.9%）。

我国学者在清晨血压方面也做了探索性研究。北京大学第二医院心内科门诊登记 2187 例高血压患者，早晨 7:00 至 10:00 间测量血压，血压未达标患者多达 1193 例，清晨血压不达标率为 54.6%。

清晨血压升高与靶器官损害以及心、脑血管事件密切相关，但高血压患者的清晨血压控制情况仍不容乐观。应通过有效评估和管理清晨血压，提高整体血压管理水平，更有效地预防心、脑血管事件发生。

三、清晨血压的评估与治疗

把清晨血压作为切入点和突破口，对于提高高血压整体管理水平至关重要。通过实施疾病管理项目，有助于进一步降低高血压患者的血压水平。国外研究表明，以患者为核心，医生、护士等共同参与，采用这一团队模式管理高血压，可更多降低收缩压达 10 mmHg，血压达标率提高 22%。提示高血压的整体管理可在疾病防控中发挥重要作用。2013 欧洲高血压学会（ESH）/欧洲心脏学会（ESC）高血压管理指南已经将高血压管理作为一个重要篇章，提示高血压防控已从血压数值管理及关注个体心、脑血管获益，进入高血压人群综合管理时代。建立以患者为核心，医生、护士、社区、患者、家属等共同参与的全方位、社会化的血压管理模式势在必行。将清晨血压作为高血压管理的切入点，可能是提高我国高血压管理水平的简单有效手段。

（一）清晨血压的评估

清晨血压管理首先要从清晨血压的监测评估入手，通过监测清晨血压了解清晨血压的控制情况，评估降压治疗效果。因此，所有高血压患者都应常规进行清晨血压监测与评估。对于高血压易患人群，也应进行清晨血压筛查。

家庭血压监测、24 小时动态血压以及诊室血压测量都可用来对清晨血压进行监测和评估，但各有其优缺点，有机结合使用上述 3 种测量方法，可以在空间和时间两个维度更全面地了解清晨血压以及 24 小时血压的控制情况（表 3-14-2）。其中家庭血压监测可经常甚至每天进行，因此它是观察降压治疗过程中清晨血压控制情况的最佳方法。

表 3-14-2 清晨血压的监测评估方法

方法	测量要求	测量仪器	可行性
家庭血压监测	清晨 6:00 至 10:00 起床后 0.5～1.0 小时内测量，通常应在服药前、早餐前测量，排空膀胱，取坐位	经国际标准认定的家用电子血压计	推荐，首选
24 小时动态血压监测	动态血压记录的起床后 2 小时或清晨 6:00至 10:00 血压平均值，通常应在服药前、早餐前	24 小时动态血压计	必要时在有条件的医院进行
诊室血压测量	测量 6:00 至 10:00 诊室外血压，服药前、早餐前	经国际标准认证的电子或隧道式血压计	推荐测量诊室外清晨血压

1. 家庭血压监测　家庭血压监测通常由被测量者在家中进行，这时又称家庭自测血压，也可由家庭成员等协助完成。家庭血压监测的优势包括重复性较好，比诊室血压对心、脑血管事件的预测价值更高，可以评估血压的季节性变异或长期变异。通过自我血压监测还可帮助患者提高降压治疗的依从性。家庭血压监测对于白大衣高血压和隐匿性高血压也有一定诊断价值，对于高血压（尤其是儿童及合并糖尿病、妊娠和肾病患者）的诊断和治疗尤为重要。家庭血压测量方法如下：①应在起床后 0. 5～1. 0 小时内进行，通常在 6:00 至 10:00；②应尽可能在服药前、早饭前测量血压；③测压前应排空膀胱，并尽可能取坐位。

家庭测量清晨血压值通常低于诊室血压，其诊断标准为 135/85 mmHg。通常建议每天早、晚测量血压，每次测量 2～3 次，取其均值；每周测量 3～4 天，并长期坚持。对于不能在醒后 1 小时内测量血压的患者（如夜班），也可在醒后超过 1 小时测量，但均需准确记录测量时间。对于少数必须在晚上服用降压药的患者，推荐测量服药前血压，也要记录测量时间。

2. 24 小时动态血压监测　24 小时动态血压监测通常由仪器自动间断性地定时测量日常生活状态下的血压。24 小时动态血压监测的优势包括无观察者误差，无读数选择偏倚，血压读数较多，可获得白天、夜间和每小时的血压均值；无白大衣效应；无安慰剂效应；可评估 24 小时读数间血压变异；可评估昼-夜血压节律；以及可评估降压治疗过程中 24 小时血压控制状况等。但其缺点是血压测量可能受到活动状态影响；睡眠质量也可能影响夜间血压测量结果；每小时血压均值的重复性较差；费用较高，很难长期频繁进行。应用动态血压监测和评估清晨血压，需要动态血压记录的起床后2 h或早晨6:00至 10:00 时间段的血压平均值。

3. 诊室血压测量　诊室血压又称办公室血压或偶测血压，通常由经过专业训练的医护人员在医院环境中用水银柱血压计和柯氏音技术进行测量所得。尽管目前诊室血压仍是临床诊断和治疗高血压的主要依据，但诊室血压也存在明显的不足：柯氏音听诊本身的缺陷；仪器方面的原因；测量者、被测量者不按规程操作；白大衣高血压、隐匿性高血压；不能及时了解病情变化、调整治疗方案。因此测量诊室血压无法作为长期监测评估清晨血压的方法。如果想了解患者就诊时的清晨血压控制情况，通常应测量诊室外清晨血压。方法是在早晨 10:00 前使用经过国际标准认证过的电子血压计测量清晨服药前血压。

（二）清晨血压的治疗

清晨血压控制情况不佳除了清晨血压过度升高自身的病理生理学原因外，更多是血压管理不善所致，如果选用了短效药物进行降压治疗，会出现药物性血压波动过大；若选用长效但实际上疗效不足以覆盖 24 小时的降压药物，也无法控制 24 小时血压。因此合理规范化使用降压药物是有效管理清晨血压的关键。清晨血压治疗的方案选择应遵循以下原则：①使用半衰期 24 小时及以上、真正长效每天 1 次服药能够控制 24 小时的血压药物，避免因治疗方案选择不当导致的医源性清晨血压控制不佳；②选择安全可长期坚持使用并能控制每个 24 小时血压的药物，提高患者的依从性；③对于单纯清晨高血压者，也可调整服药时间；④使用心、脑获益临床试验证据充分并可真正降低长期心、脑血管事件的药物，减少心、脑血管事件，改善高血压患者的生存质量。

（三）清晨血压的管理模式（表 3-14-3）

表 3-14-3 清晨血压的管理模式

管理模式	管理地点	管理人群	管理方法	管理目标	管理特点
个体管理模式	医院	个体患者	在常规医疗环境下，患者到医院就诊，患者个体与医生的面对面沟通	管理特定时间点血压	医患可直接沟通，患者可以得到医生面对面的疾病教育和指导；但管理患者数量有限，不方便定期随访，缺乏评估和长期管理
群体管理模式	社区	群体患者	社区医生与患者的面对面沟通 通过面对面沟通、电话、短（彩）信、视频等管理模式，一个社区医生管理更多的高血压患者	管理特定时间段血压和 24 小时血压	医患在医院面对面直接沟通的基础上，通过间接沟通方式，定期管理相应社区的更多高血压患者，进行相关疾病教育和指导，对社区人群便于定期随访，监控血压控制情况，及时调整治疗方案，提高患者治疗依从性
系统管理模式	家庭	整体患者	社区医生与患者的面对面沟通 通过面对面沟通、电话、短（彩）信、视频等管理模式，一个社区医生管理更多的高血压患者 通过数据库、手机移动终端和网络系统等模式对整体高血压人群进行规范化系统化管理	管理好患者每个 24 小时血压，提高整体人群血压达标率，降低长期心血管事件	在单个社区人群管理基础上，结合高科技通讯设备，可系统化、模式化管理整体城市/省份/全国高血压患者人群，定期评估整体血压控制情况，可根据区域患者人群的具体特点，调整相应的治疗以及随访跟踪患者，真正实现高血压的社会化管理

1. 患者个体管理模式 个体管理模式主要适用于医院诊疗环境中，通常以医护人员与患者面对面直接沟通为基础，在护士协助下，医生就高血压疾病管理相关的问题对患者进行个体化指导。这种模式的管理在包括社区卫生服务中心在内的各级医院进行，是提高高血压患者个体化清晨血压管理水平的有效方式。

管理内容包括常规测量清晨就诊前、服药前的医院内诊室外血压。如就诊时患者已服药，应指导患者进行家庭监测血压测量清晨服药前血压，并记录血压，在下一次就诊时带给医生。此外，还应教育高血压患者有关清晨血压的“三知道”：①知道控制清晨血压至关重要，可有效降低心、脑血管事件；②知道定期测量清晨服药前家庭血压，并准确记录，复诊时带给医生；③知道坚持每天清晨服用长效降压药物，并指导患者家庭测量清晨血压的正确方法。

2. 患者群体管理模式 群体管理模式需三级医院与社区医院和（或）卫生服务中心合作，共同有效管理高血压患者。高血压患者在就诊后通常都是门诊确定治疗方案，回家后服药治疗。采用这种管理模式的社区通常应具备血压测量设备并可进行医学咨询等，同时还可采用定期打电话或者视频随访等模式，跟踪随访高血压患者的血压控制情况。与上述个体化管理模式相比，可以同时管理更多的患者，增加高血压患者随访频率，有助于及时了解血压控制情况，及时调整治疗方案，提高患者的治疗依从性。

管理内容包括定期在社区卫生服务中心就诊，并以电话与视频方式来了解患者的血压控制情况，及时发现清晨血压以及 24 小时血压控制情况，根据血压控制情况及时进行治疗方案的调整；是否坚持服用长效降压药物，如未坚持服用药物，则应分析停药原因；是否坚持测量清晨服药前血压，并指导其正确监测清晨血压的方法（图 3-14-1）。

3. 系统管理模式　随着通信技术的发展，医疗机构可采用更为先进的技术手段进行疾病管理。这些技术手段可以令专业人士在短时间内更及时、准确了解患者血压。

目前欧美国家已经采用智能手机作为终端来管理众多高血压患者。有效利用先进的通讯技术，可使患者更多地参与疾病管理，提高其治疗依从性，从而更积极地管理血压，降低长期心、脑血管事件发生率，带来更多临床获益。

清晨血压与心、脑血管疾病关系密切。日本学者针对清晨血压进行了长期研究，积累了很多有价值的数据。目前对血压的治疗和管理已从医院走向社区和家庭，提倡以患者为核心，医生、护士、药师、社区等相关方面共同进行血压管理。评估清晨血压是提高血压管理质量的一个有效切入点，是平稳控制 24 小时血压的重要手段。通过推动清晨血压管理，将有可能全面提升我国高血压管理水平，大幅度提高降压治疗效果，特别是 24 小时血压的长期达标率，降低各种心、脑血管并发症的发生率，有效保护我国居民的心血管健康。

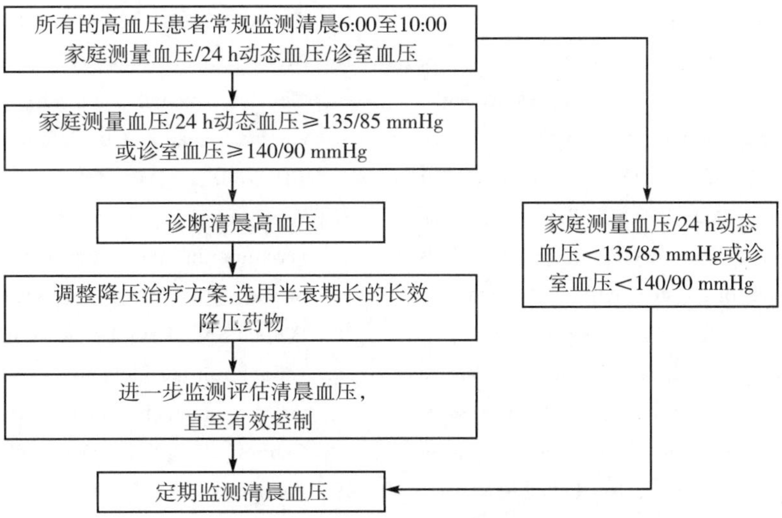

图 3-14-1　清晨血压管理流程

（执笔：王继光）

专家建议委员会（按姓氏拼音排序）

蔡　军　陈鲁原　陈韵岱　冯颖青　高平进　郝玉明　霍　勇　华　琦　姜一农　雷　寒
李　勇　李南方　林金秀　刘　蔚　刘铭雅　卢新政　牟建军　宁田海　孙宁玲　王继光
谢良地　许顶立　袁　洪　杨新春　杨天伦　钟久昌　祝之明　周亚峰

参考文献

[1] 卫生部心血管病防治研究中心. 中国心血管病报告2012. 北京：中国大百科全书出版社，2013.

[2] Liu M，Wu B，Wang WZ，et al. Strok ein China：epidemiology，prevention，and management strategies. Lancet Neurol，2007，6（5）：456-464.

[3] 安宁，谢高强，武阳丰. 心脑血管病主要危险因素对其发病和死亡的归因危险. 中国慢性病预防与控制，2003，11（1）：42-45.

[4] Pickering TG，Harshfield GA，Kleinert HD，et al. Blood pressure during normal daily activities，sleep，and exercise. Comparison of values in normal and hypertensive subjects. JAMA，1982，247（71）：992-996.

[5] Kario K，Pickering TG，Umeda Y，et al. Morning surge in blood pressure as a predictor of silent and clinical cerebrovascular disease in elderly hypertensives：a prospective study. Circulation，2003，107（10）：1401-1406.

[6] Neutel JM，Schumacher H，Gosse P，et al. Magnitude of the early morning blood pressure surge in untreated hypertensive patients：a pooled analysis. Int J Clin Pract，2008，62（11）：1654-1663.

[7] Leary AC，Struthers AD，Donnan PT，et al. The morning surge in blood pressure and heart rate is dependent on levels of physical activity after waking. J Hypertens，2002，20（5）：865-870.

[8] kuwajima I，Mitanik，Miyao M，et al. Cardiac implications of the morning surge in blood pressure in elderly hypertensive patients：relation to a rising time. Am J Hypertens，1995，8（1）：29-33.

[9] Gosse P，Lasserre R，Minifie C，et al. Blood pressure surge on rising. J Hypertens，2004，22（6）：1113-1118.

[10] Staessen JA，Thikjs L，Fagard R，et al. Predicting cardiovascular risk using conventional vs ambulatory blood pressure in older patients with systolic hypertension. Systolic hypertension in Europe trial investigators. JAMA，1999，282（6）：539-546.

[11] Uzu T，Ishikawak，Fujii T，et al. Sodium restriction shifts circadian rhythm of blood pressure from nondipper to dipper in essential hypertension. Circulation，1997，96（6）：1859-1862.

[12] Osanai T，Okuguchi T，Kamada T，et al. Salt induced exacerbation of morning surge in blood pressure in patients with essential hypertension. J Hum Hypertens，2000，14（1）：57-64.

[13] Ishikawa J，Kario K，Hoshide S，et al. Determinants of exaggerated difference in morning and evening blood pressure measured by self-measured blood pressure monitoring in medicated hypertensive patients：Jichi Morning Hypertension Research（JMORE）study. Am J Hypertens，2005，18（7）：958-965.

[14] Lee JH，Bae JW，Park JB，et al. Morning hypertensi on in treated hypertensives：baseline characteristics and clinical implications. Korean Circ J，2011，41（12）：733-743.

[15] White WB. Clinical assessment of early morning blood pressure in patients with hypertension. Prev Cardiol，2007，10（4）：210-214.

[16] Muller JE，Ludmer PL，Willich SN，et al. Circadian variation in the frequency of sudden cardiac death. Circulation，1987，75（1）：131-138.

[17] Argentino C，Toni D，Rasura M，et al. Circadian variation in the frequency of ischemic stroke. Stroke，1990，21（3）：387-389.

[18] Willich SN，Levy D，Rocco MB，et al. Circadian variation in the incidence of sudden cardiac death in the Framingham heart study population. Am J Cardiol，1987，60（10）：801-806.

[19] Zakopoulos NA，Tsivgoulis G，Barlas G，et al. Time rate of blood pressure variation is associated with increased common carotid artery intima-media thickness. Hypertension，2005，45（4）：505-512.

[20] Tachibana R，Tabara Y，Kondo I，et al. Home blood pressure is a better predictor of carotid atheroscleros is than office blood pressure in community-dwelling subjects. Hypertens Res，2004，27（9）：633-639.

[21] Ikeda T，Gomi T，Shibuya Y，et al. Morning rise in blood pressure is a predictor of left ventricular hypertrophy in treated hypertensive patients.

Hypertens Res, 2004, 27 (12): 939-946.

[22] Shibamiya T, Obara T, Ohkubo T, et al. Electrocardiographic abnormalities and home blood pressure in treated elderly hypertensive patients: Japan home versus office blood pressure measure ment evaluation in the elderly (J-HOME-Elderly) study. Hypertens Res, 2010, 33 (7): 670-677.

[23] Kamoi K, Miyakoshi M, Soda S, et al. Usefulness of home blood pressure measurement in the morning in type 2 diabetic patients. Diabetes Care, 2002, 25 (12): 2218-2223.

[24] Eguchi K, Matsui Y, Shibasaki S, et al. Controlling evening BP as well as morning BP is important in hypertensive patients with prediabetes/diabetes: the JMS - 1 study. Am J Hypertens, 2010, 23 (51): 522-527.

[25] Okada T, Nakao T, Matsumoto H, et al. Value of morninghome blood pressure as a predictor of decline in renal function in patients with chronic kidney disease. Am J Nephrol, 2008, 28 (6): 982-989.

[26] Li Y, Thijs L, Hansen TW, et al. Prognostic val ue of the morning blood pressure surge in 5645 subjects from 8 populations. Hypertension, 2010, 55 (4): 1040-1048.

[27] Metoki H, Ohkubo T, kikuya M, et al. Prognostic significance for stroke of a morning pressorsurge and a nocturnal blood pressure decline: the Ohasama study. Hypertension, 2006, 47 (2): 149-154.

[28] Kario K, Ishikawa J, Pickering TG, et al. Morning hypertension: the strongest independent risk factor for stroke in elderly hypertensive patients. Hypertens Res, 2006, 29 (8): 581-587.

[29] Ohkubo T, Imai Y, Tsuji I, et al. Home blood pressure measurement has a stronger predictive power for mortality than does screening blood pressure measurement: a population-based observation in Ohasama, Japan. J Hypertens, 1998, 16 (7): 971-975.

[30] Kamoi K, Ito T, Miyakoshi M, et al. Usefulness of homeblood pressure measurement in the morning in patients with type 2 diabetes: long-term results of a prospective longitudinal study. Clin Exp Hypertens, 2010, 32 (3): 184-192.

[31] Redon J, Bilo G, Parati G. Home blood pressure control is low during the critical morning hours in patients with hypertensi on: the SURGE observational study. Fam Pract, 2012, 29 (4): 421-426.

[32] 汪宇鹏，李昭屏，白琼，等. 高血压患者清晨血压控制现状和用药分析. 中华心血管病杂志，2013，41 (7): 587-589.

[33] Walsh JM, McDonald KM, Shojania kG, et al. Quality improvement strategies for hypertension management: a systematic review. Med Care, 2006, 44 (7): 646-657.

[34] Fagard RH, Van Den Broeke C, De Cort P. Prognostic significance of blood pressure measured in the office, at home and during ambulatory monitoring in older patients in general practice. J Hum Hypertens, 2005, 19 (10): 801-807.

[35] Mancia G, Fagard R, Narkiewiczk, et al. 2013 ESHIESC Guidelines for the management of arterial hypertension: the Task Force for the management of arterial hypertension of the European Society of Hypertension (ESH) and of the European Society of Cardiology (ESC). J Hypertens, 2013, 31 (7): 1281-1357.

第四篇

盐与高血压的争议与展望

CME TEXTBOOKS NATIONAL PROJECT

第 15 章 高血压相关盐敏感基因的分布及现状

杨学礼　顾东风
中国医学科学院阜外医院　国家心血管病中心

一、前　　言

高血压是造成全球疾病负担的首要危险因素，也是引起我国居民死亡的重要因素。盐的摄入对血压有重要影响，动物实验、人群观察性研究、干预试验都明确膳食中盐摄入量与血压水平之间存在关联。但是，盐摄入量增加后个体血压的反应并不一致，部分人血压升高，部分人血压变化不明显，血压对盐摄入的反应存在个体差异的现象被称为血压的盐敏感（salt sensitivity）。目前国际上尚无统一的盐敏感定义，常用血压的绝对变化或者血压值变化的百分比来区分盐敏感个体和非盐敏感个体。盐敏感的检测方案包括急性盐负荷试验和慢性盐干预试验两大类。急性盐负荷试验主要采用静脉滴注 0.9%氯化钠溶液、后续给予排钠利尿剂（呋塞米）。慢性盐干预试验主要是对研究对象进行低盐和高盐饮食干预、观察血压变化，例如，盐敏感遗传流行病学协作网络（genetic epidemiology network of salt sensitivity，GenSalt）研究通过对我国北方 658 个家系近 1906 名研究对象，进行 3 天的基线调查和 7 天的低盐膳食干预（钠 51.3 mmol/d）、7 天的高盐膳食干预（钠 307.8 mmol/d）、7 天的高盐补钾膳食干预（钠 307.8 mmol/d，钾 60 mmol/d），观察三个膳食干预阶段的血压变化。

与高血压类似，血压的盐敏感是受环境因素和遗传因素共同影响的复杂性状。遗传度（heritability）是评价某群体中遗传因素对疾病（或性状）变异影响的重要指标。国内外研究一致认为，盐敏感性是可以遗传的。1987 年 Miller 等报道，在 44 个同卵双生子及其父母的白人家系中开展限制食盐摄入研究，发现收缩压（systolic blood pressure，SBP）盐敏感的遗传度为 54%，舒张压（diastolic blood pressure，DBP）盐敏感的遗传度为 34%。我国 GenSalt 研究显示，从低盐膳食到高盐膳食阶段，SBP、DBP、平均动脉压（mean arterial pressure，MAP）变化的遗传度分别为 22%、33%和 33%，证实了血压的盐敏感在中国汉族人群中也具有遗传倾向。

随着分子生物技术的发展，定位盐敏感相关的易感基因成为可能。确定盐敏感相关的遗传标记和易感基因，一方面有利于血压的盐敏感个体的早期识别，利于高血压的一级预防；另一方面，也有助于阐明高血压盐敏感的遗传机制，发现血压调节的生物通路，为高血压的个体化防治奠定基础。

二、高血压的盐敏感基因分布

盐敏感受多个微效基因共同影响，携带不同遗传变异的个体，在低盐、高盐干预中血压的变化幅度不同。近年来，国内外学者运用候选基因关联分析、全基因组关联分析等方法，在定位血压的盐敏感易感基因方面取得了一系列进展，特别是中国汉族人群中开展的 GenSalt 研究，选择了肾素-血管紧张素-醛固酮系统（RAAS）、激肽释放酶系统、Na^+通道、内皮素等生物通路的 30 多个候选基因进行遗传关联研究，确定了一系列中国汉族人群血压相关的盐敏感基因（表 4-15-1）。

表 4-15-1 中国汉族人群 GenSalt 研究发现的血压的盐敏感易感基因

基因名称	基因位置	基因编码的蛋白质	参考文献
ECE1	1p36.1	内皮素转换酶 1	Gu D, et al
NPPA	1p36.21	利钠肽 A	Chen S, et al
DDAH1	1p22	二甲基精氨酸氨基水解酶 1	Defagó MD, et al
NPPC	2q37.1	利钠肽 C	Chen S, et al
AGTR1	3q24	血管紧张素Ⅱ受体 1	Gu D, et al
ADD1	4p16.3	α-内收蛋白	Kelly TN, et al
SLC4A4	4q13.3	钠-碳酸氢根协同转运蛋白 1	Guo L, et al
SGK1	6q23	血清/糖皮质激素调节激酶 1	Li C, et al
ESR1	6q25.1	雌激素受体 1	Kelly T, et al
APLNR	11q12	内源性配体受体	Zhao Q, et al
GNB3	12p13	G 蛋白 β_3 亚单位	Kelly TN, et al
VWF	12p13.3	von Willebrand 因子	Defagó MD, et al
BDKRB2	14q32	缓激肽受体 B_2	Gu D, et al
SCNN1G	16p12	上皮细胞 Na^+通道 γ 亚基	Zhao Q, et al
HSD11B2	16q22	11β-羟基类固醇脱氢酶Ⅱ	Gu D, et al
COL18A1	21q22.3	胶原蛋白 18 型 α_1 亚单位	Defagó MD, et al
ACE2	Xp22	血管紧张素转换酶 2	Zhao Q, et al
RENBP	Xq28	肾素结合蛋白	Gu D, et al

水、盐平衡是维持血压长期稳态的重要生理机制，因此参与水、盐平衡的 RAAS、上皮钠通道、血管内皮系统、激肽释放酶-激肽系统等众多生物通路或信号分子，都成为血压的盐敏感候选基因关联分析的热点，位于这些候选基因的遗传变异可能影响血压对盐摄入的反应性。

1. 肾素-血管紧张素-醛固酮系统候选基因 RAAS 在保持水、盐平衡和血管张力中发挥核心作用。国外已报道，RAAS 候选基因区域的遗传变异与血压的盐敏感相关。Esteban 等在西班牙入选原发性高血压患者 71 例，在 7 天低盐饮食（钠 51.3 mmol/d）后，给予 7 天高盐饮食（钠 307.8 mmol/d），应用 24 小时动态血压监测测量从低盐状态到高盐状态血压的变化。低盐阶段到高盐阶段，24 小时 MAP 显著增高（$P<0.05$）的研究对象被定义为血压的盐敏感个体，其余被定义为血压的盐抵抗（salt resistant）个体。研究者对位于 RAAS 通路的 6 个基因进行基因分型，对比 35 例血压的盐敏感者和 36 例血压的盐抵抗者，发现 *ACE* 基因 I/D 多态和 *HSD11B2* 基因 G534A 突变与高盐阶段的血压变化相关。在日本人群的一项研究，纳入了 66 例轻度高血压患者，在进行 7 天低盐饮食干预（钠 50 mmol/d），而后进入 7 天的高盐饮食干预（钠 340 mmol/d），以高盐饮食阶段 MAP 较低盐阶段升高 10%以上定义为血压的盐敏感，也发现 *ACE* 基因 I/D 多态与血压的盐敏感显著相关；并且关联方向与 Esteban 等的研究一致，均是随着 I 等位基因数目增加，出现血压

的盐敏感的概率增加。然而，Pamies-Andreu 等采用基线高盐饮食、后给予低盐饮食加呋塞米的干预办法，以 MAP 下降10 mmHg以上定义为血压的盐敏感性个体。研究者在 102 例原发性高血压患者（41 例血压的盐敏感者）中，检测了 *ACE* 基因 I/D 多态、*AGTR*1 基因 A1166C 多态、*CYP*11*B*2 基因 IC 的 5 个遗传变异位点，结果没有发现 *ACE* 基因 I/D 遗传变异与血压的盐敏感的关联，5 个遗传变异位点中，仅有编码醛固酮合成催化酶的 *CYP*11*B*2 基因 I/C 多态位点与血压的盐敏感相关（$P=0.03$）。而 *CYP*11*B*2 基因 C-344T 多态位点与血压的盐敏感的关系，在欧洲人群、日本人群中的研究结论不一致。由此可见，在候选基因关联研究中，由于样本量较小、膳食盐干预的方法不同、血压的盐敏感的定义不同、参与研究的人群特征存在异质性等原因，易造成候选基因关联结果不一致。

在中国北方汉族人群中开展的 GenSalt 研究，是目前国际上样本量最大的膳食钠、钾盐干预试验，1906 例研究对象年龄在 18～60 岁，基线调查时满足 SBP 在 130～160 mmHg 和（或）DBP 在 85～100 mmHg，未接受过任何降压治疗；研究对象均没有继发性高血压、心血管疾病、慢性肾病、糖尿病病史。GenSalt 研究全面挑选了 RAAS 系统中的 12 个候选基因（包括 *ACE*、*ACE*2、*AGT*、*AGTR*1、*AGTR*2、*CYP*11*B*1、*CYP*11*B*2、*HSD*11*B*1、*HSD*11*B*2、*NR*3*C*2、*REN* 和 *RENBP*），共计 191 个单核苷酸多态性（single nucleotide polymorphism，SNP）位点，结果发现，*ACE*2、*AGTR*1、*HSD*11*B*2 及 *RENBP* 基因的 SNP 位点会影响血压的盐敏感。比如，*AGTR*1 基因的 rs4524238，其少见等位基因为 A，从基线到低盐饮食阶段，3 种基因型 GG、GA 和 AA 对应的 DBP 降幅逐渐变大，分别为-2. 53 mmHg，-3. 49 mmHg，-5. 78 mmHg，且差异有统计学意义；而从低盐到高盐饮食阶段，GG、GA 和 AA 3 种基因型对应的 DBP 上升幅度依次增加，SBP 也有类似的变化趋势。这一结果说明，*AGTR*1 基因的 rs4524238 位点，A 等位基因是增加血压的盐敏感风险的等位基因，即个体携带 A 等位基因的数目越多，其血压对膳食盐摄入的变化越敏感。RAAS 的遗传变异对中国汉族人群血压的盐敏感具有重要影响，需要在今后的重测序和功能学实验中进一步寻找真正的功能位点。

2. 上皮钠通道候选基因　在肾调节水、盐代谢平衡的机制中，上皮钠通道（epithelial sodium channel，ENaC）能够介导远端肾小管对钠的重吸收，在维持循环血容量、调节水、盐代谢平衡以及血压调节中发挥关键作用。ENaC 由 α、β 和 γ 3 个亚单位组成，分别由 *SCNN1A*、*SCNN*1*B* 和 *SCNN*1*G* 基因编码。已有报道，位于上述 3 个编码基因的罕见变异可以导致以血压异常为主要表现的多种单基因遗传病，如 Liddle 综合征（Liddle syndrome）、1 型假性醛固酮减少症（pseudohypoaldosteronism type 1）等。在汉族人群中，GenSalt 研究检测了 ENaC 编码基因上的46 个常见 SNP 位点，发现位于 16 号染色体 *SCNN*1*G* 上的 6 个 SNPs 均与血压的盐敏感相关。6 个 SNPs 的少见等位基因均表现为血压的盐抵抗。

3. 血管内皮系统候选基因　血管内皮系统可以释放氧化亚氮促进血管平滑肌舒张、增加局部血流量而降低血压。功能实验研究发现，在细胞外环境中盐浓度发生变化时，内皮细胞的生物功能也相应改变，表现出氧化亚氮释放减少、血管内皮硬化增加，提示了血管内皮系统在血压的盐敏感的生物机制中扮演重要角色。国外研究针对血管内皮系统的候选基因与血压的盐敏感的遗传关联研究不多。Dengel 等在 28 例平均年龄 63 岁的老年高血压患者中，给予低盐、高盐饮食，测定血压、肾小球滤过率、血浆氮氧化物（NO_x）水平等指标，并对编码内皮型氧化亚氮合成酶的 *NOS*3 基因 T-786C 位点（rs2070744）进行基因分型。研究发现，高盐饮食阶段血压反应性增加的幅度与 T-786C 多态位点相关，携带少见等位基因 C 的个体血压增幅更大，而且肾血流量降低、肾小球滤过率降低，提示血压变化还与肾血流动力学改变相关。在 281 例健康男性日本人中的研究发现，*NOS*3 基因的 T-786C 位点与膳食盐摄入存在交互作用，共同影响血压。Caprioli 等通过测序，在高血压患者中发现编码内皮素受体 B 亚单位（endothelin receptor subtype B，$ET_B R$）的 *EDNRB* 基因上，*G*1065A 位点与血压的盐敏感相关，携带 G 等位基因的个体易有血压的盐敏感风险。

Defagó 等在 GenSalt 研究中发现，从基线到低盐饮食阶段，二甲基精氨酸氨水解酶 1 基因（*DDAH*1）内含子位点 rs11161637 与 SBP 和 MAP 的血压下降相关，von Willebrand 因子基因（*VWF*）内含子位点 rs2239153 与 DBP 和 MAP 的血压下降相关，有统计学意义；从低盐饮食到高盐饮食阶段，编码胶原蛋白 18 型 α1 亚单位的 *COL*18*A*1 基因内含子位点 rs2838944 与血压升高相关。该研究发现的相关 SNPs 都位于候选基因的内含子区域内，提示尚需要重复验证和功能研究，来阐明血管内皮系统中影响中国人群血压的盐敏感的功能变异。

4. 激肽释放酶-激肽系统候选基因 激肽释放酶-激肽系统（kallikrein-kinin system）在调节血压和水、盐代谢平衡方面发挥重要作用。激肽原（kininogens）在血浆和组织中的激肽释放酶（kallikreins）作用下转化为激肽（kinin），激肽包括缓激肽和赖氨酰缓激肽两种主要形式。激肽具有血管活性，具有舒张血管、排钠、利尿的作用。在 20 世纪 90 年代初，已经有研究在 25 例血压正常的受试者中，观察到尿液中激肽释放酶活性与血压的盐敏感相关，从低盐饮食到高盐饮食，血压的增加幅度随着尿液中激肽释放酶活性的增加而逐渐下降。Svetkey 等曾报道，编码激肽释放酶同工酶的 *KLK*1 基因 SNP 位点 rs5516（Q121E）与血压的盐敏感相关，提示了激肽释放酶-激肽系统参与血压的盐敏感调节。

GenSalt 研究筛选了激肽释放酶-激肽系统的 11 个候选基因及其上下游 5 kb 范围内的 205 个 SNPs 位点。经过单个位点的关联分析和单体型分析，首次在中国汉族人群中发现缓激肽受体基因 *BDKRB*2 和内皮素转换酶基因 *ECE*1 与血压的盐敏感相关。但 GenSalt 研究未重复验证出 Svetkey 等报道的 *KLK*1 与血压的盐敏感关联的结果，可能与两个研究的样本量不同、表型测量的异质性、不同种族间的遗传异质性等原因有关，尚待其他研究的进一步验证。

5. 其他信号通路候选基因 其他信号通路方面，*APLNR*、*ADD*1、*GNB*3 基因区域的遗传变异也与血压的盐敏感相关。*APLNR* 基因编码内源性配体（apelin）的受体蛋白（APJ）。*ADD*1 和 *GNB*3 基因分别编码胞内信号分子 α-内收蛋白（α-adducin）和 G 蛋白 β-3 亚基（guanine nucleotide binding protein β-polypeptide 3），参与钠离子转运以及肾小管对钠的重吸收。GenSalt 研究发现，位于 *APLNR* 基因，*ADD*1 基因和 *GNB*3 基因的多个 SNPs 位点，与钠盐摄入引起的血压变化相关，说明 *APLNR*，*ADD*1 和 *GNB*3 也是影响我国汉族人群血压的盐敏感的重要易感基因。

交感神经系统在血压调节中发挥着重要作用，肾的交感神经兴奋可以引起肾血管收缩、肾小球滤过下降，增加肾素和去甲肾上腺素的释放而调节血压。*ADRB*2 基因编码 G 蛋白耦联受体超家族的 $β_2$ 肾上腺素受体，已有多项研究表明，*ADRB*2 基因的 G46A（rs1042713）、C79G（rs1042714）等位点与欧洲裔和非洲裔人群的血压的盐敏感相关，在 GenSalt 研究中未发现任何 *ADRB*2 基因的遗传变异与我国汉族人群的血压的盐敏感相关，提示影响血压的盐敏感遗传因素在不同种族人群中存在异质性。

三、研究现状与展望

候选基因关联研究由于研究设计不同、研究对象特征的异质性、表型测量不统一等原因，遗传关联的结果不容易得到重复验证；候选基因策略本身也不利于发现新的血压的盐敏感生理机制。全基因组关联研究（GWAS）有助于发现血压的盐敏感的遗传机制，发现血压调节的新通路。

GenSalt 研究在世界上率先完成了血压的盐敏感、血压的钾敏感和冷加压试验血压反应性的全基因组关联分析，共确定 8 个易感基因区域达到全基因组关联显著性水平（$P<5\times10^{-8}$）。该 GWAS 研究第一阶段对 1881 例完成了膳食干预试验的研究对象进行全基因组扫描，挑选出 143 个 SNPs 位点，第二阶段在 698 例 GenSalt 独立样本中进行重复验证。经两阶段 meta 分析，最终确定 13 号染色体 *PIBF*1 基因内含子上 rs8002688 位点与低盐饮食阶段 SBP 的反应性相关（$P=1.78\times10^{-9}$），而且与 DBP 反应性、MAP 反应性的关联方向一致。*PIBF*1 基因编码黄体酮免疫调节因子 1（progesterone immunomodulatory binding factor 1），可与瘦素交互作用影响黄体酮在孕期的生物效应。但是，该基因及其编码产物对血压的盐敏感的生物调节机制尚不十分清楚，结果尚需要在其他人群中进一步重复验证。

尽管盐敏感基因的相关研究进展很快，但要阐明血压的盐敏感的遗传机制仍面临许多挑战。首先，由于盐敏感表型的复杂性及人群的遗传异质性，对于已发现的盐敏感相关基因，尚待揭示其调节血压的生物学机制。其次，虽然 GWAS 有助于新的盐敏感相关基因的发现和确认，但是受芯片技术的限制并不能有效发现人群中盐敏感相关的低频或罕见遗传变异。在外显子组或全基因组开展高通量测序研究，是未来鉴定血压的盐敏感相关低频或者罕见变异的有效手段。另外，除了关注单个 SNP 位点对高血压盐敏感的影响，尚需关注基因-基因、基因-环境的交互作用，以及甲基化等表观遗传修饰对盐敏感的影响。GenSalt 研究初步显示，编码雌激素受体的 *ESR*1 基因、调节氧化亚氮生成的 *DDAH*1 基因和白细胞黏附迁移相关的 *SELE* 基因，对盐敏感影响存在性别差异。随着基因-基因、基因-环境交互作用及表观基因组学的研究，结合功能实验证据，我们将获得更加丰富的证据阐明遗传和环境因素对血压的盐敏感发生发展的影响。

总之，有关盐敏感遗传变异的研究，将完善我们对于血压调节和高血压发生机制的理解，促进新型降压药物的研发。在全人群中提倡低盐饮食的同时，通过高血压盐敏感基因或生物标志物的筛查，发现“盐敏感”的高危人群，对其采用个体化的限盐干预或治疗方案，促进心血管疾病的早期预警和精准防治。

参考文献

[1] GBD 2013 Risk Factors Colaborators, Forouzanfar MH, Alexander L, et al. Global, regional, and national comparative risk assessment of 79 behavioural, environmental and occupational, and metabolic risks or clusters of risks in 188 countries, 1990-2013: a systematic analysis for the Global Burden of Disease Study, 2013. Lancet, 2015.

[2] Yang G, Wang Y, Zeng Y, et al. Rapid health transition in China, 1990-2010: findings from the Global Burden of Disease Study 2010. Lancet, 2013, 381 (9882): 1987-2015.

[3] The GenSalt Collaborative Research Group. GenSalt: rationale, design, methods and baseline characteristics of study participants. J Hum Hypertens, 2007, 21 (8): 639-646.

[4] Luft FC, Weinberger MH. Heterogeneous responses to changes in dietary salt intake: the salt-sensitivity paradigm. Am J Clin Nutr, 1997, 65 (2 Suppl): S612-S617.

[5] Sanada H, Jones JE, Jose PA. Genetics of salt-sensitive hypertension. Curr Hypertens Rep, 2011, 13 (1): 55-66.

[6] Chen J. Sodium sensitivity of blood pressure in Chinese populations. Curr Hypertens Rep, 2010, 12 (2): 127-134.

[7] Miller JZ, Weinberger MH, Christian JC, et al. Familial resemblance in the blood pressure response to sodium restriction. Am J Epidemiol, 1987, 126 (5): 822-830.

[8] Gu D, Rice T, Wang S, et al. Heritability of blood pressure responses to dietary sodium and potassium intake in a Chinese population.

Hypertension, 2007, 50 (1): 116-122.

[9] Gu D, Zhao Q, Kelly TN, et al. The role of the kallikrein-kinin system genes in the salt sensitivity of blood pressure: the GenSalt Study. Am J Epidemiol, 2012, 176 (Suppl 7): S72-S80.

[10] Chen S, Huang J, Zhao Q, et al. Associations Between Genetic Variants of the Natriuretic Peptide System and Blood Pressure Response to Dietary Sodium Intervention: The GenSalt Study. Am J Hypertens, 2016, 29 (3): 397-404.

[11] Defago MD, Gu D, Hixson JE, et al. Common genetic variants in the endothelial system predict blood pressure response to sodium intake: the GenSalt study. Am J Hypertens, 2013, 26 (5): 643-654.

[12] Gu D, Kelly TN, Hixson JE, et al. Genetic variants in the renin-angiotensin-aldosterone system and salt sensitivity of blood pressure. J Hypertens, 2010, 28 (6): 1210-1220.

[13] Kelly TN, Rice TK, Gu D, et al. Novel genetic variants in the alpha-adducin and guanine nucleotide binding protein beta-polypeptide 3 genes and salt sensitivity of blood pressure. Am J Hypertens, 2009, 22 (9): 985-992.

[14] Li C, Yang X, He J, et al. A gene-based analysis of variants in the serum/glucocorticoid regulated kinase (SGK) genes with blood pressure responses to sodium intake: the GenSalt Study. PLoS One, 2014, 9 (5): e98432.

[15] Kelly TN, Rebholz CM, Gu D, et al. Analysis of sex hormone genes reveals gender differences in the genetic etiology of blood pressure salt sensitivity: the GenSalt study. Am J Hypertens, 2013, 26 (2): 191-200.

[16] Zhao Q, Hixson JE, Rao DC, et al. Genetic variants in the apelin system and blood pressure responses to dietary sodium interventions: a family-based association study. J Hypertens, 2010, 28 (4): 756-763.

[17] Zhao Q, Gu D, Hixson JE, et al. Common variants in epithelial sodium channel genes contribute to salt sensitivity of blood pressure: The GenSalt study. Circ Cardiovasc Genet, 2011, 4 (4): 375-380.

[18] Poch E, Gonzalez D, Giner V, Molecular basis of salt sensitivity in human hypertension. Evaluation of renin-angiotensin-aldosterone system gene polymorphisms. Hypertension, 2001, 38 (5): 1204-1209.

[19] Hiraga H, Oshima T, Watanabe M, et al. Angiotensin I-converting enzyme gene polymorphism and salt sensitivity in essential hypertension. Hypertension, 1996, 27 (3 Pt 2): 569-572.

[20] Wang LP, Gao LG, Zhou XL, et al. Genetic diagnosis of Liddle's syndrome by mutation analysis of SCNN1B and SCNN1G in a Chinese family. Chin Med J (Engl), 2012, 125 (8): 1401-1404.

[21] Dengel DR, Brown MD, Ferrell RE, et al. A preliminary study on T-786C endothelial nitric oxide synthase gene and renal hemodynamic and blood pressure responses to dietary sodium. Physiol Res, 2007, 56 (4): 393-401.

[22] Miyaki K, Tohyama S, Murata M, et al. Salt intake affects the relation between hypertension and the T-786C polymorphism in the endothelial nitric oxide synthase gene. Am J Hypertens, 2005, 18 (12 Pt 1): 1556-1562.

[23] Caprioli J, Mele C, Mossali C, et al. Polymorphisms of EDNRB, ATG, and ACE genes in salt-sensitive hypertension. Can J Physiol Pharmacol, 2008, 86 (8): 505-510.

[24] Kelly TN, He J. Genomic epidemiology of blood pressure salt sensitivity. J Hypertens, 2012, 30 (5): 861-873.

[25] Bonner G, Thieven B, Rutten H, et al. Renal kallikrein is a determinant of salt sensitivity. J Hypertens Suppl, 1993, 11 (5): S210-S211.

[26] Svetkey LP, Harris EL, Martin E, et al. Modulation of the BP response to diet by genes in the renin-angiotensin system and the adrenergic nervous system. Am J Hypertens, 2011, 24 (2): 209-217.

[27] Pojoga L, Kolatkar NS, Williams JS, et al. Beta-2 adrenergic receptor diplotype defines a subset of salt-sensitive hypertension. Hypertension, 2006, 48 (5): 892-900.

[28] Sun B, Williams JS, Svetkey LP, et al. Beta2-adrenergic receptor genotype affects the renin-angiotensin-aldosterone system response to the Dietary Approaches to Stop Hypertension (DASH) dietary pattern. Am J Clin Nutr, 2010, 92 (2): 444-449.

[29] He J, Kelly TN, Zhao Q, et al. Genome-wide association study identifies 8 novel loci associated with blood pressure responses to interventions in Han Chinese. Circ Cardiovasc Genet, 2013, 6 (6): 598-607.

[30] Miko E, Halasz M, Jericevic-Mulac B, et al. Progesterone-induced blocking factor (PIBF) and trophoblast invasiveness. J Reprod Immunol, 2011, 90 (1): 50-57.

肾在钠代谢中的作用

第 16 章

李月红 谌 琦
北京清华长庚医院

一、肾对钠代谢的作用

Na^+是细胞外液的主要阳离子，通过主动转运从细胞内转运至细胞外。细胞内 Na^+浓度为 10 mmol/L，而细胞外为 145 mmol/L。Na^+与其伴随的阴离子 Cl^-与 HCO_3^-占细胞外液溶质的90%以上，是细胞外液的主要渗透溶质。Na^+平衡的调节与摄入量、非肾性丢失和肾排泄有关，其中肾排泄是主要决定因素。肾排泄 Na^+受饮食的影响，低盐饮食后 3~5 天尿 Na^+排泄量可下降至 1~3 mmol/L，而高盐饮食后尿 Na^+排泄量可升高至 500 mmol/L，主要由肾小球滤过功能和肾小管的重吸收决定。

（一）钠滤过负荷

肾每日滤过 150~180 L 液体，每升液体中含钠约 150 mmol，24 小时约 24 750 mmol 钠自肾小球滤过。其中 99.4%被重吸收。钠滤过负荷受血浆钠浓度和肾小球滤过率（GFR）的影响。高钠血症和低钠血症时，血钠的变化导致容量的改变影响尿钠排泄。GFR 的变化影响钠排泄，但 GFR 明显降低时钠平衡仍能保持，主要是通过渗透性利尿增加 Na^+的排泄分数。

（二）肾小管重吸收

肾小球滤出的钠经过肾小管吸收，不能被肾小管吸收的钠排出体外。肾小管可以根据机体钠平衡情况对钠的重吸收进行调节，近端小管 Na^+重吸收能力强，对重吸收的调节能力弱，而集合管重吸收能力差，调节能力强。

1. 近端小管 近端小管是肾 Na^+重吸收的主要部位，肾小球滤过的60%~70%的 Na^+在该段重吸收。近端小管重吸收 Na^+有如下特点：Na^+在近端小管的重吸收基本上是等渗的，与近端小管分布着大量的水通道 1（AQP1）对水的通透性高有关；近端小管 Na^+重吸收与其他溶质如 HCO_3^-、葡萄糖及氨基酸等的重吸收相互耦联；近端小管的各段细胞形态不同，对钠及各溶质的重吸收不均一；近端小管对钠的重吸收有多个转运通道（图 4-16-1）。

（1）Na^+通过近端小管上皮细胞管腔膜进入细胞内的方式

1）Na^+-H^+交换：近端小管管腔膜上 Na^+-H^+交换由位于刷状缘上的 Na^+-H^+交换蛋白（NHE）介导，为电中性，一个质子交换一个 Na^+。H^+进入管腔，与管腔内的 HCO_3^-作用，生成水和二氧化碳；细胞内则产生相反的过程，水和二氧化碳结合形成 H_2CO_3，产生 H^+和 HCO_3^-，产生的 H^+经

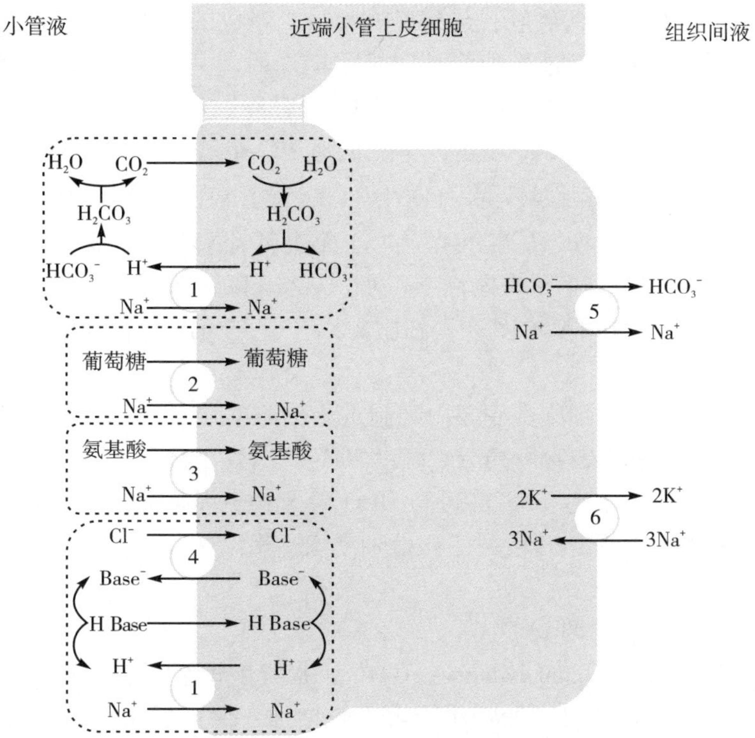

注：1，Na^+-H^+交换蛋白；2，Na^+-葡萄糖同向转运蛋白；3，Na^+依赖性的氨基酸转运载体；4，Cl^--碱基交换蛋白；5，Na^+-HCO_3^- 同向转运体；6，Na^+-K^+-ATP 酶；$Base^-$，碱基

图 4-16-1　近端小管上皮细胞对 Na^+的重吸收

Na^+-H^+通过 NHE 进入管腔，HCO_3^-则通过基底侧进入间质。Na^+-H^+交换在近端小管重吸收 Na^+中占很大比例。人体对近端小管重吸收 Na^+的调节位点主要在 NHE 及细胞膜基底侧的 Na^+-K^+-ATP 酶。目前已经发现 13 种 NHE，肾表达的 NHE 对于 Na^+和 HCO_3^-的跨上皮细胞转运，及由此而维持的机体水平衡和酸碱平衡尤其重要。肾中 NHE3 位于近曲小管和髓袢升支粗段的管腔面，其调节的 Na^+-H^+交换是近曲小管 Na^+最重要的重吸收机制。

2）Na^+-葡萄糖同向转运：该转运体具有特异性，Na^+-葡萄糖同向转运蛋白（SGLT）只对右旋葡萄糖、半乳糖及 α-甲基-D-糖苷具有特异性，对其他阳离子亲和性差。根皮素（phlorizin）可抑制该转运蛋白。此外，近端小管起始部葡糖糖转运率大于尾部。近端小管起始部（位于皮质）Na^+与葡萄糖转运的比例为 1∶1，而近直小管为 2∶1（由于该段小管葡萄糖浓度已明显下降）。目前已发现 3 种 SGLT。其中，SGLT1 主要位于髓质外带，参与近直小管的高亲和力、低容量转运。SGLT2 是 SGLT 家族中最突出的成员，主要在肾近端小管 S2 段表达，介导近端小管起始段低亲和性、高容量的 Na^+-葡萄糖同向转运，其负责的葡萄糖重吸收占滤过液中葡萄糖总量的绝大部分。SGLT3 作为一种新发现的钠转运体，表达于人类近端小管的上皮细胞，糖尿病患者中其表达的上调可能导致相应肾单位 Na^+转运的增加，由此促进超滤和肾损伤。

3）Na^+-氨基酸同向转运：由于氨基酸种类较多，物理特性不尽相同，肾小管内有多种 Na^+-氨基酸转运系统。根据氨基酸的特性可分为中性氨基酸转运系统、酸性氨基酸转运系统和碱性氨基酸转运系统，通过 Na^+依赖性的氨基酸同向转运体在 Na^+的重吸收中占的比例非常小。

4）Na^+-Cl^-协同转运：近端小管的 Na^+-Cl^-协同转运可分为两种，一个是电中性 Na^+-Cl^-转运，该转运方式主要是Na^+-H^+、Cl^--碱基交换蛋白协同转运。Na^+与Cl^-重吸收耦连与细胞内 pH 值和碱基浓度有关。H^+与Na^+交换后进入管腔，导致碱基释放，释放的碱基参与Cl^--碱基交换。故Cl^-逆浓度进入细胞与Na^+顺电化学梯度进入细胞是间接相耦连的，主要耦连体为一酸-碱对。近端小管刷状缘含有大量的Na^+-H^+交换蛋白，用高浓度阿米洛利抑制Na^+-H^+交换蛋白，可引起 NaCl 转运下降。多种Cl^--碱基交换蛋白参与Na^+转运，常见的有Cl^--甲酸（HCO_2^-）交换蛋白和Cl^--草酸盐（$C_2O_4^-$）交换蛋白，其他Na^+依赖性转运系统亦分布在近端小管管腔膜，由于它们底物浓度较低，因而对 NaCl 转运作用不大，如Na^+-L-乳酸盐、Na^+-无机磷、Na^+-硫酸盐、Na^+-二羟酸、Na^+-三羟酸及Na^+-腺苷等转运系统。另一个是生电性Na^+-Cl^-转运。该转运方式是指由于Na^+-K^+-ATP 酶将Na^+泵出基底膜，小管内Na^+顺浓度梯度进入细胞内，与管腔内产生的电位差驱动Cl^-从细胞间隙转运。

（2）Na^+通过近端小管上皮细胞基底膜由细胞进入细胞间质：近端小管尤其是 S1 段基底膜含有大量的Na^+-K^+-ATP 酶，进入细胞内的Na^+可由Na^+-K^+-ATP 酶泵出维持细胞内低钠，产生一定的电化学梯度，促进Na^+进入细胞。Na^+亦可与HCO_3^-一起离开基底膜。生电性的Na^+-HCO_3^-同向转运体（NBCe1）对碳酸根于近端小管段的重吸收有重要作用，相应基因的突变会导致近端肾小管酸中毒。

（3）近端小管Na^+重吸收的调节

1）球-管平衡（glomerulotubular balance，GTB）：指肾小管重吸收率可根据肾小球滤过情况而相应调节的现象，随着肾小球滤过增加肾小管重吸收增加，保持近端小管溶质重吸收率恒定，反之亦然。其机制与管周毛细血管血压和胶体渗透压改变有关，如肾血流量不变的前提下，GFR 增加时，进入近球小管旁毛细血管的血液量减少，血浆蛋白浓度相应增高，毛细血管内血压下降而胶体渗透压升高，小管旁组织间液加速进入毛细血管，组织间液内静水压下降，使得小管细胞间隙内Na^+和水加速通过基膜进入小管旁的组织间隙，回流至肾小管腔内的回流量因此减少，最后导致Na^+和水重吸收量增加。这样重吸收仍可达到 GFR 的 65%～70%。GFR 如果减少，便发生相反的变化，重吸收百分率仍能保持 65%～70%。

2）儿茶酚胺：近端小管细胞基底膜侧分布有 α 和 β 肾上腺素受体及多巴胺受体。α 和 β 肾上腺素受体激动剂增加近端小管对盐和水的重吸收，近端小管产生的多巴胺被分泌后转运至管周间隙及管腔中，与特异性的多巴胺受体结合，可直接或间接作用于 G 蛋白耦连的受体，抑制Na^+重吸收。钠盐摄入量正常或轻度增高时，如果抑制多巴胺 D1 样受体，氯化钠的排出可增加 60%。

3）血管紧张素Ⅱ：人体血管紧张素Ⅱ（Ang Ⅱ）主要作用于两种 G 蛋白耦连受体（GPCR）、血管紧张素Ⅱ受体（AT1、AT1a）和 AT2（人类不能表达 AT1b）。近来多项动物实验证实，近端小管中 Ang Ⅱ可刺激碳酸盐和磷酸盐的重吸收、提高Na^+-K^+-ATP 酶的活性、促进糖类和氨的生成，从而促进上皮细胞管腔膜侧的Na^+-H^+交换、Na^+-葡萄糖同向转运和Na^+-氨基酸同向转运，引起钠重吸收的增加。

4）甲状旁腺激素：甲状旁腺激素（PTH）可使近端小管Na^+的重吸收下降 30%～50%，可激活腺苷酸环化酶，引起细胞内 cAMP 增加，PTH 和 cAMP 可抑制Na^+-H^+交换。

5）甲状腺素：目前证实甲状腺激素直接刺激近端小管对盐和液体的重吸收，可能与甲状腺激素可直接刺激Na^+-H^+交换蛋白有关。

2. 髓袢 25%～40%滤过的Na^+在髓袢重吸收。髓袢降支尤其是细段，Na^+-K^+-ATP 酶活性及对Na^+的通透性低，Na^+基本上不吸收；虽然升支细段对Na^+有较高的通透性，但是该段Na^+-K^+-ATP酶的活性较低，仅有少量Na^+能被动析出到间质；升支粗段是髓袢重吸收Na^+的主要部位，由其重吸收的钠占滤过Na^+总量的 25%～30%，该段含有极其丰富的Na^+-K^+-ATP 酶，可以将

小管细胞内 Na^+大量转运出，存在 Na^+的跨细胞转运（图 4-16-2）。与近端小管相比，髓袢对 Na^+的重吸收具有如下特点：Na^+在髓袢的重吸收不是等渗的，与尿液的浓缩稀释过程密切相关，Na^+在此处的重吸收参与构成肾髓质外带渗透压梯度；Na^+的重吸收不再与有机溶质相关联，而是与钾的重吸收密切相关，互相促进；髓袢对 Na^+的重吸收调节因素发生了变化。

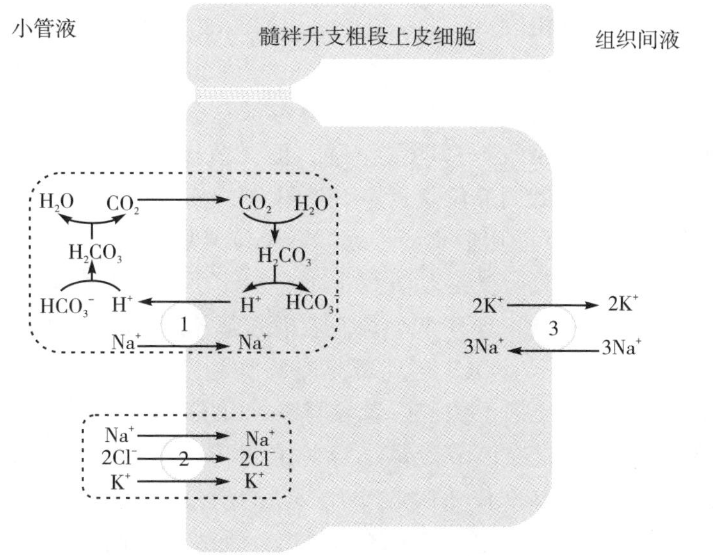

注：1，Na^+-H^+ 交换蛋白；2，Na^+-K^+-$2Cl^-$同向转运体；3，Na^+-K^+-ATP 酶

图 4-16-2 髓袢升支粗段上皮细胞对 Na^+的重吸收

（1）Na^+通过细胞管腔膜进入细胞内的方式：通过管腔膜 Na^+-K^+-$2Cl^-$同向转运（NKCC2），1 个Na^+、1 个 K^+和 2 个 Cl^-共同由管腔内转入细胞内。由此进入细胞的钾可通过管腔侧的细胞膜上钾通道排到管腔内，参与 K^+的再循环，避免 K^+的大量吸收而引起的管腔内 K^+下降，为 NKCC2 的协同转运提供充足的 K^+。而管腔内 K^+浓度过低，会抑制 NKCC2 的转运速度，因此 NaCl 和 KCl 的转运相互影响，NKCC2 可被袢利尿剂所抑制。另外，髓袢升支粗段 Na^+-H^+交换蛋白 NHE2 和 NHE3 分布于基底侧，NHE1 和 NHE4 分布于管腔侧。NHE1 主要调节 pH 值，其他亚型还参与细胞容量的调节，NHE3 参与了钠和碳酸氢盐的重吸收。

（2）Na^+通过髓袢升支粗段上皮细胞基底膜由细胞进入间质：髓袢升支粗段细胞基底膜同样含有大量的 Na^+-K^+-ATP 酶，Na^+-K^+-ATP 酶可以转运出 3 个 Na^+，转运入 2 个 K^+。髓袢升支粗段对 NaCl 转运主要依靠基底部的 Na^+-K^+-ATP 酶所提供的 Na^+梯度能量来完成。

（3）髓袢升支粗段中 Na^+重吸收的调节：髓袢升支粗段对盐的重吸收率至少受到两大因素调节：一是包括管腔流量、管腔及管周液成分及渗透压在内的物理因素；其二是激素，包括以下几种。

1）抗利尿激素：抗利尿激素（ADH）可影响髓袢升支粗段 NaCl 的重吸收而调节逆流倍增过程。ADH 的效应由第二信使 cAMP 介导，在管腔膜 ADH 可增加钾通道功能而提高电导度；在基底膜增加 Cl^-通道活性，研究证实，ADH 诱导的细胞内 cAMP 增加可直接增加 Cl^-通道活性。

2）前列腺素（PG）：因丰富 PEG2 合酶的存在，肾髓质合成的 PG 主要是 PGE2，参与髓袢升支粗段局部对 NaCl 重吸收的负反馈。PGE2 主要通过 4 种 G 蛋白耦连受体发挥作用，分别为 EP1、EP2、EP3 和 EP4。EP1 促进 PGE2 的排钠、排尿作用，参与调节机体的血压；另外 3 种受体则主要参与水的重吸收的调节，其中 EP2 和 EP4 受体通过多种不同的细胞内信号传导途径增加水的重吸收，EP3 受体则会抑制 cAMP 的信号传导作用，降低水的通透性从而导致水的排出增加。

3）肾上腺素：Bona 和 Sawin 等应用微穿刺和微灌注法证实低频刺激肾上腺神经能增加 NaCl 的重吸收，急性去神经则抑制 NaCl 的重吸收。

4）盐皮质激素：无论体内还是体外的灌注均证实醛固酮能促进 Na^+转运，泼尼松无此作用。醛固酮主要作用是增加髓袢升支粗段 Na^+-K^+-ATP 酶和枸橼酸合成酶的活性。肾上腺切除的动物这些活性明显低下，给予醛固酮可逆转。

3. 远端肾单位 仅有 8%的滤过钠可在远端肾单位被重吸收。远端肾单位钠重吸收的机制与髓袢相比有明显的变化：钠的重吸收效率明显下降，但调节作用增强；管腔膜上出现上皮性钠通道（ENaC），该钠通道为醛固酮的调节位点；Na^+的重吸收伴随着 K^+及 H^+的分泌。

（1）Na^+重吸收的机制：对于重吸收 Na^+，远端肾单位又划分为 3 部分，即远曲小管（DCT）、连接小管（CNT）和集合管（CD）。微穿刺研究很难将 DCT 和 CNT 对盐的重吸收划分开，约 5%在肾小球滤过的 Na^+在 DCT 重吸收。DCT 起始段存在管腔膜 Na^+-Cl^-同向转运，Na^+和 Cl^-的重吸收相互依赖、相互促进（图 4-16-3）。DCT 起始部是噻嗪类利尿剂的作用位点，DCT 小管腔膜亦存在 Na^+-H^+和 Cl^-及有机阴离子的交换系统，后者参与 NaCl 的重吸收和有机阴离子的再循环。远端小管 CNT 段开始出现 ENaC，但是在该节段肾小管对钠的转运不起主要作用。集合管的转运过程为对尿液成分进行最后的调节，该部仅重吸收 2%～3%的滤过钠。集合管细胞膜管腔侧存在大量 ENaC（图 4-16-4），ENaC 是一种生电性 Na^+转运通道，受醛固酮调节，该通道由两个 α 亚单位、一个 β 亚单位和一个 γ 亚单位组成。集合管分为皮质集合管（CCD）和髓质集合管（MCT），其中 CCD 主细胞管腔膜含有 ENaC，Na^+顺电化学梯度由钠通道进入细胞，后由基底膜 Na^+-K^+-ATP 酶泵出。Na^+进入细胞可使管腔膜去极化，产生管腔为负电荷的电位差，再驱动 Cl^-通过细胞旁隙进入细胞。MCT 中髓质外带集合管对离子的通透性较低，管腔负电荷较少，几乎不存在 Na^+的主动重吸收；髓质内带集合管管腔膜存在 ENaC，基底膜含有 Na^+-K^+-ATP 酶、钾通道及 HCO_3^-通道，Na^+顺电化学梯度由 Na^+通道进入细胞，进入细胞内的 Na^+由基底膜 Na^+-K^+-ATP 酶泵出，维持细胞

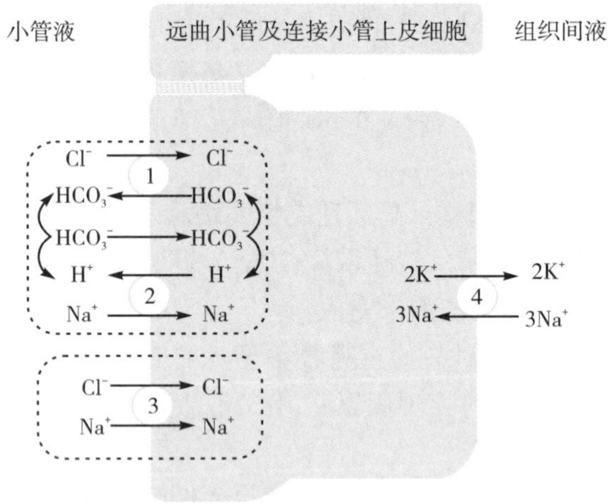

注：1，Cl^-碱基交换蛋白；2，Na^+-H^+交换蛋白；3，Na^+-Cl^-同向转运体；4，Na^+-K^+-ATP 酶

图 4-16-3 远曲小管及连接小管上皮细胞对 Na^+的重吸收

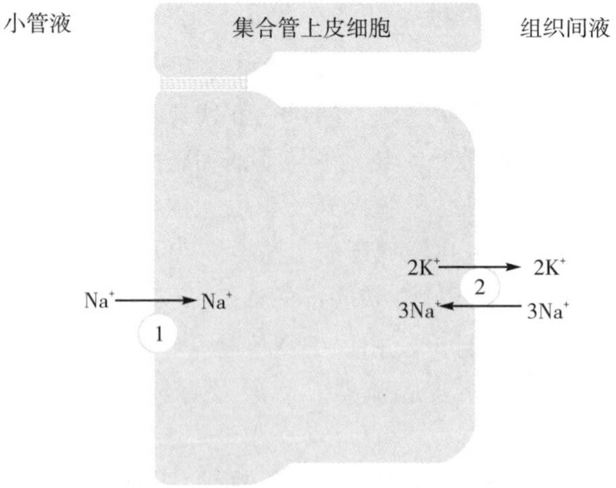

注：1，上皮性钠通道；2，Na^+-K^+-ATP 酶

图 4-16-4 集合管上皮细胞对 Na^+的重吸收

内 Na^+低水平。基底膜的 K^+通道参与 K^+再循环，维持 Na^+-K^+-ATP 酶活性。髓质内带集合管是利钠肽（ANP）的主要作用部位，ANP 通过第二信使 cGMP 介导，抑制 Na^+进入细胞，通过磷酸化和非磷酸化机制抑制 ENaC，研究证实，ANP 能刺激 IMCD 的 Na^+分泌。

（2）远端肾单位 Na^+重吸收的调节：远端肾单位 Na^+转运的调节主要受物理因素和体液因素的影响。物理因素包括到达远曲小管的流量及该段小管液流速，二者的增加均可刺激 Na^+的重吸收。体液因子主要包括以下几种。

1）醛固酮：醛固酮或其他盐皮质激素进入细胞后可与盐皮质激素受体（MR）结合，激素-受体复合物进入细胞核与 DNA 结合，促进 ENaC 的 α 亚基的转录，加速 ENaC 的 3 个亚基 α、β、γ 装备为完整的 ENaC 通道，并从内质网到达细胞膜表面，从而增加 CCD 腔膜上 ENaC 的密度，促进 Na^+由管腔进入细胞。醛固酮还可增强细胞基底侧膜 Na^+-K^+-ATP 酶的活性，加快小管上皮细胞将钠泵出细胞。

2）糖皮质激素：和 MR 有一定的亲和力，可阻止醛固酮与 MR 结合，但是肾小管上皮细胞存在 11β-羟基类固醇脱氢酶（11β-OHSD），11β-OHSD 可催化皮质醇代谢为可的松或 11-脱氢皮质酮，后者与盐皮质激素受体亲和力低，因而 CCD 选择性地受醛固酮调节。

3）ADH：ADH 的作用有种属差异，体外分离的大鼠 CCD 加入 ADH 可引起持续的 Na^+重吸收增加，预先加入盐皮质激素可增强效应。兔实验中 ADH 仅能引起一过性 Na^+重吸收增加，甚至抑制 Na^+重吸收，这些作用在预先加入盐皮质激素后可消失。

4）ANP 与缓激肽：有报道称这两种激素可抑制大鼠 CCD 的 Na^+重吸收，但并不引起跨上皮电位的改变，因而可能是抑制了电中性 NaCl 协同转运蛋白的活性。

4. 致密斑和肾小球旁器　致密斑和肾小球旁器与髓袢升支粗段上皮细胞的大多数转运方式类似，其 Na^+的吸收主要通过 NKCC2 的 A 和 B 亚型，Na^+的泵出主要通过上皮细胞基底膜上的 Na^+-K^+-ATP 酶。致密斑表达神经源性氧化亚氮合成酶（nNOS）及环氧合酶 2（COX-2），致密斑细胞可感受流经远端肾小管滤过液中 Na^+浓度，通过调节肾素的释放来调节入球小动脉血管张力，以此来控制 GFR。此外，致密斑还可通过释放氧化亚氮抑制肾小管-肾小球反馈。

二、钠平衡失调时肾的调节作用

（一）低钠血症

发生低钠血症时，肾产生对抗利尿激素的逃逸现象。SIADH 动物模型表明，持续注射血管升压素数天后，肾对 ADH 发生逃逸，水排泄增多，重新建立平衡，血清钠稳定在低水平。发生逃逸时肾水通道蛋白-2 降低，至第 3 天时降低 17%。水通道蛋白-2 mRNA 下调，使无溶质水的重吸收减少，排低渗尿。

（二）高钠血症

血钠增高后机体的生理反应首先是通过血液的高张状态刺激下丘脑第三脑室前壁的渗透压感受器，刺激 AVP 的释放，增加肾水重吸收排高渗尿。肾保留水分有时不足以使高张状态恢复正常，通过刺激渴感中枢增加水的摄入。

总之，人体钠盐的平衡取决于机体总的摄入量和排泄量，就钠盐排泄来说，肾是主要的器官。肾排钠包括肾小球对钠的滤过作用和肾小管的重吸收作用。不同部位的肾小管对 Na^+重吸收的方式不同，调节因素亦有差异。其中，近端小管对 Na^+的重吸收能力较强，Na^+主要通过 Na^+-H^+交换、Na^+-葡萄糖同向转运、Na^+-氨基酸同向转运、Na^+-Cl^-协同转运等方式进入细胞，然后通过基底膜上的 Na^+-K^+-ATP 酶和 NBCe1 泵入组织间液，该段小管主要受球-管平衡、儿茶酚胺、Ang Ⅱ、PTH 及甲状腺素的调节。髓袢参与 Na^+重吸收，同时与尿液的浓缩稀释过程密切相关，升支粗段是髓袢重吸收 Na^+的主要部位，Na^+通过管腔膜 NKCC2 和 Na^+-H^+交换转运至细胞内，通过基底膜上的 Na^+-K^+-ATP 酶泵入组织间液，其对 Na^+的重吸收受管腔流量、管腔和管周液成分及渗透压在内的物理因素，包括 ADH、PG、肾上腺激素、盐皮质激素在内的体液因素两方面调节。远端小管的 DCT 和 CNT 主要通过 Na^+-Cl^-同向转运、Na^+-H^+和 Cl^-及有机阴离子的交换系统将 Na^+转运至上皮细胞内，经基底膜上的 Na^+-K^+-ATP 酶泵入组织间液，该段的 DCT 起始部是噻嗪类利尿剂的作用位点。集合管细胞膜管腔侧存在大量 ENaC，Na^+经其转运至细胞内，该过程受醛固酮调节。远端肾单位对 Na^+的重吸收主要受小管液的流量和流速及醛固酮、糖皮质激素、ADH、ANP 与缓激肽在内的体液因素的影响。致密斑和肾小球旁器对 Na^+的吸收主要是通过管腔侧的 NKCC2 和基底膜上的 Na^+-K^+-ATP 酶实现。当机体发生钠平衡失调时，肾可通过调节钠盐的排泄量来建立新的平衡状态。

参考文献

[1] Palmer LG, Schnermann J. Integrated control of Na transport along the nephron. Clin Am Soc Nephrol, 2015, 10 (4): 676-687.

[2] Donowitz M, Ming Tse C, Fuster D. SLC9/NHE gene family, a plasma membrane and organellar family of Na^+/H^+ exchangers. Mol Aspects Med, 2013, 34 (2-3): 236-251.

[3] Li HC, Du Z, Barone S, et al. Proximal tubule specific knockout of the Na^+/H^+ exchanger NHE3: effects on bicarbonate absorption and ammonium excretion. J Mol Med, 2013, 91 (8): 951-963.

[4] Olesen ET, Rützler MR, Moeller HB, et al. Vasopressin-independent targeting of aquaporin-2 by selective E-prostanoid receptor agonists alleviates nephrogenic diabetes insipidus. Proc Natl Acad Sci U S A, 2011, 108 (31): 12949-1254.

[5] Seki G, Horita S, Suzuki M, et al. Molecular mechanisms of renal and extrarenal manifestations caused by inactivation of the electrogenic Na^+-HCO_3^- cotransporter NBCe1. Front Physiol, 2013, 4: 270.

[6] Alpern RJ, Caplan MJ, Moe OW. The Kidney. 5th ed. London: Elsevier Academic Press, 2013: 1463-1510.

[7] Mount DB. Thick ascending limb of the loop of henle. Clin J Am Soc Nephrol, 2014, 9 (11): 1974-1986.

[8] Zhang MZ, Harris RC. Antihypertensive mechanisms of intra-renal dopamine. Cur Opin Nephrol Hypertens, 2015, 24 (2): 117-122.

[9] Zhuo JL, Li XC. Proximal nephron. Compr Physiol, 2013, 3 (3): 1079-1123.

[10] Nørregaard R, Kwon TH, Frøkiær J. Physiology and pathophysiology of cyclooxygenase-2 and prostaglandin E2 in the kidney. Kidney Res Clin Pract, 2015, 34 (4): 194-200.

与钠代谢相关的单基因疾病

第 17 章

宋 雷
中国医学科学院阜外医院 国家心血管病中心

单基因致病性高血压是一些特殊类型的继发性高血压疾病，是指由单个基因突变引起的高血压，符合孟德尔遗传规律，发病年龄早（通常早于35岁），往往表现为恶性或难治性高血压，心脏、脑、肾等重要脏器的靶器官损害常常严重。传统诊断方法无法确诊，必须要依靠基因测序技术才能完成诊断。其中，钠代谢是多种单基因致病性高血压的致病途径，例如，Liddle综合征、Gordon综合征等为肾小管上皮离子通道或相关调控蛋白发生异常；先天性肾上腺皮质增生症（congenital adrenal hyperplasia，CAH）、家族性醛固酮增多症（familial hyperaldosteronism，FH）、表象性盐皮质激素过多综合征（apparent mineralocorticoid excess，AME）等则为盐皮质激素生成数量或作用活性产生异常，这些异常均与钠代谢密切相关。下面分别介绍这些与钠代谢相关的单基因疾病。

一、Liddle 综合征

Liddle综合征为常染色体显性遗传病，该病由Liddle等于1963年首次详细描述并命名。Liddle综合征的典型临床表现为早发的中、重度高血压，低血钾，代谢性碱中毒，低血浆肾素。其临床表现型受基因外显率和环境的影响差异较大，约50%患者存在高血压而血钾表现正常，另有患者血压正常而血钾偏低，亦有部分隐匿起病的患者血压及血钾水平均可正常。Liddle综合征较普通原发性高血压患者而言，更易且更早出现诸如脑卒中、心肌梗死、心力衰竭、肾衰竭等并发症。Liddle综合征多为家族性，也存在家族史阴性的散发病例。

Liddle综合征的发病机制为肾小管上皮钠通道（ENaC）的β、γ亚单位基因发生突变。ENaC为位于肾远曲小管、集合管上皮细胞膜上的阿米洛利敏感性钠通道，负责将肾小管管腔液中的Na^+顺电化学梯度吸收到上皮细胞，再由基底侧的Na^+-K^+-ATP酶泵入细胞间隙，进而重吸收入血液中，并由此调控Na^+的重吸收。ENaC由α、β和γ 3个亚基组成，分别由*SCNN1A*（位于12p13）、*SCNN1B*（位于16p13）和*SCNN1G*（位于16p13）基因编码。其中α亚基为基本结构单位，发挥通道的基本作用；β与γ亚基为活性调节单位，负责上调或下调通道的活性。β与γ亚基胞浆内的C-末端有一富含脯氨酸（P）的高度保守序列*PPPXY*，该序列可以和ENaC的负性调节蛋白泛素连酶*NEDD4-1*及*NEDD4-2*结合，导致ENaC被胞饮分解代谢，从而失去钠重吸收功能。当编码β、γ亚基的*SCNN1B*、*SCNN1G*基因发生错义、无义或移码突变时，可导致*PPPXY*序列缺失或提前终止，由此ENaC不能与NEDD4结合，不能被胞饮降解，反而持续在上皮细胞管腔面表达（图4-17-1），导致钠盐重吸收增加，血容量扩张，血压升高，肾素和醛固酮的分泌受到反馈抑制，钾重吸收减少，血钾降低，出现Liddle综合征的一系列临床症状。

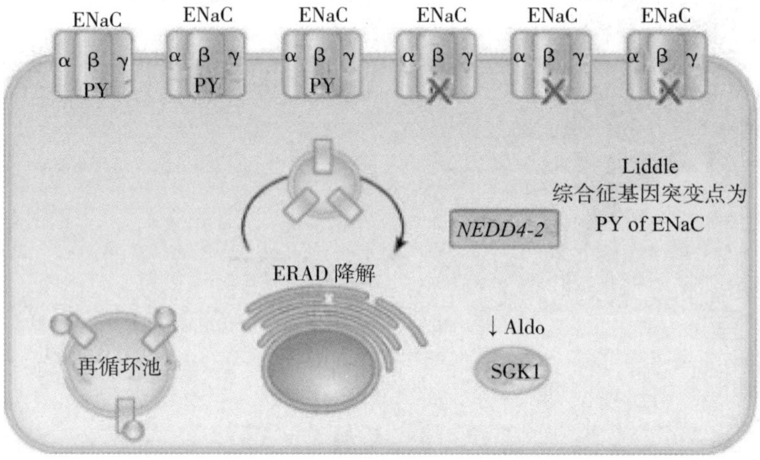

注：上皮钠通道（ENaC）基因发生突变（×），导致 ENaC 过度表达，在肾小管上皮细胞膜上表现出过度的钠重吸收能力，引起高血压（引自：Ronzaud C，Staub O. Vbiquitylation and control of renal Na^+ balance and blood pressure. Physiology，2014，29（1）：16-26.）

图 4-17-1　Liddle 综合征发病机制示意图

Liddle 综合征的初步诊断需结合临床症状、实验室检查，低血钾、代谢性碱中毒、血浆肾素和醛固酮水平低、螺内酯治疗无效、家族史阳性等特征提示 Liddle 综合征可能。明确诊断 Liddle 综合征依赖 *SCNN1B* 和 *SCNN1G* 基因筛查。Liddle 综合征与原发性醛固酮增多症的鉴别点如下。①醛固酮测定：多数 Liddle 综合征患者血浆醛固酮水平偏低，而原发性醛固酮增多症患者血浆醛固酮水平及 24 小时尿醛固酮均明显升高。②影像学检查：部分原发性醛固酮增多症患者腹部计算机体层摄影（CT）或磁共振成像（MRI）检查可提示肾上腺腺瘤或增生。③螺内酯疗效：螺内酯治疗在原发性醛固酮增多症患者中多可显示效果，而对 Liddle 综合征患者无效。④家族史：大多数 Liddle 综合征患者家族史阳性，而原发性醛固酮增多症患者则多为散发。

本病需要严格限盐。在药物治疗上，ENaC 阻断剂如氨苯蝶啶、阿米洛利可有效控制血压和纠正低血钾，此类药物可通过直接抑制 ENaC 而下调 Na^+ 重吸收。氨苯蝶啶使用剂量为 100～300 mg/d，阿米洛利使用剂量为 5～20 mg/d。不同个体对氨苯蝶啶、阿米洛利两种药物敏感性不同，故两种药物均可尝试，而配合药物治疗的限盐措施亦相当必要。治疗过程中，需要定期监测血压及血钾水平，根据血压及血钾情况来调整治疗方案和药物剂量。

二、Gordon 综合征

Gordon 综合征又称假性醛固酮减少症Ⅱ型（PHA Ⅱ）或家族性高钾性高血压，为常染色体显性遗传病，其特征表现为高血压、高血钾、高血氯、酸中毒、低肾素。1970 年，Gordon 等报道 1 例 10 岁女性患儿，身材发育矮小、门齿缺失、下肢乏力、智力障碍，其血压明显偏高，伴有高血钾、高血氯，肾素活性极低，肾动脉造影、肾活检及尿浓缩功能均正常。Gordon 综合征也可出现脑卒中、心力衰竭、肾衰竭等高血压并发症。患者血钾水平多波动于 5.6～8.0 mmol/L，当出现严重高血钾时，可出现相应心电图表现，也可表现为心律失常、肌无力或麻痹。

Wilson 等于 2001 年发现 Gordon 综合征是由丝氨酸苏氨酸激酶家族（WNK 家族）中的 *WNK1* 和 *WNK4* 基因突变所致。WNK 家族蛋白位于远曲肾小管和集合管上皮细胞，调控细胞钾通道。

WNK4 抑制位于远曲肾小管上皮细胞膜的噻嗪敏感性 Na^+-Cl^- 共转运体（TSC），WNK1 抑制 WNK4，亦即阻止 WNK4 对 TSC 的抑制作用，从而调控 K^+-H^+ 交换及 Na^+-Cl^- 吸收。在病理情况下，当 *WNK1* 基因发生突变使 WNK1 蛋白酶表达和功能增强，导致 TSC 及 ENaC 活性增强；而 *WNK4* 基因发生突变可使 WNK4 功能丧失，也可导致 TSC 活性增强，进而使远曲小管钠、氯重吸收增加，容量扩张，血压升高。*WNK4* 和 *WNK1* 基因突变可增强抑制内流钾通道蛋白（ROM-K）的功能，导致排钾减少，并造成高血钾。除了 *WNK1* 和 *WNK4*，*KLHL3*、*CUL3* 等亦被确定为本病的致病基因。

高血压患者合并高血钾是提示本病的重要线索，有必要多次检验血钾。患者肾素活性明显降低，血浆醛固酮水平多为正常水平。Gordon 综合征需注意与其他慢性高血钾疾病相鉴别，如慢性肾功能不全、Addison 病、假性醛固酮减低症等。在鉴别诊断时，尤其需要注意结合肾小球滤过率、肾素及醛固酮水平等相关特征。Gordon 综合征的确诊亦需依赖 *WNK1*、*WNK4*、*KLHL3*、*CUL3* 等基因致病突变的检出。

在治疗上，噻嗪类利尿剂对 Gordon 综合征通常效果良好，可使患者血压和血钾水平降至正常，亦可使高血氯、酸中毒等得到纠正。在治疗中，注意从小剂量开始使用，密切监测血压和血钾水平并依其调整治疗剂量，注意防止低血钾。

三、表象性盐皮质激素过多综合征

本病为常染色体隐性遗传病。生理条件下，人体内糖皮质激素（皮质醇）和醛固酮对盐皮质激素受体具有同样的亲和性，循环中皮质醇比醛固酮高 1000 倍，但由于肾内存在 11β-羟基类固醇脱氢酶Ⅱ型（11β-HSDⅡ）可对皮质醇起灭活作用，将皮质醇转化生成不能激活盐皮质激素受体的皮质酮，因此盐皮质激素受体不被皮质醇激活。而病理条件下，当编码该酶的基因 *HSD11B2*（位于 16q22）发生突变时，可导致酶活性缺乏，皮质醇未能及时灭活，大量蓄积的皮质醇占据远端肾小管的盐皮质激素受体，激活转录因子及血清糖皮质类固醇激酶，使泛素连酶 NEDD4-2 磷酸化，磷酸化的 NEDD4-2 不能与 ENaC 结合进而灭活 ENaC，导致 ENaC 活性升高，钠重吸收增加，血容量增加，并出现高血压、低血钾等类似醛固酮增高的临床表现。

AME 的特征性临床表现为高血压、低肾素、高钠血症、低钾血症、低醛固酮、代谢型碱中毒。多数 *HSD11B2* 基因纯合突变导致先天性 11β-HSDⅡ无活性，患儿出生时低体质量，生长发育不良，儿童时期即表现重度盐敏感性高血压，烦渴、多尿，低血钾性碱中毒和肌无力，肾素和醛固酮水平显著降低，尿中皮质醇和皮质酮代谢产物的比值显著升高，称为 AME Ⅰ型（儿童型）。当 *HSD11B2* 基因突变导致 11β-HSDⅡ活性降低时，多于青年晚期或成年期发病，表现为轻、中度高血压，血钾多正常，称 AME Ⅱ型（成人型）。

在治疗上，盐皮质激素受体阻滞剂可有效阻断皮质醇或醛固酮与盐皮质激素受体结合。此外，注意对症补钾和限盐饮食以改善病情。

四、家族性醛固酮增多症

FH 根据遗传基础可以分为 3 种类型（FH-Ⅰ、FH-Ⅱ和 FH-Ⅲ），均表现为醛固酮合成增加。醛固酮升高导致醛固酮受体过度激活，从而使 Na^+-Cl^- 协同转运蛋白（NCC）和 ENaC 活性升高。

1. 糖皮质激素可治性醛固酮增多症　糖皮质激素可治性醛固酮增多症（glucocorticoidremediable aldosteronism，GRA）为常染色体显性遗传病，亦称“家族性高醛固酮血症Ⅰ型（FH-Ⅰ）”。正常情况下，在肾上腺皮质球状带，醛固酮合成酶受血管紧张素Ⅱ调控作用合成醛固酮，在束状带，11β-羟化酶受促肾上腺皮质激素（ACTH）调控合成糖皮质激素。而GRA是由于在减数分裂期间，两条8号染色单体联会时配对不精确和不等交叉，造成8号染色体在醛固酮合成酶基因（*CYP*11*B*2）和11β-羟化酶基因（*CYP*11*B*1）两个之间相互嵌合，形成一个新的“融合基因”，即由*CYP*11*B*1的启动子区（调控区）和*CYP*11*B*2的编码区嵌合而成，该嵌合基因不受血管紧张素Ⅱ和血钾调控而受ACTH调控，在束状带合成具有醛固酮作用的蛋白质而致病（图4-17-2）。该病临床特征为早发（确诊年龄多小于20岁）家族性、盐敏感性中重度高血压，血浆醛固酮水平可明显升高或正常，而血浆肾素活性受抑制，临床上常被疑诊为原发性醛固酮增多症。当有临床征象而CT等影像检查并未发现肾上腺皮质增生或肿瘤时应怀疑本病。本病的另一特征是早发脑血管意外，多为颅内血管瘤破裂的出血性脑卒中，死亡率较高。依据地塞米松抑制试验阳性以及24小时尿18-羟皮质醇>正常上限的2倍或>10 nmol/L可考虑本病。Southern印迹法或长距离聚合酶链反应（PCR）检测*CYP*11*B*1/*CYP*11*B*2的嵌合基因可明确诊断。

在治疗上，可应用小剂量糖皮质激素，联合醛固酮受体拮抗药（螺内酯、依普利酮）控制血压。

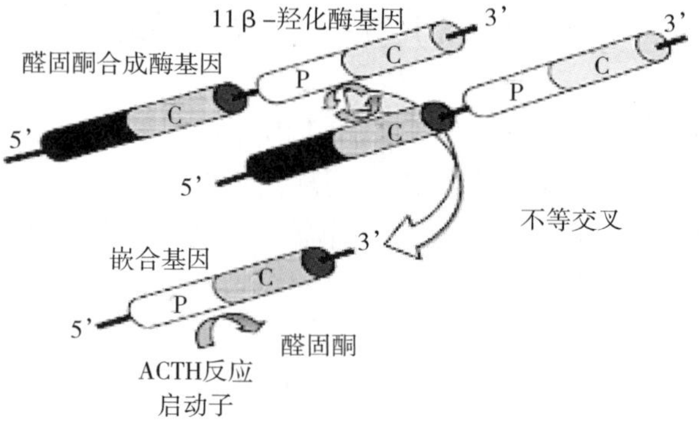

注：P，基因启动子序列；C，编码序列；减数分裂错误后，11β-羟化酶基因的启动子区域融合至醛固酮合成酶基因上游，调控醛固酮合成；ACTH，促肾上腺皮质激素（引自：McMahon GT，Dluhy RG. Glucocorticoid-remediable aldosteronism. Arq Bras Endocrinol Metabol，2004，48（5）：682-686.）

图4-17-2 基因融合示意图

2. 家族性高醛固酮血症Ⅱ型 FH-Ⅱ的致病基因已经被定位于染色体7p22，但是确切的致病基因尚未被发现。其激素及生化改变与FH-Ⅰ十分相似，但血压不能被地塞米松抑制，肾上腺切除可治愈或显著缓解高血压。多数患者出现肾上腺皮质增生或肾上腺瘤。除了FH-Ⅱ具有家族史外，目前还没有方法将其与非遗传的原发性醛固酮增多症区分。

有研究发现，编码内向整流钾通道Kir3.4的基因*KCNJ*5突变可以导致类似FH-Ⅱ的表现，但该基因已经被证明是FH-Ⅲ的致病基因，因此FH-Ⅱ有可能是FH-Ⅲ的另一种类型。

3. 家族性高醛固酮血症Ⅲ型 该病是2008年新发现的家族性醛固酮增多症类型，是由编码内向整流钾通道Kir3.4的基因*KCNJ*5突变所致。该基因突变导致Kir3.4的选择性丧失，钠电导增加，肾上腺皮质球状带细胞去极化，电压激活Ca^{2+}通道，Ca^{2+}内流增加，胞内Ca^{2+}信号通路过度激活，导致醛固酮持续高合成以及肾上腺增生。该基因突变的患者临床表现与FH-Ⅱ相似，遗传模式为常染色体显性遗传。患者常常表现为顽固性高血压，对阿米洛利和螺内酯治疗反应性差，地塞米松试验后血压及醛固酮反常性升高，此类患者大部分在 7 岁之前即诊断原发性醛固酮增多症。然而，近些年报道的 FH-Ⅲ家系存在症状较轻的病例，与家族携带突变的位点有关。

五、妊娠加重型高血压

本病是 2000 年由 Geller 等首次报道的常染色体显性遗传病，为盐皮质激素受体突变。致病机制为编码盐皮质激素受体的基因 *NR3C2* 突变，盐皮质激素受体配体结合域发生改变，导致盐皮质激素受体活性增加，钠重吸收增加。而生理状态下的盐皮质激素受体拮抗剂如螺内酯和黄体酮，非但不能拮抗反而可激活突变受体。怀孕后黄体酮浓度会升高 100 倍以上，导致受体激活，高血压加重，并且出现低血钾、高尿钙，严重者还可出现先兆子痫症状。此类突变携带者在孕期以外也会发生高血压，但是在怀孕时会显著加重。本病患者多在 20 岁前发病，肾素活性和醛固酮水平低，血钾降低或者正常，很少发生蛋白尿、水肿和神经系统症状，可与子痫相鉴别。盐皮质激素受体阻滞剂对此类患者治疗无效，反可加重高血压和低血钾情况。妊娠女性终止妊娠可缓解高血压。

另外，*NR3C2* 基因的多个多肽位点的变异也与原发性高血压或妊娠期高血压综合征相关，因此编码盐皮质激素受体的基因 *NR3C2* 与高血压密切相关，并且越来越引起研究者的重视。

六、先天性肾上腺皮质增生症

该病是一组由于肾上腺皮质激素合成过程中限速酶缺陷造成的常染色体隐性遗传病。编码肾上腺皮质激素合成过程中某种酶的基因突变导致糖/盐皮质激素减少，旁路途径活跃，导致相应的症候群。酶缺陷导致前体物质去氧皮质酮增加，去氧皮质酮通过激活盐皮质激素受体，导致高血压。糖皮质激素减少，促肾上腺皮质激素释放激素增加，ACTH 升高，导致肾上腺皮质增生。常见的酶缺陷包括 21-羟化酶、11β-羟化酶、17α-羟化酶等，而以高血压就诊的患者中 11β-羟化酶、17α-羟化酶缺乏多见。

1. 21-羟化酶缺乏症　21-羟化酶缺乏症（21-OHD）由 *CYP21A2* 基因突变导致，是 CAH 最常见原因，占 CAH 的 90%~95%。21-OHD 分为经典型、单纯男性化型和非经典型。经典型患者由于严重 21-羟化酶缺乏，在出生前性别发育的关键时期受到影响，出生时外生殖器不易辨认性别，伴有严重水、电解质紊乱。单纯男性化型是 21-羟化酶不完全缺乏所致，女性出现男性化、男性出现假性性早熟，无严重水、电解质紊乱。而非经典型是 21-羟化酶轻微缺乏所致，常无症状或表现雄激素过量引起的相应症状，男童阴毛早现、性早熟、生长加速、骨龄提前，而女童可出现初潮延迟、原发性闭经、多毛症及不育症等。治疗上主要为糖皮质激素、盐皮质激素替代治疗，治疗期间应进行定期临床评估，在青春发育期可用性激素替代治疗。约有 6.6%的患者在其后病程中出现高血压表型，高于同年龄儿童中高血压发病率。

2. 11β-羟化酶缺乏症　11β-羟化酶缺乏症（11β-OHD）是由 *CYP11B1* 基因突变导致的，以低肾素性高血压、低血钾、高雄激素血症所致的男性性早熟和女性假两性畸形等为临床特征，它占 CAH 的 5%~8%。11β-羟化酶缺乏导致去氧皮质酮堆积，雄激素分泌增多。11β-OHD 根据临床表型分为经典型和非经典型，其中经典型发病率较非经典型高，且患者病情更重。经典型 11β-OHD 的女性患者表现为假两性畸形，外生殖器不易辨认，因而女婴出生时常常被误认为男婴，但内生殖器正常。男性和女性患者均表现为第二性征发育过早，儿童期身高增长快速但成年期身高偏矮，约 2/3 的患者存在高血压。与经典型不同，非经典型 11β-OHD 的女性通常外生殖器正常，但随着年龄增加，可能会出现多毛和月经失调。非经典型 11β-OHD 的男性除了身高偏矮通常无典型特征或症状。该病可通过对 *CYP11B1* 进行基因检测发现纯合致病突变或复合杂合突变可确诊。糖皮质激素是治疗 11β-OHD 的主要药物，剂量应维持在能充分抑制雄性激素、控制男性化症状、保持正常生长的最小剂量。

3. 17α-羟化酶缺乏症 17α-羟化酶缺乏症（17α-OHD）由 *CYP17A1* 基因突变导致，17α-羟化酶缺乏后醛固酮、去氧皮质酮分泌增多，性激素分泌不足，血浆皮质醇水平下降，促性腺激素分泌增加，临床可见青春期第二性征发育不良，原发性闭经，无阴毛和腋毛生长，骨龄落后，早发高血压等。生化检查提示血肾素活性降低、低血钾。外源性糖皮质激素（氢化可的松 10~20 mg，每天 2 次）通过抑制过多的 ACTH 形成和去氧皮质酮形成可有效治疗皮质醇缺乏，使血压易于控制。限盐、小剂量螺内酯可纠正低钾，钙通道阻滞药降压有效，血管紧张素转换酶抑制剂无效。

4. 家族性糖皮质激素抵抗（familial glucocorticoid resistance，FGR） 糖皮质激素由肾上腺皮质束状带细胞合成和分泌，正常人体肾上腺每天可分泌 15~25 mg 皮质醇。不同个体对激素反应并不一致，有少数患者表现为对糖皮质激素反应性明显降低甚至全无反应，即为糖皮质激素抵抗。该疾病根据突变类型表现为常染色体显性或隐性遗传，由编码糖皮质激素受体的基因 *NR3C1* 突变导致，缺陷的糖皮质激素受体对皮质醇的敏感性降低，通过下游反馈通路使得 ACTH 增多，增加皮质醇的合成，因而远端肾小管细胞的皮质醇增多，无法被 11β-HSD Ⅱ 完全降解，残留的胞内皮质醇参与激活盐皮质激素受体，同时 ACTH 增多导致具有盐皮质激素作用的前体物质（去氧皮质酮、皮质酮）增多，激活盐皮质激素受体，导致高血压。

FGR 的明显临床特征是血浆皮质醇显著升高，但没有 Cushing 综合征表现。本病患者雄激素增多，表现为女性男性化，男性假性早熟。并且常伴随有盐皮质激素过多所致的高血压、低钾血症、代谢性碱中毒等。小剂量（0.75~1 mg，每天 1 次）地塞米松治疗可通过抑制 ACTH 缓解症状。

单基因致病性高血压的分子机制显示，水、钠代谢在人体血压调节中起着至关重要的作用。目前，这些疾病临床诊断的主要线索包括青年发病、家族史、电解质和酸碱紊乱、药物反应。但近期研究证实，相当多的患者可为较隐匿起病，高血压水平为轻、中度，可不发生电解质紊乱，血、尿检验结果经常不典型，传统诊断手法已难以进行准确的鉴别和诊断。遗传学研究为这些疾病的诊断提供了新途径，无论临床表现典型与否，都可以精准地对各种单基因致病性高血压进行鉴别诊断，为个体化治疗提供基础。同时，筛查家族成员，发现携带者，为早期干预、减少高血压并发症争取时间。此外，明确突变基因后，还可以进行产前诊断和试管婴儿的植入前筛选，通过遗传阻断从根本上杜绝疾病向后代传递。

参考文献

[1] Sahay M, Sahay RK. Low renin hypertension. Indian J Endocrinol Metab, 2012, 16 (5): 728-739.

[2] Wilson FH, Disse-Nicodeme S, Choate KA, et al. Human hypertension caused by mu tat ions in WNK kinases. Science, 2001, 293 (55321): 1107-1112.

[3] Xie J, Craig L, Cobb MH, et al. Role of with-no-lysine kinases in the pathogenesis of Gordon's syndrome. Pediatr Nephrol, 2006, 21 (9): 1231-1236.

[4] Morineau G, Sulmont V, Salomon R, et al. Apparent mineralocorticoid excess: report of six new cases and extensive personal experience. J Am Soc Nephrol, 2006, 17 (11): 3176-3184.

[5] McMahon GT, Dluhy RG. Glucocorticoidremedi-ablebaldosteronism. Cardiol Rev, 2004, 12 (1): 44-48.

[6] Stowasser M, Gordon RD, Tunny TJ, et al. Familial hyperaldosteronism type II: five families with a new variety of primary aldosteronism. Clin Exp Pharmacol Physiol, 1992, 19 (5): 319-322.

[7] Mulatero P, Tauber P, Zennaro MC, et al. KCNJ5 mutations in European families with nonglucocorticoid remediable familial hyperaldosteronism. Hypertension, 2012, 59 (2): 235-240.

[8] Choi M, Scholl UI, Yue P, et al. K^+ channel mutations in adrenal aldosterone-producing adenomas and hereditary hypertension. Science, 2011, 331 (6018): 768-772.

[9] Geller DS, Farhi A, Pinkerton N, et al. Activating mineralocorticoid receptor mutation in hypertension exacerbated by pregnancy. Science, 2000, 289 (5476): 119-123.

[10] Fernando M, Mansego ML, Escudero JC, et al. Association of a mineralocorticoid receptor gene polymorphism with hypertension in a Spanish population. Am J Hypertens, 2009, 22 (6): 649-655.

[11] Marumudi E, Khadgawat R, Surana V, et al. Diagnosis and management of classical congenital adrenal hyperplasia. Steroids, 2013, 78 (8): 741-746.

[12] Nebesio TD, Eugster EA. Observation of hypertension in children with 21 - hydroxylase deficiency: a preliminary report. Endocrine, 2006, 30 (3): 279-282.

[13] Simonetti GD, Mohaupt MG, Bianchetti MG. Monogenic forms of hypertension. Eur J Pediatr, 2012, 171 (10): 1433-1439.

[14] Kino T, Vottero A, Charmandari E, et al. Familial/sporadic glucocorticoid resistance syndrome and hypertension. Ann N Y Acad Sci, 2002, 970 (1): 101-111.

CME TEXTBOOKS NATIONAL PROJECT

高盐与血压和心血管疾病的关系

第18章

韩伟中
山东省立医院

高血压及其导致的心血管疾病已经成为我国人群死亡的首要原因，占全死因的32%并导致13%的伤残调整生命年损失。高血压增加患心血管疾病的风险，是脑卒中和慢性肾病的主要危险因素。高血压及其相关并发症已经在世界范围内造成巨大的社会、经济压力，高血压所造成的冠状动脉粥样硬化性心脏病和脑卒中也是直接的经济负担。高盐饮食是导致以高血压为代表的心血管疾病的一项重要危险因素，尤其是对于我国居民这一高盐敏感人群更是如此。

多年来一系列流行病学调查和临床试验均证实，食盐摄入水平与人群血压水平、高血压患病率和心血管风险息息相关。因此准确评估日常生活中钠摄入量显得极为重要，尤其是对于高血压、糖尿病和动脉粥样硬化性疾病患者。目前计算饮食中钠、钾摄入量的方法主要有膳食回顾调查法和24小时留尿法两种，点尿法作为一种新的评估方法在我国也有一定的临床应用。目前普遍认为评估饮食中钠摄入量的金标准是24小时留尿法，有研究者对两种方法进行比较后发现，采用膳食回顾调查法常常容易低估全部摄入盐量的30%~50%。但24小时留尿法最大缺陷就是由于留取过程繁琐不便导致的尿液收集不完全，从而可能影响钠的计算。点尿法相比之下简单易行，但它最后的结果依赖公式的换算，在可靠性和代表性上有所欠缺。不同的食盐摄入测定方法各有利弊，可能对最终的试验结论产生不同乃至颠覆性的影响，从而影响整个研究结论的准确性和可靠性，需要在评价一项试验时仔细辨别。

一、高盐摄入与高血压

近30年来，已完成的大量流行病学调查和临床观察均提示饮食中盐摄入量与血压水平和高血压发病率关系密切。20世纪80年代中期进行的INTERSALT研究是一项在32个国家52个地区进行的，入选人数达到10 079例的大型、多中心、国际合作研究。INTERSALT研究采用24小时留尿测定尿钠排泄来计算每日食盐摄入量，该研究第一个证实了随着盐摄入量（以24小时尿钠计算）增加，人群和个体的血压水平和高血压患病率逐渐升高。2008年在我国台湾地区居民中进行的一项盐与高血压的前瞻性队列研究，共纳入1520名当地居民，平均随访7.93年，结果发现，高尿钠组（248±72 mmol/24 h）比低尿钠组（60±17 mmol/24 h）高血压发病风险增加2.43倍。

随后一系列的随机、双盲、对照试验显示，降低饮食中食盐摄入可有效降低血压水平。高血压预防试验（trials of hypertension prevention，TOHP）为非药物治疗的干预试验。TOHP包括1987至1990年的TOHP Ⅰ期和1990至1995年的TOHP Ⅱ期两个阶段。受试者为年龄在30~54岁的成年高血压前期患者，通过电话和信函进行为期10~15年的长期中心随访。主要观察指标为心血管疾病，包括心肌梗死、脑卒中、冠状动脉血运重建或心血管性死亡。TOHP Ⅰ期试验的 744 名受试者和 TOHP Ⅱ期试验的 2382 名受试者被随机分配接受限盐干预或作为对照。干预组钠盐摄入的净减少量分别为 44 mmol/24h 和 33 mmol/24h。收缩压和舒张压分别下降 1. 2 mmHg 和 0. 7 mmHg，收缩压下降差异具有统计学意义。对试验地点、年龄、种族和性别进行校正后，干预组的心血管事件风险下降 25% ［相对（*RR*）>0. 75，*P*=0. 04］，在进一步对基线钠盐排泄和体重进行校正后，心血管事件风险下降 30%。

另一项著名研究为美国 DASH 试验。DASH 试验是生活方式调整在预防和治疗高血压中的作用。1997 年发表了第一个 DASH 试验结果，共入选了 459 名成年美国人，其中 27%患有高血压，但均未服用降压药。所有受试者被随机分为 3 组，即对照组、富含水果和蔬菜饮食组和 DASH 饮食组。试验发现与对照组比较，第二组和 DASH 组血压都有显著下降，但 DASH 饮食组更加明显，尤其是对高血压患者血压下降 11. 4/5. 5 mmHg（*P*<0. 01）。2001 年发表了第二个 DASH 试验，又称 DASH-钠试验（DASH-sodium trial）。该试验纳入了 412 名受试者，其中 41%有高血压。他们被随机分为对照组和 DASH 饮食组，两组再被随机分为高钠组、中钠组和低钠组，每日饮食分别含钠 3300 mg、2400 mg 和 1600 mg。结果发现，不论对照组还是 DASH 饮食组，只要减少钠的摄入均可以降低血压。但 DASH 饮食结合低钠与其他组比较能更好地降低血压 8. 9/4. 5 mmHg（*P*<0. 01）。

相似的，一系列 meta 分析也显示，限盐可以显著降低血压水平。He 等在一项纳入 34 个中度限盐临床试验，共 3230 名受试者的 meta 分析发现，24 小时尿钠排泄每减少 75 mmol（相当于每天减少盐摄入 4. 4 g），收缩压可以平均下降 4. 18 mmHg［95%可信区间（*CI*）-5. 18～-3. 18，I^2=75%］，舒张压可以平均下降 2. 06 mmHg（95%*CI* -2. 67～-1. 45，I^2=75%）。在调整了种族、年龄和基线状态后，尿钠排泄每下降 100 mmol/d（对应盐摄入量为 6 g），收缩压可以下降 5. 8 mmHg。亚组分析显示，在高血压人群中限盐可降低收缩压 5. 39 mmHg（95%*CI* -6. 62～-4. 15，I^2=61%），舒张压下降 2. 82 mmHg（95% *CI* -3. 54～-2. 11，I^2=52%）；正常血压人群收缩压可以下降 2. 42 mmHg（95% *CI* -3. 56～-1. 29，I^2=66%），舒张压可以下降 1. 00 mmHg（95% *CI* -1. 85～-0. 15，I^2=66%）。同时研究还发现，限盐可以轻度升高肾素活性、醛固酮水平和去甲肾上腺素水平，对血脂水平无明显影响。这些研究都进一步支持应该通过限制钠盐摄入进一步降低人群血压水平。这些观察发现尿钠排泄减少与血压水平下降明显相关，这都提示我们若能在人群中进一步降低盐摄入量必定能带来更大程度地降低血压。

二、高盐与心血管疾病和风险

早在 2003 年世界卫生组织（WHO）就建议成人每天钠摄入量应当<2. 0 g，相当于盐 5 g/d。2010 年美国农业部与美国卫生和公共服务部联合发表声明，建议非洲裔美国人，年龄>51 岁人群，和患高血压、糖尿病和慢性肾病患者群每天钠摄入量<1. 5 g，其他人群每天钠摄入量<2. 3 g。而 2011 年美国心脏协会（AHA）也发表声明，建议全体美国人每天钠摄入量<1. 5 g。各国推出的一系列限制钠盐摄入政策最终都是为了减少心血管疾病的发病和死亡。大量的流行病学研究、移民研究、人群干预试验、基因研究和动物实验都为减盐降低心血管风险提供了证据。

早在半个多世纪前，Meneely 等在动物实验中发现，食物中盐含量的高低与大鼠寿命长短呈剂量负相关，即食物中钠含量越高，饲养的大鼠寿命越短，在高盐饮食中补充钾含量则可以延缓这种效应。此外动物实验还观察到，过量 Na^+ 的摄入可以导致左、右心室的肥厚和纤维化、冠状动脉周围纤维化和收缩功能下降，这些变化与人类心血管疾病的病理生理改变在很多方面是相似的。

Cook 等对美国 2275 名当地居民平均随访了 10~15 年，期间每人平均留取 3~7 次 24 小时尿标本，并记录发生心、脑血管事件情况，包括脑卒中、心肌梗死、冠状动脉血管重建和因心血管事件死亡人数。趋势分析显示，在尿钠和尿钾四分位数 *RR* 比较中，尿钠分位越高及尿钾分位越低者，临床心、脑血管事件的风险越高。而以尿钠钾比值为标准的趋势分析则提示，心、脑血管事件的发生差异有统计学意义（$P=0.04$）。过高的尿钠钾比值能够显著增加心血管不良事件风险。Chang 等在我国台湾地区退伍军人中进行了一项随机、对照、干预试验，共 1982 名受试者入选，该试验共经历 4 年，结果发现，限盐组的心血管疾病相关死亡率为 1.31%，明显低于非限盐组的 2.05%，并且限盐组生存时间比非限盐组长 0.3~0.9 年，医疗费用每年可减少 426 美元。因此，限制食盐摄入可能通过减少心血管事件，降低心血管死亡率，为人群带来长期获益。

Taylor 等进行了一项限盐与心血管病、脑卒中和全因死亡率的 meta 分析，共纳入 7 项临床试验 6250 名参与者，随访至少半年以上。这 7 项试验，3 项在正常人群进行，3 项在高血压人群中进行，1 项在心力衰竭人群中进行的限盐试验，分析结果发现，限盐并未能够降低上述疾病风险。随后 He 等把心力衰竭人群排除，对剩余的 6 项试验合并进行分析后发现，心血管事件和脑卒中风险下降了 20%。仔细比较后发现，在此前入组的心力衰竭人群是 232 名严重心功能不全的住院患者，这些患者接受的是积极的药物治疗，包括呋塞米（250~500 mg，每天 2 次）、血管紧张素转换酶抑制剂（ACEI）（100%）、螺内酯（87%）。在如此大量药物应用下普遍存在低血钠的情况，在此基础之上进行严格的限盐试验，很可能增加心血管死亡率。以上几项临床研究显示，限制饮食中盐的摄入不仅具有降压作用，还有可能减少心血管事件风险，减轻肾、血管等靶器官损害，为临床限盐提供了充分的依据。

而近几年关于限盐与心血管风险和死亡的关系的争议甚嚣尘上，几项新的随访试验和荟萃分析对限盐的远期效果提出了质疑。其中一项芬兰随访研究和长期单独使用替米沙坦与雷米普利联合应用的全球终点试验（ongoing telmisartan alone and in combination with ramipril global endpoint trial，ONTARGET）/替米沙坦用于治疗对 ACEI 不耐受心血管病患者的随机临床研究（telmisartan randomized assessment study in ACE intolerant subjects with cardiovascular disease，TRANSEND）发现钠摄入量与心血管发病率、死亡率呈“J”形曲线；另外 2 项研究则提示尿钠排泄量与心血管死亡率呈负相关。2011 年一项纳入 2807 名芬兰 1 型糖尿病人群的研究，平均随访 10 年，评估 24 小时尿钠与全因死亡率的关系。结果发现，对于 75%的样本而言，尿钠排泄量与全因死亡率呈直接剂量相关，但是对于低尿钠排泄（50~75 mmol/d）的人群而言，死亡率反而出现上升。这种结果可能有以下原因：该研究采用留取 1 次 24 小时尿标本来计算整个人群如此长时间的钠摄入量，可能存在误差；其次这项研究没有报告受试者的心血管疾病和脑卒中的死亡率，以及非致命性脑卒中和心血管事件；最后，整个入组人群基线年龄只有 39 岁，但平均糖尿病病史为20 年，有 47%的人有高血压，30%的人有微量甚至大量蛋白尿，还有 12%的人肾小球滤过率<60 ml/(min · 1.73 m^2)，在如此高危患者中死亡率的增加很可能是疾病最终发展的结果，而非低盐摄入导致。ONTARGET/TRANSEND 亦存在不少瑕疵：它采用留取点尿标本来评估 24 小时尿钠排泄，这显然不够准确、可靠；另外该研究没有专门设计收集有关盐与心血管疾病或脑卒中的混杂因素，可能导致混杂残留。在另外 2 项尿钠与心血管死亡率呈负相关的研究中，也出现了因果倒置、统计学方法不恰当、尿钠评估不准确等问题，使最终的试验结论受到质疑。正如 O'donnell 等指出，目前限盐的争议主要集中在低盐摄入人群（<4~5 g/d）是否有必要进一步降低摄入量，对于高盐摄入人群（>6 g/d）减少钠的摄入量是毫无争议的。这些证据都不足以改变我们在广大人群中进行减少食盐摄入的政策，尤其是我国盐摄入水平明显偏高。

三、展　望

与美国等西方国家一样，我国心血管疾病快速增长的原因主要是生活行为方式改变和危险因素的存在。据 2014 年中国心血管疾病报告，我国心血管疾病患病率处于持续上升阶段，估计全国有心血管疾病患者 2.9 亿，其中高血压患者 2.7 亿，脑卒中患者至少 700 万，心肌梗死患者 250 万，心力衰竭患者 450 万，每 5 名成人中有 1 名患心血管病。中国每年由于血压升高而导致的过早死亡人数高达 200 万，每年直接医疗费用达 366 亿元人民币。因此，对危险因素的初始预防和一级预防具有非常大的重要性和紧迫性。正如本文所示，进一步限制饮食中食盐摄入，控制高血压，减少心血管疾病的发生率和死亡率；同时结合限制吸烟、超重或肥胖、高脂肪的不合理膳食，增加身体活动等体育锻炼，是遏制我国心血管疾病大流行的主要途径。

参考文献

[1] 陈伟伟，高润霖，刘力生，等. 中国心血管报告 2014. 中国循环杂志，2015，30（7）：617-622.

[2] 翟屹，胡建平，孔灵芝，等. 中国居民高血压造成冠状动脉粥样硬化性心脏病和脑卒中的经济负担研究. 中华预防医学杂志，2006，27（9）：744-747.

[3] Bentley B. A review of methods to measure dietary sodium intake. J Cardiovasc Nurs，2006，21（1）：63-67.

[4] Leiba A，Vald A，Peleg E，et al. Does dietary recall adequately assess sodium，potassium，and calcium intake in hypertensive patients? Nutrition，2005，21（4）：462-466.

[5] Weizhong Han，Ningling Sun，Yuanyuan Chen，et al. Validation of the spot urine in evaluating 24-hour sodium excretion in Chinese hypertension patients. Am J Hypertens，2015，28（11）：1368-1375.

[6] 侯萌，牟建军. 盐摄入量的测量方法、应用与评价. 中华高血压杂志，2014，22（9）：827-829.

[7] Intersalt Cooperative Research Group. Intersalt：an international study of electrolyte excretion and blood pressure. Results for 24 hour urinary sodium and potassium excretion. BMJ，1988，297（6644）：319-328.

[8] Elliott P，Stamler J，Nichols R，et al. Intersalt revisited：further analyses of 24 hour sodium excretion and blood pressure within and across populations. BMJ，1996，312（7041）：1249-1253.

[9] Chien KL，Hsu HC，Chen PC，et al. Urinary sodium and potassium excretion and risk of hypertension in Chinese：report from a community-based cohort study in Taiwan. J Hypertens，2008，26（9）：1750-1756.

[10] Whelton PK，Kumanyika SK，Cook NR，et al. Efficacy of nonpharmacologic interventions in adult s with high-normal blood pressure：results from phase 1 of the Trials of Hypertension Prevention. Trials of Hypertension Prevention Collaborative Research Group. Am J Clin Nutr，1997，65（2 Suppl）：S652-S660.

[11] Hebert PR，Bolt RJ，Borhani NO，et al. Design of a multicenter trial to evaluate long-term life style intervention in adults with high-normal blood pressure levels Trials of Hypertension Prevention（phase II）. Trials of Hypertension Prevention（TOHP）Collaborative Research Group. Ann Epidemiol，1995，5（2）：130-139.

[12] Cook NR，Cutler JA，Obarzanek E，et al. Long term effects of dietary sodium reduction on cardiovascular disease outcomes：observational follow-up of the trials of hypertension prevention（TOHP）. BMJ，2007，334（7599）：885-888.

[13] Appel LJ，Moore TJ，Obarzanek E，et al. A clinical trial of the effects of dietary patterns on blood pressure. DASH Collaborative Research Group. N Engl J Med，1997，336（16）：1117-1124.

[14] Sacks FM，Svetkey LP，Vollmer WM，et al. Effects on blood pressure of reduced dietary sodium

and the Dietary Approaches to Stop Hypertension (DASH) diet. DASH-Sodium Collaborative Research Group. N Engl J Med, 2001, 344 (1): 3-10.

[15] He FJ, Li J, Macgregor GA. Effect of longer term modest salt reduction on blood pressure: Cochrane systematic review and meta-analysis of randomised trials. BMJ, 2013, 346: f1325.

[16] 韩伟中, 孙宁玲. 高血压人群中 24h 尿钠钾水平与血压和动脉僵硬度的关系. 中华高血压杂志, 2012, 20 (8): 745-750.

[17] Appel LJ, Frohlich ED, Hall JE, et al. The importance of population-wide sodium reduction as a means to prevent cardiovascular disease and stroke: a call for action from the American Heart Association. Circulation, 2011, 123: 1138-1143.

[18] Meneely GR, Ball CO. Experimental epidemiology of chronic sodium chloride toxicity and the protective effect of potassium chloride. Am J Med, 1958, 25 (5): 713-725.

[19] Frohlich ED, Susic D. Sodium and its multiorgan targets. Circulation, 2011, 124 (17): 1882-1885.

[20] Cook NR, Obarzanek E, Cutler JA, et al. Joint effects of sodium and potassium intake on subsequent cardiovascular disease: the Trials of Hypertension Prevention follow-up study. Arch Intern Med, 2009, 169 (1): 32-40.

[21] Chang HY, Hu YW, Yue CS, et al. Effect of potassium-enriched salt on cardiovascular mortality and medical expenses of elderly men. Am J Clin Nutr, 2006, 83 (6): 1289-1296.

[22] Taylor RS, Ashton KE, Moxham T, et al. Reduced dietary salt for the prevention of cardiovascular disease: a meta-analysis of randomized controlled trials (Cochrane review). Am J Hypertens, 2011, 24 (8): 843-853.

[23] He FJ, MacGregor GA. Salt reduction lowers cardiovascular risk: meta-analysis of outcome trials. Lancet, 2011, 378 (9789): 380-382.

[24] Thomas MC, Moran J, Forsblom C, et al. The association between dietary sodium intake, ESRD, and all-cause mortality in patients with type 1 diabetes. Diabetes Care, 2011, 34 (4): 861-866.

[25] O'Donnell MJ, Yusuf S, Mente A, et al. Urinary sodium and potassium excretion and risk of cardiovascular events. JAMA, 2011, 306 (20): 2229-2238.

[26] Ekinci EI, Clarke S, Thomas MC, et al. Dietary salt intake and mortality in patients with type 2 diabetes. Diabetes Care, 2011, 34 (3): 703-709.

[27] Stolarz-Skrzypek K, Kuznetsova T, Thijs L, et al. Fatal and nonfatal outcomes, incidence of hypertension, and blood pressure changes in relation to urinary sodium excretion. JAMA, 2011, 305 (17): 1777-1785.

[28] Whelton PK, Appel LJ, Sacco RL, et al. Sodium, blood pressure, and cardiovascular disease: further evidence supporting the American Heart Association sodium reduction recommendations. Circulation, 2012, 126 (24): 2880-2889.

[29] O'Donnell MJ, Mente A, Smyth A, et al. Salt intake and cardiovascular disease: why are the data inconsistent? Eur Heart J, 2013, 34 (14): 1034-1040.

CME TEXTBOOKS NATIONAL PROJECT

盐摄入量的评估方法

第 19 章

张志丽
首都医科大学附属北京同仁医院

原发性高血压已成为威胁群众生命健康的公共卫生问题，是心、脑血管的重要危险因素。高血压的发生受到遗传因素及环境因素的共同作用。在环境因素中，高盐摄入被认为是最重要、最关键的因素之一。著名的 INTERSALT 证实，个体盐摄入与血压显著相关，24 小时钠排泄量（反映钠摄入量）每减少 100 mmol（相当于盐 6 g/d），收缩压和舒张压分别下降 6.0 mmHg 和2.5 mmHg。

中国人普遍盐摄入超标。我国大部分地区人均盐摄入量>12 g/d，北方人可达 12~18 g/d，明显高于世界卫生组织应<5 g/d 的推荐。高盐摄入与心、脑血管事件的发生率和病死率以及心室肥厚、肾损害等靶器官损害密切相关。但盐摄入量的评估及限盐行动在我国仍有较多限制。在临床工作中，患者对高盐摄入的危害及低盐饮食认识不够，医生很少评估高血压患者的食盐摄入情况，缺乏便利、有效且客观的盐摄入评估方法。评估盐摄入量的方法主要以下几种。

一、基于饮食中钠含量的测定

基于饮食中钠含量的测定是通过对研究对象每天进餐次数、摄入食物种类和数量进行调查，再根据食物成分表计算每人每天的盐摄入量。

1. 24 小时膳食回顾法 24 小时膳食回顾法是通过研究对象提供的前 1 天或 24 小时内确切的食物摄入量相关信息，归纳其盐摄入量。最常见的回顾方法为食物频率法问卷调查（food-frequency questionnaire，FFQ），可根据调查地区的膳食结构调整食物种类及项目。24 小时膳食回顾法拥有速度快、成本低、依从性好等优点，故为目前最常用的膳食调查法，但其缺点为研究对象提供信息的准确性难以保证、单日饮食结果不全面、对调查者要求高。有研究称，缺少称重仪等辅助工具时，一般专业人员实施的 24 小时膳食回顾法，往往难以获得理想的评估数据。

对于以家庭饮食为主的研究对象，可以通过调查调味品的消耗量来评估盐摄入量。食物中盐的摄入量主要来自盐，其次是酱油，还包括其他调味品如酱类、味精、腐乳、咸菜等。询问研究对象全家平均每月的主要调味品的消费量。根据中国食物成分表计算出家庭 1 个月内钠的摄入量，换算成氯化钠的量。根据研究对象在家饮食的频率及一起就餐的人数计算每人每天的食盐摄入量。

2. 膳食记录法 膳食记录法指研究对象从调查日起，将 1 天或多天的饮食情况（包括非调味品食物和调味品）详细记录，研究者将其折算为盐摄入量的调查方法。调查时间可根据研究需要决定，多日连续记录可减小日间变异。该方法为前瞻性调查，进食前直接记录饮食种类及分量，根据食物成分表将其转换为盐摄入量，故结果较准确，缺点在于方法过于严谨，研究对象的依从性差，食物分量的误报也很常见。

3. 称重法和进餐前测量法 连续 3 天（包括 2 个工作日和 1 个休息日）称量研究对象家庭调味品（包括食盐、味精、酱油、酱类、腐乳、咸菜等）的消费量。调查第 1 天对家中所有现存调味品称重、记录，之后每天称取新购进的调味品的量，同时称量、记录废弃的调味品的量，3 天后称取家中所有调味品的剩余量，由此得出家庭 3 天内的调味品消耗量。将调味品按照食物成分表折算出钠的消费量，换算成盐消费量，根据全家总人数可得到每人日均食盐摄入量。此方法准确、可靠，但操作十分复杂，需要专业人员参与，不适于大规模调查。

二、基于尿钠排泄量的测定

尿钠测定的方法包括 24 小时尿钠测定，夜尿/晨尿，点尿（包括晨起第二次尿、随机尿等）的尿钠测定。

1. 24 小时尿钠测定法 目前检测 24 小时尿液中钠的含量是最可靠和准确的方法。正常情况下，人体 95%的钠随尿排出，其余部分经汗液、唾液和胃肠道排泄，因此 24 小时尿钠排泄量能较好代表当日钠摄入量。但个体每天盐摄入量不等，应用单次 24 小时尿钠量预测盐摄入量并不恰当。有研究称，单日 24 小时尿钠比 3 日平均 24 小时尿钠测定低估 40%～50%的盐摄入。24 小时尿液收集测定不方便，过程繁琐，存在诸多不便，常因收集的方法不正确影响结果的准确性。因此，需要一种简单易行而且量化的检测手段，指导人们进行膳食结构的调整。已有多个研究对留取 24 小时尿钠标本的替代方法做出探索。

2. 夜尿或晨尿预测法 夜尿或晨尿指留取研究对象夜间（多为 8 小时）的尿标本检测尿钠，分析其与 24 小时尿钠的相关性。已有多项研究证明，夜间钠排泄与 24 小时尿钠的相关性较好，见表 4-19-1。2013 年 Cohall 等纳入巴巴多斯岛 30 个健康的加勒比黑人，分别比较夜间 12 小时尿钠、日间 12 小时尿钠等与 24 小时尿钠相关性，其中前者相关性最好（$r=0.786$，$P<0.001$）。早在 2002 年，Kamata 等通过夜尿尿钠、肌酐的排泄与 24 小时尿肌酐预测值估算预测 24 小时尿钠，24 小时预测尿肌酐由体重及机体脂肪量计算得出。具体公式如下。

$$\text{Male: } e\text{-}24HUNa=0.634\times(Na_n/Cr_n)\times PrUCr_{24}+104.7$$
$$PrUCr_{24}=0.027\times LBM$$
$$\text{Female: } e\text{-}24HUNa=0.682\times(Na_n/Cr_n)\times PrUCr_{24}+62.6$$
$$PrUCr_{24}=0.022\times LBM$$
$$LBM=\text{体重}-\text{脂肪重量}$$

注：*Male*，男性；*Female*，女性；*e-24HUNa*，预测的 24 小时尿钠，单位 mmol/d；Na_n，夜尿尿钠；Cr_n：夜尿尿肌酐，单位 mmol/L；$PrUCr_{24}$，预测的 24 小时尿肌酐，单位 g/d；*LBM*，去脂体重，单位 kg

但夜尿预测 24 小时尿钠仍存在一定局限性，如有研究显示，夜间尿钠排泄较日间降低约 20%，因此单纯测夜间尿钠排泄会大大低估盐摄入量，且夜尿检测方法仍需收集和保存约 8 小时的尿标本，方法仍较繁琐，故后续研究较少应用该方法进行预测。

表 4-19-1　夜间尿钠排泄在一般人群与 24 小时尿钠的相关性研究

作者（时间）	国家	人群	样本数（例）	年龄	持续时间	平均尿钠		相关系数
						24 小时尿钠（mmol/L）	夜尿尿钠（mmol/L）	
Liu 等（1976）	美国	商务和行政人员、志愿者	116	30~40	4 d	165~183	45~57	0.772
Yamori 等（1982）	日本	健康志愿者、农民和渔民	男 39，女 44	30~50	1 d	农民 202，渔民 198	-	0.419
Luft 等（1982）	美国	大学生和职员	白人：男 12，女 10 黑人：男 14，女 7	19~54	15 d	139	28	0.22
Liu 等（1986）	中国	健康医生和技术人员	49	30~50	3 m 内 6 次	262	110	0.94
Liu 等（1987）	中国	血压正常的专业人员	男 50	27~50	10 d	260	109~122	0.92
He 等（1993）	中国	血压正常的男人	农民 30 郊区居民 33	19~55	3 d	147（d1） 155（d2） 165（d3）	38 41 43	0.843
Pan 等（1994）	中国	研究人员	男 21，女 19	24	1 m	151	31	0.6（1 d）
Kamata 等（2002）	日本	健康成人	男 71， 女 78	35 49	-	-	-	0.59 0.67
Yamasue 等（2006）	日本	健康成人	男 70，女 154	53	21~66 d	-	-	0.72

注：d，天；m，月；-，未提供

3. 点尿预测法　前文已经介绍，24 小时尿钠和夜尿收集均不便利，临床上需要一种能从日常单次所收集尿液中简便易行地连续地评估钠排泄的检测方法。1982 年，Kawasaki 等研究晨尿尿钠与 24 小时尿钠的关系，研究中调查了 242 个健康人，收集连续 3 天 24 小时尿和晨尿标本，晨尿指晨起 4 小时内（早餐前）第二次尿标本（second morning voiding urine sample，SMU），以上标本均进行尿钠分析后取每日平均值，结果显示，晨尿和 24 小时尿钠的相关性为 0.47，两者 3 天均值的相关性为 0.624。排除晨尿肌酐变异系数大于 20%的标本，晨尿尿钠和 24 小时尿钠的相关性可达 0.725。后续研究发现，24 小时尿钠/24 小时尿肌酐与点尿尿钠/尿肌酐成正比。1993 年，Kawasaki 等研究了 159 个健康志愿者，分别检测连续 3~5 日的平均 24 小时尿钠、24 小时尿肌酐、晨尿尿钠、晨尿尿肌酐，得出应用晨尿标本估算 24 小时尿钠值的方法，公式如下。

$$e\text{-}24HUNa = 16.3 \times (Na_{SMU}/Cr_{SMU} \times PrUCr_{24})^{0.5}$$

$$\text{Male: } PrUCr_{24} = 15.12 \times 体重 + 7.39 \times 身高 - 12.63 \times 年龄 - 79.9$$

$$\text{Female: } PrUCr_{24} = 8.58 \times 体重 + 5.09 \times 身高 - 4.72 \times 年龄 - 74.95$$

注：*Male*，男性；*Female*，女性；*e-24HUNa*，预测的 24 小时尿钠，单位 mmol/d；Na_{SMU}，SMU 标本尿钠；Cr_{SMU}，SMU 标本尿肌酐，单位 mmol/L；$PrUCr_{24}$，预测的 24 小时尿肌酐，单位 g/d；体重单位，kg；身高单位，cm

目前已有多项研究证实，日本的 Kawasaki 公式在健康人群和高血压人群中的准确性和可靠性均较理想，并适用于应用降压药物的人群。公式 1 是以盐摄入约 7 g/d 人群为研究对象，Kawamura

等分别在盐摄入 6、10、15 g 人群中分别进行验证，证明该公式均有较好的一致性。但这种方法也有一定局限性，即对标本要求较严格，须留取清晨空腹早餐前的第二次尿。

如能用随机尿标本估测钠摄入量，将大大提升检测的简便性。1994 年，Costa 等调查了巴西南里奥格兰德市 611 名健康志愿者，以随机尿标本代替 24 小时尿评估尿钠排泄水平，结果显示，点尿和 24 小时尿呈弱的正相关（$r=0.28$；$P<0.05$）。2002 年，日本 Tanaka 等则是利用 INTERSALT 人群（n=591）尿电解质资料，分析随机尿与 24 小时尿的尿钠/肌酐的相关系数为 0.65，并以此为基础推算出以随机尿样本尿钠/肌酐来估算 24 小时尿钠值的公式，具体如下。

$$e-24HUNa=21.98\times Na_R/Cr_R\times PrUCr_{24}$$

$$PrUCr_{24}=14.89\times 体重+16.14\times 身高-2.04\times 年龄-2244.45$$

注：$e-24HUNa$，预测的 24 小时尿钠，单位 mmol/d；Na_R，随机尿标本尿钠；Cr_R，随机尿标本尿肌酐，单位 mmol/L；$PrUCr_{24}$，预测的 24 小时尿肌酐，单位 g/d；体重单位，kg；身高单位，cm

有研究证明，在肾病患者中，应用公式 2 验证随机尿预测 24 小时尿钠的方法，准确度满意，尤其适用于 eGFR<30 ml/（min·1.73m^2）的患者。但部分研究者认为，随机尿适用于评估人群整体平均盐摄入量，对个体来说，此法预测的 24 小时尿钠与实测 24 小时尿钠相差较大。

另外一些研究也证实了下午尿样本也可应用于预测 24 小时尿钠。2010 年，Mann 等分别收集晨尿样本（24 小时期间的第 1 次尿样本）、下午尿样本（下午或晚餐之前的尿样本）、随机尿样本（在完成上述收集后随机收集的尿样本）测定尿钠/肌酐，将这些比值用 24 小时肌酐的排泄量进行校正，发现实测 24 小时尿钠与预测值的相关系数分别为 0.31、0.86 和 0.17，如表 4-19-2。其中，PM 尿钠与 24 小时尿钠强相关（$r=0.86$；$P<0.01$），利用下午尿样本发现尿钠<100 mmol/d 的患者，其敏感度为 100%，特异度为 82%，原因考虑下午尿标本接近收集时间中点可能。而随机尿与 24 小时尿相关性不显著，不适宜作为其替代方法。2013 年 Cohall 等的研究同样证明下午尿样本与 24 小时尿钠的相关性。

表 4-19-2 点尿钠/尿肌酐与 24 小时尿钠的相关性比较

与 24 小时尿钠相关性	样本量	未矫正点尿钠/尿肌酐		矫正点尿钠/尿肌酐	
		相关系数	P 值	相关系数	P 值
随机尿	36	-0.01	0.97	0.17	0.33
晨尿	36	0.14	0.42	0.31	0.06
下午尿	45	0.67	<0.001	0.86	<0.001

注：矫正点尿钠/尿肌酐=点尿钠（mmol/L）/［尿肌酐（mg/L）×10］×24 小时尿肌酐（mg）

以上是国外对点尿法预测 24 小时尿钠的方法做出的研究与探索。目前还没有中国人群的大规模数据。北京大学人民医院孙宁玲教授带领的课题组正对我国高血压患者中应用点尿法预测钠摄入的公式的探索。

综上所述，盐摄入量的评估在高血压的诊治过程中至关重要，限制盐的摄入对降低高发病率、控制血压水平及改善预后都有重要作用。因此需要科学的方法评估饮食中钠的摄入量。目前检测 24 小时尿液中钠的含量是最可靠和准确的方法。但因其便利性较差，不断有研究探索简便易行的新方法代替留取 24 小时尿钠测定法。采用检测点尿中钠含量来估算 24 小时尿钠值是较为现实的方法。评估应用点尿样本在确定钠摄入量的作用，还需进一步的研究。相信随着已有检测方法地不断改进和新的检测方法地不断涌现，临床上评估高血压患者食盐摄入情况将变得越来越简单可靠，为高血压的预防和治疗发挥重要作用。

参考文献

[1] Intersalt Cooperative Research Group. Intersalt：an international study of electrolyte excretion and blood pressure. Results for 24 hour urinary sodium and potassium excretion. BMJ，1988，297（6644）：319-328.

[2] 华琦，任海荣. 高盐和高血压. 中国实用内科杂志，2012，32（1）：41-44.

[3] 翟凤英，何宇纳，马冠生，等. 中国城乡居民食物消费现状及变化趋势. 中华流行病学杂志，2005，26（7）：485-488.

[4] Bentley B. A review of methods to measure dietary sodium intake. J Cardiovasc Nurs，2006，21（1）：63-67.

[5] Posner BM，Borman CL，Morgan JL，et al. The validity of a telephone-administered 24-hour dietary recall methodology. Am J Clin Nutr，1982，36（3）：546-553.

[6] Liu K，Dyer AR，Cooper RS，et al. Can overnight urine replace 24-hour urine collection to asess salt intake? Hypertension，1979，1（5）：529-536.

[7] Yamori Y，Kihara M，Fujikawa J，et al. Dietary risk factors of stroke and hypertension in Japan. Part 1：methodological assessment of urinalysis for dietary salt and protein intakes. Jpn Circ J，1982，46（9）：933-938.

[8] Luft FC，Fineberg NS，Sloan RS. Estimating dietary sodium intake in individuals receiving a randomly fluctuating intake. Hypertension，1982，4（6）：805-808.

[9] Liu L，Zheng D，Lai S，et al. Variability in 24-hour urine sodium excretion in Chinese adults. Chin Med J（Engl），1986，99（5）：424-426.

[10] Liu LS，Zheng DY，Jin L，et al. Variability of urinary sodium and potassium excretion in north Chinese men. J Hypertens，1987，5（3）：331-335.

[11] He J，Klag MJ，Whelton PK，et al. Agreement between overnight and 24 - hour urinary cation excretions in southern Chinese men. Am J Epidemiol，1993，137（11）：1212-1220.

[12] Pan WH，Chen JY，Chen YC，et al. Diurnal electrolyte excretion pattern affects estimates of electrolyte status based on 24-hour，half-day，and overnight urine. Chin J Physiol，1994，37（1）：49-53.

[13] Kamata K，Tochikubo O. Estimation of 24 - h urinary sodium excretion using lean body mass and overnight urine collected by a pipe-sampling method. J Hypertens，2002，20（11）：2191-2197.

[14] Yamasue K，Tochikubo O，Kono E，et al. Self-monitoring of home blood pressure with estimation of daily salt intake using a new electrical device. J Hum Hypertens，2006，20（8）：593-598.

[15] Cohall DH，Scantlebury-Manning T，Nakhleh C，et al. Predicting 24-hour urinary sodium excretion in Afro-Caribbean Barbadians by comparing urine sodium excretionover different durations versus spot collection. West Indian Med J，2013，62（3）：181-185.

[16] Kawano Y，Kawasaki T，Kawazoe N，et al：Circadian variations of urinary dopamine，norepinephrine，epinephrine and sodium in normotensive and hypertensive subjects. Nephron，1990，55（31）：277-282.

[17] Kawasaki T，Ueno M，Uezono K，et al. Average urinary excretion of sodium in 24 hours can be estimated from a spot-urine specimen. Jpn Circ J，1982，46（9）：948-953.

[18] Kawasaki T，Itoh K，Uezono K，et al. A simple method for estimating 24 h urinary sodium and potassium excretion from second morning voiding urine specimen in adults. Clin Exp Pharmacol Physiol，1993，20（1）：7-14.

[19] Kawamura M，Kusano Y，Takahashi T，et al. Effectiveness of a spot urine method in evaluating

daily salt intake in hypertensive patients taking oral antihypertensive drugs. Hypertens Res, 2006, 29 (6): 397-402.

[20] Hashimoto T, Yagami F, Owada M, et al. Salt preference according to a questionnaire vs. dietary salt intake estimated by a spot urine method in participants at a health check-up center. Intern Med, 2008, 47 (5): 399-403.

[21] Kawamura M, Kawasaki T. Clinical application of the second morning urine method for estimating salt intake in patients with hypertension. Clin Exp Hypertens, 2015, 37 (2): 89-96.

[22] CostaEde A, Rose G, Klein CH, et al. Diastolic pressure as an index of salt sensitivity. J Hum Hypertens, 1994, 8 (9): 703-709.

[23] Tanaka T, Okamura T, Miura K, et al. A simple method to estimate populational 24-h urinary sodium and potassium excretion using casual urine specimen. J Hum Hypertens, 2002, 16 (2): 97-103.

[24] Makoto O, Ai K, Koki T, et al. Estimation of salt intake from spot urine samples in patients with chronic kidney disease. BMC Nephrol, 2012, 13: 36.

[25] Mann SJ, GerberLM. Estimation of 24 - hour sodium excretion from spot urine samples. J Clin Hypertens (Greenwich), 2010, 12 (3): 174-180.

CME TEXTBOOKS NATIONAL PROJECT

高盐与高血压的靶器官损害

第20章

赵立超
中国医学科学院阜外医院　国家心血管病中心

高血压及相关疾病是一个全球性的公共健康问题，高血压是冠状动脉粥样硬化性心脏病及脑卒中的重要危险因素，约54%的脑卒中和47%的缺血性心脏病的发生均与高血压有关。根据2002年调查数据，我国18岁以上成人高血压患病率为18.8%，估算目前我国约有2亿高血压患者。中国的高血压患病人群逐年增大，目前药物治疗策略并不能十分有效地降低高血压的患病率和新发病例数。因此，通过非药物等低成本的方式作为辅助手段，来控制和治疗高血压变得日益重要。

目前认为高血压是由多基因遗传和多个环境因素相互作用的结果。在多个环境因素中，高盐（钠）是最常见、最重要的环境因素。国内外学者开展的大量研究显示，钠盐在血压调节中起重要作用。许多人群的研究结果显示，钠摄入量与血压水平呈显著正相关。我国各地居民的钠盐摄入量均明显高于世界卫生组织应<5 g/d的推荐，我国大部分地区，人均盐摄入量>12 g/d。与每天盐摄入量<6 g者比较，每天盐摄入量≥12 g者患高血压的风险增高14%，盐摄入量≥18 g者风险增高27%。不仅如此，有大量证据表明，高钠摄入与靶器官损害（左心室肥厚、终末期肾病等）、心、脑血管病事件的发生率和病死率有关。《中国高血压防治指南》建议每人钠盐摄入量逐步降至6 g/d。

一、盐与左心室肥厚

左心室肥厚（left ventricular hypertrophy，LVH）是高血压严重的靶器官损害，易致心律失常、心力衰竭和心脏性猝死，是心血管独立危险因素。对人和动物的研究发现，即使在高血压时，LVH也并不仅仅依赖于血压的水平或高血压持续的时间。

Frohich等研究了不同量的食盐摄入对大鼠血流动力学及心脏的影响后发现，高盐除了引发高血压外，会进一步引起自发性高血压大鼠的LVH，即使在不影响血压的情况，也导致心脏重量增加。Gu等用高浓度NaCl溶液（152、160、180 mmol/L）刺激体外培养的心脏成纤维细胞和血管平滑肌细胞，结果发现，钠能直接诱导细胞肥大，提示高盐饮食是LVH的独立危险因素。

Cailar等研究了尿钠排泄量与LVH的相关性，对91例未治疗的高血压患者和50例血压正常个体，用M型超声心动图确定左心室质量指数，结果发现，不管是高血压还是正常人，左心室质量指数与尿钠排泄量呈正相关。Haring等对Strong Heart Study的分析结果表明，高血压前期及高血压患者，饮食中钠钾比例增大的具有更高的左心室质量指数。进一步研究发现，高血压患者短期低盐饮食，可降低LVH特异的心电图电压，说明限盐有助于高血压患者LVH的逆转。

钠异常介导左心室肥厚的机制尚不清楚，但可能与存在于心肌上的*c-fos*基因被异常激活，从而激活肾素-血管紧张素-醛固酮系统（RAAS），使细胞内Ca^{2+}增加，或是交感神经系统活性及肾上腺素受体反应性的增强，以及出现胰岛素抵抗有关。Nickenig 等用高盐（8%NaCl 溶液）饲养大鼠和 10 mmol/L 浓度的 NaCl 溶液刺激体外培养的心肌细胞，结果发现，心肌组织和心肌细胞的血管紧张素Ⅱ受体 1（angiotensin Ⅱ receptor 1，AT1）mRNA 的表达及 AT1 的密度增加，并呈时间-剂量依赖性。AT1 可介导血管紧张素Ⅱ对心肌的肥大作用。另外有研究发现，高盐摄入导致的大鼠左心室肥厚严重程度与心肌内皮素 1（endothelin-1，ET-1）过度表达相关，通过体外实验发现，ET-1 可诱导新生心肌细胞增生、肥大，且 ET-1 拮抗剂可减轻高盐饮食喂养大鼠的左心室肥厚，故 ET-1 的生成可能也是高盐摄入导致左心室肥厚的机制。

二、盐与血管

1. 盐与血管功能异常 高血压可导致动脉的弹性功能异常。有研究表明，动脉僵硬度除了与血压相关外，还与盐的负荷相关，限盐有改善血管弹性功能的作用。Na^+对高血压大动脉血管的影响，主要通过改变血液流变学（继发的血流改变）和影响血管缓冲功能 2 种机制实现。在高血压状态下，Na^+先影响大动脉僵硬度，进而影响动脉结构和动脉功能，而这种作用是独立于血压简单的机械扩张机制之外。

2007 年欧洲高血压学会/欧洲心脏病学会高血压指南和《中国高血压防治 2010 指南》均已将脉搏波传导速度（pulse wave velocity，PWV）作为临床靶器官损害的一个重要标志，其大小可以反映动脉弹性或管壁僵硬度等功能性改变。人群的许多横向和纵向研究证实，盐与 PWV 密切相关。

Avolio 等研究分析了我国生活在农村和城市的 2 组人群高盐饮食和低盐饮食对动脉弹性的影响。结果显示，城市人群食盐摄入量（以 24 小时尿钠为标准）和高血压发病率明显高于农村人群。在控制血压影响因素后，农村人群 PWV 水平明显低于城市人群，并且随着年龄增长，PWV 升高的速率也明显低于城市人群。他们另一项研究是在 57 例正常人群中进行为期 8 个月～5 年（平均 24.8 个月）的随访，低盐饮食组寻找年龄和血压匹配的正常人群作为对照组，观察 2 组 PWV 水平。结果显示，低盐饮食组 PWV 水平明显低于对照组，动脉僵硬度水平明显下降，这种效应不依赖于血压的作用。

葡萄牙的一项横断面研究，调查了包括高血压患者、有脑卒中家族史、大学生、工人在内的 4 组共 426 人，检测 24 小时尿钠、钾含量，血压水平及 PWV，结果表明，高尿钠排泄量与血压水平相关，且为动脉僵硬度的独立危险因素。2009 年，He 等在白种人、黑种人和亚洲人群中进行的限盐研究，结果表明，不仅有血压、尿蛋白下降，颈-股 PWV 也有明显改善。

北京大学人民医院高血压中心为探索高血压人群中尿钠、尿钾和尿钠钾比值水平与血压和动脉僵硬度的关系，入选未服用降压药的高血压患者 224 例，按照标准留取 24 小时尿标本，检测尿钾、尿钠含量和尿钠钾比值，并进行 24 小时动态血压监测和臂踝动脉脉搏波传导速度（brachial-ankle pulse wave velocity，BaPWV）检查，结果显示，尿钠和钠钾比值不仅与血压水平密切相关，而且与 BaPWV 密切相关，这种关系是独立于血压作用之外的。

这些研究提示，饮食中的盐含量与动脉僵硬度密切相关，限制盐的摄入能够有效改善动脉弹性和功能。

而 Gijsbers 等在未干预的高血压前期及高血压患者中进行的一项随机、安慰剂对照研究，钠添加组每天增加 3 g 钠摄入（相当于 7.6 g 盐），经过 4 周观察，比较发现，对照组血压升高，而 PWV 差异无统计学意义。另两项对未经治疗的高血压患者为期 4～6 周的研究也未发现盐摄入对 PWV 的影响。但尚缺乏持续时间较长的进一步的研究证实。

2. 盐与血管结构改变　大量研究表明，高钠的摄入会增加心血管疾病（cardiovascular disease，CVD）发生的风险，这一风险可能由独立于血压之外的血管重构所致。包含血管平滑肌细胞增生、细胞外基质合成增多和血管顺应性改变等血管壁厚度适应性改变。有时候血管重构甚至早于高血压的产生。

1991 年 Tobian 首先证实，在自发性高血压大鼠的脑卒中模型中，高盐喂养组与低盐喂养组脑动脉和肾动脉比较，管壁明显增厚。在不改变动脉内血压水平的前提下，减少食物中盐的含量则可以逆转上述动脉的变化，并且与对照组比较，脑血管事件的发生率显著降低。动物实验发现，高盐饮食使大鼠的血管内皮素 mRNA 表达增加，使得促进内皮细胞生长的丝裂原升高，调节新生内膜增生，从而使血管壁增厚，促进血管重构。还有学者认为，高盐饮食提高了平滑肌和内皮细胞的氧化压力，而促进血管重构的形成。

颈动脉内中膜厚度（CIMT）和粥样斑块可独立于血压水平预测心血管事件。Njoroge 等为探讨在血压正常的超重和肥胖成年人中，尿钠水平是否和 CIMT 呈正相关，对慢性血管不良作用临床试验中的受试者 258 名的基本资料进行评估。收集每名受试者 24 小时的尿液用于测量尿钠水平。CIMT 通过高分辨率 B 型超声检查。受试者根据尿钠水平被分为 4 个分位。单变量线性回归显示，CIMT 与四分位尿钠水平上升呈正相关趋势（$P=0.047$）。对年龄、性别、种族和收缩压进行校正后这种趋势更加显著（$P=0.03$），同时在完全校正的模型中也得到同样的结果（$P=0.04$）。两两比较显示，调整年龄、性别、种族和收缩压后，最高四分位尿钠患者比最低四分位数尿钠患者有较大的 CIMT 水平（0.62 与 0.59 mm 比较，$P=0.04$）。证明在正常血压肥胖和超重成人中，CIMT 的水平随着尿钠水平的提高而升高。

Luis 等为研究钠、钾摄入与动脉弹性和动脉功能的关系，对 Vasorisk 研究中非心、脑血管疾病的 351 名研究对象进行分析。用饮食回顾问卷法评估钠、钾摄入量，监测动态血压及测量 PWV，以 PWV、动态动脉僵硬指数（ambulatory arterial stiffness index，AASI）、周围及中心的增压指数（augmentation index，AIx）代表动脉僵硬度，同时超声测量 CIMT。研究对象依据钠摄入量四分位分为 4 组，结果显示，在高钠摄入组有更高的平均 CMIT、AIx、AASI 水平。钠摄入水平与 CIMT（$r=-0.121$，$P<0.05$）、PWV（$r=-0.114$，$P<0.05$）、AASI（$r=-0.155$，$P<0.01$）呈负相关。校正了年龄、性别、吸烟、饮酒、收缩压、药物使用情况后，CIMT 以及动脉僵硬度与钠摄入水平的关系呈"J"形曲线，类似于心血管疾病病死率与钠摄入的"J"形曲线（图 4-20-1）。

三、盐与肾损害

实验发现，长期给予高盐饮食的大鼠不仅出现血压的升高，更会出现肌酐清除率的上升，尿蛋白增多，病理上可见系膜增生、肾小管水肿或萎缩、间质胶原沉积增多、肾小球硬化等。实验发现，动物高盐饮食后，肾皮质和髓质中的超氧化合物增加，与此同时，该处血管紧张素Ⅱ表达也明显上升，这在共聚焦显微镜中也被观察证实。钠盐摄入过多所导致的氧化应激与 RAAS 兴奋主要由血流动力学改变所致。过多盐所造成血容量及其成分的改变，是由于血容量过多对全身血管造成切应力改变，造成氧化亚氮（NO）产生障碍及转化生长因子（transforming growth factor，TGF）-β 产生过多。TGF-β 等加速诱导成纤维细胞转化为肌纤维细胞，导致肾组织纤维化和细胞外基质的沉积且抑制其分解，最终促进了肾弥漫性硬化。已有实验明确，高盐饮食下肾中 TGF-β 含量增加，且与大鼠肾纤维化密切相关。

人群研究表明，尿白蛋白排泄量与盐摄入有关，限盐干预后尿蛋白水平降低。荷兰的一项表明，尿白蛋白排泄与盐摄入正相关，且其相关性独立于其他心血管病危险因素［包括性别、年龄、体质量指数（BMI）、腰臀比、胆固醇及血糖水平以及吸烟］及其他膳食元素（包括钾、钙及蛋白质），

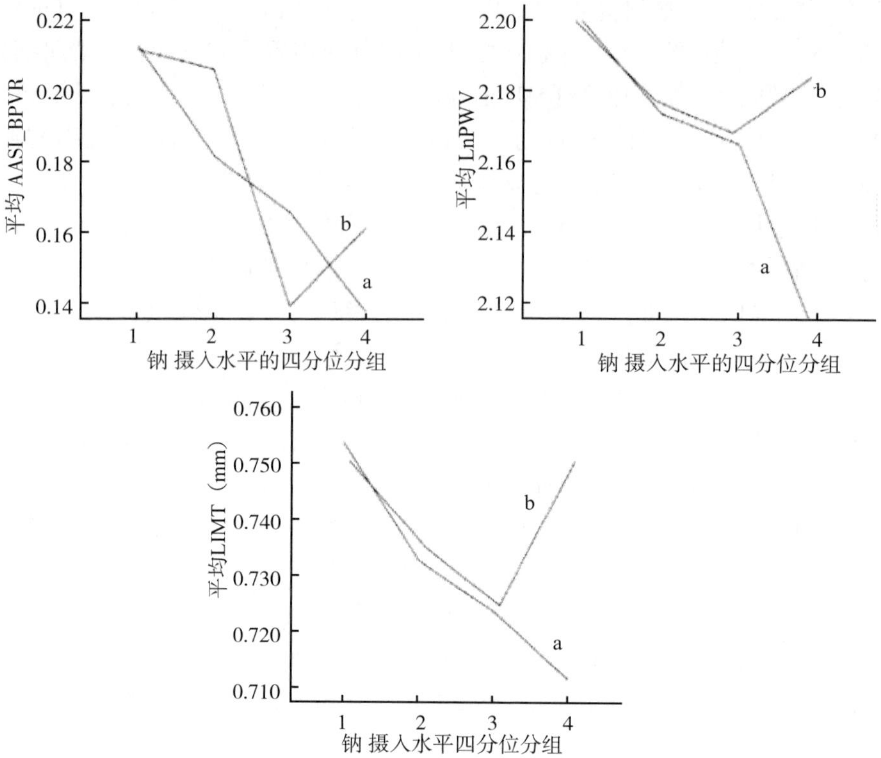

注：横坐标为钠摄入水平的四分位分组；纵坐标分别为平均 AASI、PWV、CIMT；曲线 a 为未校正前动脉僵硬度、IMT 与钠摄入水平负相关；曲线 b 为校正了年龄、性别等因素后呈“J”形曲线；AASI，动态动脉僵硬指数；PWV，脉搏波传导速度；CIMT，颈动脉内中膜厚度

图 4-20-1 动脉僵硬度、CIMT 与钠摄入水平关系的“J”形曲线

在 BMI 高的人群中相关性更明显。此项研究为 PREVENT 的一部分，研究对象为荷兰格罗宁根的 7850 名居民，排除了既往有肾病及蛋白尿病史及尿中红、白细胞增多的对象，检测 24 小时尿钠评估盐摄入量，分析尿钠与尿白蛋白排泄的相关性，结果显示，二者正相关（$r^2=0.05$；$P<0.05$），校正混杂因素后仍为正相关（$r^2=0.22$；$P<0.05$）。图 4-20-2 可见高盐摄入组尿白蛋白排泄量更多。

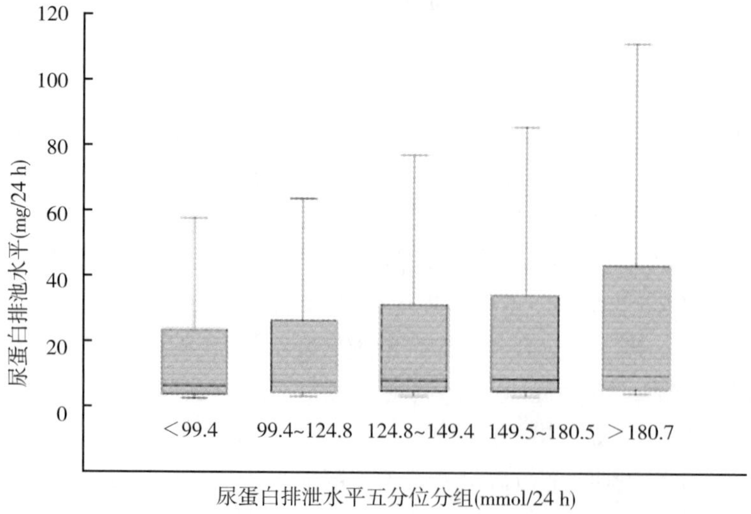

图 4-20-2 按尿钠五分位分组各组尿白蛋白排泄水平的箱线图

一项在 40 例黑人高血压患者中进行的随机、双盲、对照研究显示，低钠组尿钠排泄量从 169±73 mmol/d 降至 89±52 mmol/d（$P<0.001$，约相当于每天 10 g 盐减至 5 g），血压从 159±13/101±8 mmHg降至 151±13/98±8 mmHg，24 小时尿蛋白从 93±48 mg/d 降至 45±30 mg/d（$P<0.008$）。2009 年 He 等在 71 例白种人、69 例黑种人和 29 例亚洲人 3 个人群中进行一项随机、双盲、交叉研究，将未经治疗的轻、中度高血压患者随机分为 2 组，分别接受为期 6 周的低盐饮食或安慰剂，记录血压、尿微量白蛋白和动脉 PWV。结果表明，人群尿钠水平从 165±58 mmol/d 降至 110±49 mmol/d，血压从 146±13/91±8 mmHg 降至 141±12/88±9 mmHg，24 小时尿蛋白从 10.2 mg/d 降至 9.1 mg/d，尿蛋白肌酐比从 0.81 mg/g 降至 0.66 mg/g。

综上所述，高盐摄入与左心室肥厚、动脉硬化、蛋白尿等高血压靶器官损害以及心、脑血管病事件的发生率和病死率有关，限盐对靶器官有独立于降压作用之外的保护作用。因此，通过限盐干预，不仅能防控高血压和减少高血压的发病率，更能降低心血管不良事件和病死率，改善预后，额外获益。

参考文献

[1] 韩伟中，孙宁玲. 高血压人群中 24 h 尿钠钾水平与血压和动脉僵硬度的关系. 中华高血压杂志，2012，20（8）：745-750.

[2] 中国高血压防治指南修订委员会. 中国高血压防治指南 2010. 中国高血压杂志，2011，19（8）：701-743.

CME TEXTBOOKS NATIONAL PROJECT

高盐摄入的对策

第 21 章

王鸿懿
北京大学人民医院

与原发性高血压的治疗相同，高盐摄入的对策也包含群体干预策略和个体治疗策略，包括饮食控制和药物治疗两个方面，本节将侧重阐述对高盐相关高血压的处理措施。

一、高盐摄入的生活方式干预

（一）饮食限盐降低血压，减少事件

国内外大量流行病学研究及 meta 分析究显示，人群总体限盐能够降低血压水平。中国低钠代用盐研究在北京、天津、黑龙江、山西和辽宁农村进行的 608 人的随机、双盲、对照试验表明，低钠盐组干预 1 年后平均收缩压净下降达 5.4 mmHg。纳入 50 项研究的 meta 分析显示，每天钠摄入量减少 1.8 g，高血压患者血压平均降低 5.0/2.7 mmHg。动物研究同样证实，盐与高血压密切相关。英国学者在 2007 年的盐负荷研究采用 17 只大猩猩，基线水平为每日 5 g 食盐，在随后的 1 年中，将每日食盐量减为 2 g，1 年后将食盐量加为 7 g/d，持续 2 年。在这个过程中，收缩压、平均压以及舒张压显现出与食盐摄入量有密切关系的动态变化，从而证实了轻度限盐可对血压水平产生明显的调节作用。

限盐能够延缓靶器官损害、减少事件也有大量证据。一项纳入 839 名高血压患者的研究显示，无论性别，随着尿钠排泄量增加，患者白蛋白尿水平升高，左心室质量指数升高。美国限盐干预试验（TOHP Ⅰ、TOHP Ⅱ）证实，随着食盐摄入的增加，心血管疾病的发病率和病死率显著增高，对限盐降低心血管事件风险也更具说服力。TOHP Ⅰ 期研究限盐组通过 18 个月的干预，盐摄入量较对照组减少了 44 mmol/24 h；TOHP Ⅱ 期研究限盐组通过 36~48 个月的干预，盐摄入量较对照组减少了 33 mmol/24 h。两项研究分别随访 15 年、10 年，将两组数据合并，共有 200 例心血管事件发生。经校正种族、年龄、性别后，限盐组心血管事件发生危险较对照组低 25% [7.5%与 9.0% 比较，相对危险度（*RR*）= 0.75，*P* = 0.04]；进一步校正基线尿钠水平及体重后，危险降低达 30%。研究结果提示，限盐能减少心血管事件发生的长期风险。

（二）限盐干预策略

正常情况下，人体对钠的生理需要量仅为每天 0.5 g，大概相当于氯化钠 1.3 g。INTERSALT 中，4 个每天平均盐摄入量<50 mmol 的地区，高血压的发病率极低。同时，研究显示，高盐饮食者不论是盐敏感性还是不敏感性，盐对机体靶器官都可能产生重要影响。因此，即使普通人群也

存在减少盐摄入量的问题。盐敏感者，由于存在遗传性肾排钠障碍，血压对盐的反应高度敏感，更应该严格控制盐的摄入。当然，我们摄入钠的途径不仅仅是食盐，某些天然含钠的食物、各种调料、各种加工食品（如咸菜、腊肉、咸鱼、膨化食品等）中都含有钠。针对我国膳食高盐的特点，饮食限盐应包括几个方面：①减少烹饪用盐量和含盐调料量；②尽量食用新鲜蔬菜，减少腌制食品摄入；③使用低钠盐。在实际生活中，从高盐摄入转为低盐饮食不仅表现在口味咸淡的变化，更重要的是人们根深蒂固的饮食文化和生活方式、习惯的改变。如果在食盐中添加钾，尽管可使高血压病患者的血压下降，但钾过多又会影响味觉。因此，研究开发出一种不影响味觉习惯，但又能减少钠盐摄入、补充钾、钙的复合离子盐可能成为新的防治手段。

钾的摄入增加，通过离子交换机制，可以促进钠的排泄，抑制钠的升压作用。流行病学研究也显示，高血压与钾的摄入量成反比，与尿钠/钾比成正比。因此，高血压的饮食治疗，不但强调减少钠盐的摄入，降低饮食钠/钾比也是重要措施。一项随机、双盲、安慰剂对照研究证实给予轻度高血压患者补钾饮食（氯化钾或碳酸氢钾），虽然没有有效降压，但是有效改善了动脉僵硬程度和内皮功能，显示了补充钾饮食对心血管系统的保护作用。

二、高盐摄入高血压的药物治疗

降压药物的选择主要取决于血压升高的机制。如前所述，对于习惯高盐饮食的人群，全民限盐能够降低高血压的发病率，提高整体高血压的控制率。但对于某一个高血压患者，食盐量增多是否导致血压升高，取决于其“盐敏感性”。临床中急性盐负荷试验、慢性盐负荷试验是测定盐敏感性的经典方法，但由于其判定标准并不统一，测定方法相对繁琐，并不适用于日常高血压患者的诊治。通过患者的临床特点推断其盐敏感性是目前降压药物选择的主要方法。

（一）盐敏感性高血压的临床特点

1. 盐负荷后血压明显升高，限盐后血压降低　盐敏感者对于盐负荷呈现明显的升压反应，减少盐负荷或短期快速利尿则会出现显著的血压降低，这是盐敏感性高血压最主要的特点。

2. 收缩压升高为主，脉压大，血压昼夜差值小　钠排泄减少，重吸收增加，水潴留，循环容量增加。盐敏感性高血压患者在高盐和低盐摄入时均表现为夜间血压降低不明显，动态血压监测呈典型的“非杓形”曲线。其可能的机制在于，盐敏感者肾钠盐排泄延迟，在高盐负荷状态下，夜间“压力-利尿钠”机制加强以增加钠的排泄，血压随之升高。

3. 血压的应激反应增强（交感神经活性增强），细胞 Na^+ 含量增加，Na^+-Ca^{2+} 交换增加，对缩血管物质敏感性增加，外周阻力增加。

4. 靶器官损害出现早（蛋白尿、左心室肥厚等）。

5. 多数患者肾素水平降低。

综上所述，按照美国学者 Laragh 对高血压的分类，盐敏感性高血压属于“容量型”高血压，具有收缩压升高为主，肾素相对较低的临床特点。

（二）盐敏感性高血压首选降压药物

利尿剂和钙通道阻滞药是容量型高血压的首选降压药物，即盐敏感性高血压首选利尿剂和钙通道阻滞药治疗。

噻嗪类利尿剂初期降压机制是通过利尿使血浆和细胞外液容量减少。长期降压机制主要与降低外周血管阻力有关。这可能因其排钠而降低血管平滑肌内 Na^+ 的浓度，并通过 Na^+-Ca^{2+} 交换机制，使胞内 Ca^{+}减少，从而降低血管平滑肌对血管收缩物质的反应性，以及增强对舒张血管物质的敏感性。另有少数观点认为，噻嗪类利尿剂可下调血管紧张素Ⅱ受体 1（AT1），使血管平滑肌细胞钾通道部分开放。《中国高血压防治指南 2010》指出，利尿剂适用于大多数无禁忌证高血压患者的初始和维持治疗，尤其适用于老年高血压，单纯收缩期高血压，难治性高血压，合并水肿、心力衰竭的高血压。

钙通道阻滞药扩张肾入球小动脉，增加肾血流量，降低肾血管阻力，产生利钠、利尿的作用。同时，扩张外周血管，降低外周阻力，同样是容量型高血压的首选治疗。在我国高血压防治指南中，老年高血压、单纯收缩期高血压是钙通道阻滞药的主要适用人群（图 4-21-1）。

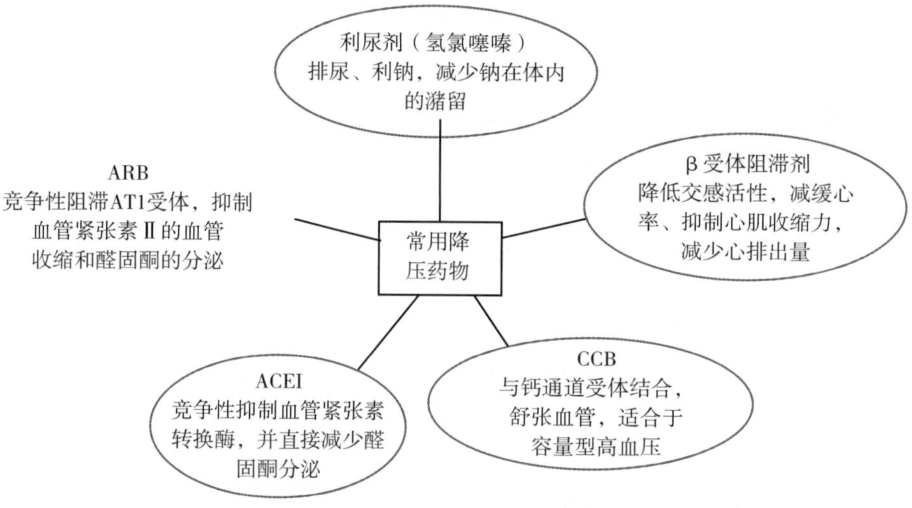

注：ARB，血管紧张素受体拮抗药；ACEI，血管紧张素转换酶抑制剂；CCB，钙通道阻滞药

图 4-21-1 高盐高血压患者降压药物的选择

（三）盐敏感性高血压的联合用药

治疗高血压降低心、脑血管事件最根本的获益来源于降压达标，而任何一种单药治疗的达标率都有限，联合治疗在高血压治疗中具有重要的地位，难治性高血压尤其如此。对于高盐摄入型

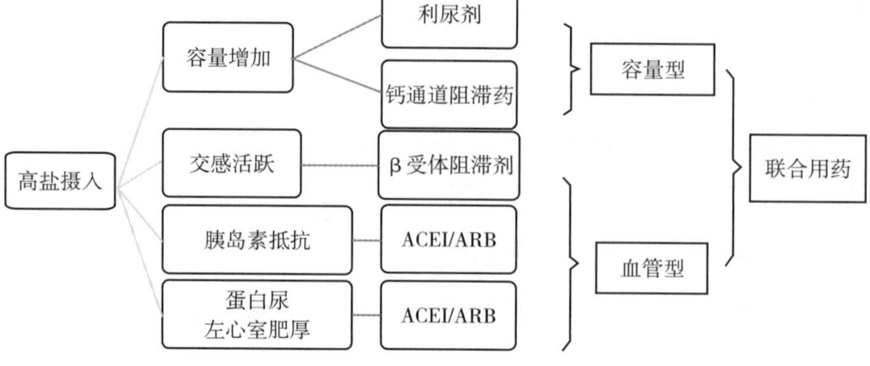

注：ARB，血管紧张素受体拮抗药；ACEI，血管紧张素转换酶抑制剂

图 4-21-2 高盐高血压患者降压药物的联合治疗

高血压，如图 4-21-2 所示，在首选利尿剂或钙通道阻滞药的同时，根据患者合并的其他临床情况，可以联合使用肾素-血管紧张素系统抑制剂（ACEI 或 ARB）或 β 受体阻滞剂。在《难治性高血压中国专家共识》中也提到，对于容量增高（高盐饮食、老年北方人群或以 24 小时尿钠排泄作为基本判断指标）的患者，降压药物以钙通道阻滞药和利尿剂为主；对于摄盐量大的患者，在强调严格限盐的同时可适当增加噻嗪类利尿剂的用量。在难治性高血压药物选择流程中，也强调了评估盐摄入量的重要性，并根据盐的摄入量选择降压药物（图 4-21-3）。

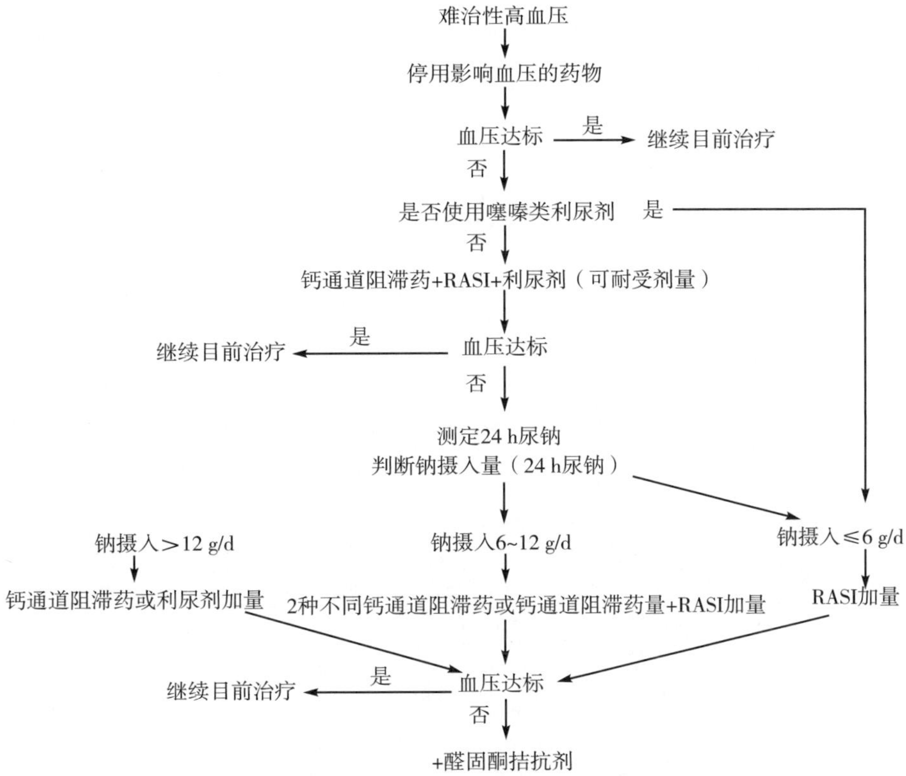

注：RASI，肾素-血管紧张素系统抑制剂

图 4-21-3　难治性高血压的药物选择流程

综上所述，在高血压的治疗过程中，评估并降低食盐摄入量，有助于控制血压，保护靶器官，降低相关事件。对于高盐摄入的高血压患者，首选钙通道阻滞药和利尿剂治疗，而常用优势药物组合均适用于盐敏感性高血压，钙通道阻滞药和利尿剂的组合尤其适用于老年、单纯收缩期高血压。

参考文献

[1] Dyer AR, Elliott P, Shipley M. Intersalt cooperative research group: urinary electrolyte excriton in 24 - hour and blood pressure in the intersalt study. Am J Epidemiol, 1994, 139 (11): 940-951.

[2] Midgley JP, Matthew AG, Greenwood CM, et al. Effect of reduced dietary sodium on blood pressure: a meta-analysis of randomised controlled trials. JAMA, 1996, 275: 1590-1597.

[3] Li N, Neal B, Wu YF, et al. Salt substitution: a low-cost strategy for blood pressure control among rural Chinese. A randomized, controlled trial. J Hypertens, 2007, 25 (10): 2011-2018.

[4] Whelton PK, Kumanyika SK, Cook NR, et al.

Efficacy of non-pharmacologic interventions in adult s with high-normal blood pressure: results from phase 1 of the Trials of Hypertension Prevention, Trials of Hypertension Prevent ion Collaborative Research Group. Am J Clin Nutr, 1997, 65 (2 Suppl): S652-S660.

[5] Cook NR, Obarzanek E, Cutler J A, et al. Joint effects of sodium and potassium intake on subsequent cardiovascular disease: the trials of hypertension prevention (TOHP) follow-up study. Arch Intern Med, 2009, 169 (1): 32-40.

[6] He FJ, Marciniak M, Carney C, et al. Effects of potassium chloride and potassium bicarbonate on endothelial function, cardiovascular risk factors, and bone turnover in mild hypertensives. Hypertension, 2010, 55 (3): 681-688.

[7] 中国高血压防治指南修订委员会. 中国高血压防治指南 2010. 中华心血管杂志, 2011, 39 (7): 579-616.

[8] 孙宁玲, 霍勇, 王继光, 等. 难治性高血压诊断治疗中国专家共识. 中华高血压杂志, 2013, 21 (4): 321-326.

第五篇

肾疾病与高血压

肾小球疾病与高血压

第22章

燕 宇 左 力
北京大学人民医院

高血压是慢性肾病的常见临床表现之一。肾小球滤过率（glomerular filtration rate，GFR）正常的肾病患者可有高血压；而GFR下降的患者几乎均存在高血压，尤其是在GFR严重下降的患者。肾实质性高血压是最常见的继发性高血压之一，可发生于急性肾小球肾炎、慢性肾小球肾炎、各种原发性或继发性肾病综合征、糖尿病肾病、多囊肾、慢性肾小管间质性肾病、溶血性尿毒症综合征等。其中各类肾小球疾病是肾实质性高血压最常见的病因，不同肾小球疾病高血压的发生率可不相同（表5-22-1）。肾小球疾病导致肾实质性高血压的发生，也可使原发性高血压加重。高血压控制不良又可导致肾小球疾病患者尿蛋白增多，从而加速肾功能下降；如果血压剧烈波动尚可引发肾功能急性下降。而合理的高血压治疗会延缓肾小球疾病的进展。本章拟对肾性高血压的发生机制、对肾小球疾病预后的影响及其治疗原则进行阐述。

表5-22-1 常引起高血压的肾小球疾病

疾病	高血压发生率（%）
原发性肾小球疾病	
毛细血管内增生性肾炎	80
新月体肾炎	60~70
局灶节段肾小球硬化	75~80
膜增生性肾炎	60~80
膜性肾病	40~60
系膜增生性肾炎	30~45
IgA肾病	40~50
微小病变	20~30
继发性肾小球疾病	
糖尿病肾病	70~75
狼疮性肾炎	Ⅳ型、Ⅵ型常见

注：引自：王海燕. 肾病学. 3版. 北京：人民卫生出版社，2008：1631-1637.

一、肾实质性高血压的发生机制

肾实质性高血压的发生机制与疾病的病程特点（急性或慢性）相关。75%以上各类急性起病的肾小球肾炎患者存在轻至中度高血压，例如急性链球菌感染后肾小球肾炎。急性肾小球肾炎患者中，高血压的发生主要源于水、钠潴留，且有证据显示在此情况下肾素-血管紧张素-醛固酮系统（renin-angiotensin-aldosterone system，RAAS）受抑制，并伴随心房利钠肽的释放增加。

80%~85%慢性肾病患者发生不同程度高血压。肾实质性高血压的患病率在GFR正常时即升高，且随着GFR的下降进一步升高。与特发性高血压相似，肾实质性高血压的发生机制与三个主要因素有关：①钠潴留是最重要的；②RAAS活性增加与高血压有关，而微血管损伤导致的肾缺血是RAAS激活的潜在刺激因素；③高血压还是交感神经系统活性过度激活的结果。

（一）水、钠潴留

肾小球疾病尤其是出现肾功能不全时，随着GFR下降，易发生水、钠潴留，增加血容量，导致高血压的发生。另一方面，慢性肾病患者盐敏感性高血压的发生率明显高于普通人群。在肾小球疾病患者中，压力-尿钠曲线发生右移，即使血压正常，尿钠的排泄能力也会下降，加重钠潴留。在一组血压正常、肾功能正常的IgA肾病患者中，随着不同剂量的盐摄入，血压有明显变化，证实IgA肾病患者具有较高的盐敏感性。肾小球疾病患者钠敏感指数在正常血压（120~129/80~84 mmHg）、高血压前期（130~139/85~89 mmHg）和高血压（≥140/90 mmHg）患者中均高于理想血压（<120/<80 mmHg）患者，并与肾小球硬化和肾小管间质损伤程度显著相关。

（二）肾素-血管紧张素-醛固酮系统活化

肾小球疾病时，由于缺血可导致RAAS（包括循环RAAS、肾局部肾素-血管紧张素系统及肾局部醛固酮）活化，血管紧张素Ⅱ（angiotensin，AngⅡ）及醛固酮生成增多。AngⅡ与血管壁上血管紧张素Ⅱ受体1（AT1）结合，发挥缩血管效应，导致血管阻力增加；AngⅡ还与近端、远端肾小管及集合管上的AT1结合，醛固酮也与远端肾小管及集合管上的醛固酮受体结合，增加钠的重吸收，增加血容量。

IgA肾病是我国最常见的原发性肾小球肾炎，也是导致肾实质性高血压的最常见原发性肾小球肾炎。IgA肾病患者中，尿血管紧张素原和肾组织血管紧张素原的表达以及AngⅡ的免疫反应均显著增加，尿血管紧张素原反应了肾内RAAS系统的活性。AngⅡ增多也是导致盐敏感性高血压发生的重要机制。AngⅡ增多可使无明显细胞外液体容量增多的患者由于外周血管阻力增加而发生持续性高血压。这种盐诱导的与肾损伤相关的尿血管紧张素原水平增加导致了IgA肾病患者盐敏感性高血压的发生。

（三）交感神经系统过度活化

交感神经活化，释放去甲肾上腺素等介质，与血管壁上α肾上腺素受体结合，刺激血管收缩；同时可与近端肾小管上皮细胞上的α肾上腺素受体结合，增加钠的重吸收，使血容量增加。AngⅡ能作用于中枢神经系统增加交感神经传出，并能作用于交感神经末梢，促进去甲肾上腺素等介质释放，增强交感神经作用。交感神经活性增强也是盐敏感者的另一个重要病理生理特点。盐敏感性高血压患者在盐负荷增加时，交感神经活性不仅未被抑制，甚至更高。盐的负荷导致球管反馈信号增强以及肾传入交感神经的活性升高，使中枢神经系统交感神经的活性升高。

二、肾实质性高血压与肾小球疾病的关系

肾小球疾病导致的肾实质性高血压有不同于特发性高血压的特点，具体如下。

（一）易进展为恶性高血压

恶性高血压定义为血压急剧升高，舒张压≥130 mmHg，伴Ⅲ～Ⅳ期高血压眼底病变（Ⅲ期：眼底出血、渗出；Ⅳ期：视神经乳头水肿）。恶性高血压在肾实质性高血压中的发生率较原发性高血压高 1 倍。原发性肾小球肾炎中，以 IgA 肾病最易发生恶性高血压。恶性高血压时可出现尿蛋白的显著增加和肾功能急性进行性恶化。

（二）心血管并发症的发生率高

血清肌酐水平是预测肾实质性高血压病患者心血管事件的一个重要指标，终末期肾病（end stage renal disease，ESRD）患者约 1/2 死于心血管并发症，是首位死亡原因。

（三）可加速肾实质疾病的进展

慢性肾小球疾病时肾小球入球小动脉呈舒张状态，系统高血压易传入肾小球，造成肾小球内高压力、高灌注及高滤过，此“三高”会加速肾小球硬化。同时，长期高血压可导致肾小动脉硬化，使小动脉管壁增厚，管腔狭窄，导致肾小球缺血，最终进展至肾小球硬化。肾小球内高压产生的高剪切力可损伤血管内皮细胞，诱导局部细胞因子或血管活性物质的产生；可导致肾小球系膜区张力增高，使系膜细胞增殖、分泌纤维化因子、转化生长因子（TGF）β 增多并合成细胞外基质增加；还可使肾小球上皮细胞损伤导致肾小球滤过膜通透性增高。这些血管内皮细胞或肾固有细胞的生物学异常最终可导致肾小球硬化及肾小管间质损害。据报道，IgA 肾病和膜性肾病患者存在小动脉玻璃样变性和高血压者，肾小球硬化和小管间质损伤更严重，它们均会导致毛细血管床灌注压降低，从而减少间质血流量，进而引起间质缺氧。Ang Ⅱ可通过压力依赖途径和非压力依赖途径造成肾损伤 Ang Ⅱ引起肾血管的收缩，造成肾血流量的下降和肾血管阻力的增加，肾小球内压力也随之升高，系膜细胞收缩，导致对蛋白的通透性增加，并激活与纤维化相关的生长因子。Ang Ⅱ也可促使细胞因子的生成和细胞外基质的增生，直接损伤肾。这两种途径均可导致肾小球疾病患者尿蛋白持续处于高水平。对多数肾小球疾病来说，持续高血压和持续存在的大量蛋白尿都是肾预后不良的重要危险因素。FSGS 患者中 1/3 合并高血压。这些患者在肾活检 5 年后，血压正常者中 92%仍能维持肾功能稳定，而有高血压者仅有 47%能维持肾功能稳定。在 IgA 肾病患者中，9%～53%发生高血压，7%～15%表现为恶性高血压。93%合并高血压的 IgA 肾病患者表现为非杓型高血压。这种高血压及血压昼夜节律消失会加速慢性肾小球肾炎的进展，而高血压的治疗会延缓这种进展。

因此可见，肾实质性高血压病通常病情较特发性高血压重，预后较差。除上述疾病本身因素外，多种治疗肾小球疾病的药物也会增加高血压的患病率。例如，糖皮质激素通过加重水、钠潴留导致高血压或原有高血压加重；钙调磷酸酶抑制剂包括环孢素 A 和他克莫司均可导致血压的升高。

三、肾小球疾病患者高血压的治疗

（一）高血压治疗的靶目标值

高血压治疗最重要的目的是保护靶器官。要想有效的保护靶器官，必须将血压降至靶目标值。

不同靶器官所需的降压目标值可能不同。20 世纪 90 年代初、中期美国国立卫生研究院（NIH）领导完成的 MDRD 研究显示，尿蛋白超过 1 g/d（尤其出现大量蛋白尿）的慢性肾病患者，平均动脉压（mean arterial pressure，MAP）需控制达 92 mmHg 才能有效延缓肾损伤进展，且在相同 MAP 水平上，降低收缩压（及脉压）比降低舒张压更重要。因此推荐将血压 125/75 mmHg 作为这类尿蛋白较多患者的降压目标值。对于尿蛋白量少于 1 g/d 的慢性肾病患者的血压目标值，MDRD 研究未给出结论。但是研究比较了该组患者 MAP 被控制达 92 mmHg 或 97 mmHg 时的肾损伤进展情况，结果发现，两者差异无统计学意义。因此，此后一些国际高血压指南即将血压 130/80 mmHg 定为这类患者的降压目标值。

然而，此后的一些研究认为过低的血压目标值并不能延缓肾病的进展，反而可能与不良的心、脑血管预后相关。在患慢性肾病的美国退伍军人的研究中发现，这些慢性肾病患者血压与死亡率之间呈“J”形曲线关系，收缩压 130～159 mmHg 以及舒张压 70～89 mmHg 时死亡率最低。ACCORD 研究显示，在 2 型糖尿病的老年患者中，强化降压不能明显减少致死性和非致死性心血管事件复合终点的发生。强化降压可使新发微量白蛋白尿减少 16%，但是对其他微血管终点事件或终点事件无显著影响。REIN-2 研究也未显示严格的血压控制可使慢性肾病伴显性蛋白尿患者额外获益。AASK 研究对合并高血压的慢性肾病患者的长期随访观察发现，强化血压控制并不能延缓肾病的进展。但是进一步分析显示，在尿蛋白肌酐（PCR）>220 mg/g 患者中，强化降压可以延缓患者肾病的进展。一项针对慢性肾病患者降压目标值研究的 meta 分析显示，慢性肾病患者血压目标值将至<125/75～130/80 mmHg 并不比<140/90 mmHg 更有益。但是亚组分析显示，在尿蛋白>300～1000 mg/d 的患者中，更低目标值组有更多临床获益。

基于以上研究结果，2012 年 KDIGO 指南建议，尿白蛋白排泄率≥30 mg/24 h（包括微量白蛋白尿及显性白蛋白尿）的非糖尿病慢性肾病患者，诊室血压持续收缩压>130 mmHg 或舒张压>80 mmHg时应开始降压治疗，血压的靶目标值为收缩压≤130 mmHg 和舒张压≤80 mmHg。对尿白蛋白排泄率<30 mg/24 h 的慢性肾病高血压患者，血压的靶目标值为收缩压≤140 mmHg 和舒张压≤90 mmHg。但是这些建议的证据级别均较低。

近年来，一些新的随机对照研究和大样本的 meta 分析对以上指南建议提出了质疑。这些研究结果显示，更低的血压水平可能获得更好的临床预后。

2015 年 *N Engl J med* 发表了 SPRINT 研究的结果。这是一项纳入了近 1 万例患者的随机对照研究，旨在探讨有心血管事件高危因素的非糖尿病的高血压患者（包括慢性肾病患者），为减少心血管事件的住院率和死亡率所需的血压控制的最佳靶目标值。研究将患者随机分为强化治疗组和标准治疗组，强化治疗组收缩压目标值<120 mmHg，标准治疗组收缩压目标值<140 mmHg。主要终点事件包括心肌梗死、急性冠状动脉综合征、脑卒中、急性失代偿性心力衰竭、心血管原因死亡。由于强化治疗组主要终点事件的显著降低，研究在平均随访 3. 26 年时提前终止。但是在两组共 2600 余例慢性肾病患者中，强化降压和标准降压对肾预后（eGFR 下降 50%以上或进展至 ESRD）无显著差异。

2012 年发表的一项 meta 分析回顾了涉及 37 000 余例患者的 15 项临床研究，结果显示，强化降压组与标准降压组（两组平均血压差 7. 5/4. 5 mmHg）相比，主要心血管事件减少 11%，心肌梗死减少 13%，脑卒中减少 24%，ESRD 减少 11%。强化降压还使蛋白尿风险降低 10%。

另一项 meta 分析显示，强化降压有利于延缓慢性肾病患者的肾功能进展。这项 meta 分析共纳入 11 项以慢性肾病患者为研究对象的临床试验，涉及 9287 例慢性肾病患者，主要观察不同血压目标对肾预后（血肌酐倍增、eGFR 下降 50%或 ESRD）的影响。结果显示，与标准降压组相比，强化降压方案显著减少肾终点事件，尤其是显著减少有蛋白尿的慢性肾病患者的肾衰竭风险。

综上所述，有肾小球疾病的高血压患者，应采用目前指南推荐的标准降压目标还是应用更加积极的强化降压目标，目前仍有争议。直接比较不同血压目标值的大样本量的随机、对照研究的很少，现有研究均以 meta 分析为主，所得结论受到原始研究质量的限制，尚有待更高质量的临床研究来明确。另外，血压控制目标的个体化也是十分重要的。

（二）非药物治疗

水、钠潴留作为肾实质性高血压的重要发病机制，严格限制钠盐的摄入对于这类患者高血压的控制也同样至关重要。原发性高血压的治疗中，限制钠盐摄入还可以增强多种降压药物的疗效。慢性肾病患者中也同样存在这一现象，尤其是应用肾素-血管紧张素系统阻滞剂治疗的患者。在一项交叉队列研究中，52 例慢性肾病患者平均尿蛋白 1.6 g/d，平均肌酐清除率 70 ml/min，均应用福辛普利作为基础治疗，随机给予患者四种方案治疗各 6 周。四种方案包括低钠饮食+安慰剂、低钠饮食+缬沙坦、常规钠饮食+安慰剂和常规钠饮食+缬沙坦。与常规钠饮食（平均尿钠 184 mmol/d）相比，低钠饮食比加用缬沙坦具有更好的降压效果。因此，KDIGO 指南建议肾实质性高血压患者应减少钠盐摄入。推荐每天钠摄入量应<90 mmol（2 g）。

其他非药物治疗，包括运动锻炼、减肥、限制饮酒、合理膳食等，与原发性高血压治疗原则相同类似。KDIGO 指南建议，慢性肾病高血压患者应控制体重，维持体质量指数在 20～25kg/m^2 之间；进行心血管可耐受的锻炼，每周 5 次，每次不少于 30 分钟；限制酒精摄入，男性不超过每天 2 杯，女性不超过每天 1 杯；戒烟等。

（三）药物治疗

在治疗肾实质性高血压时，首要目的是将血压将至目标值，凡是可以有效降压的药物均可应用。但是，在血压控制达标的基础上，不同降压药在肾保护作用上仍存在差异。

1. RAAS 阻滞剂—血管紧张素转换酶抑制剂（ACEI）和血管紧张素受体拮抗药（ARB）

从机制方面看，RAAS 的活化是肾实质性高血压发病机制的重要方面，因此抑制 RAAS 的活化有利于更好地降低血压并可能改善 RAAS 激活相关的靶器官损害。从临床研究结果看，目前公认肾实质性高血压的首选降压药物为 RAAS 阻断剂（ACEI/ARB）。慢性肾病严重 GFR 下降患者的高磷血症可能削弱 ACEI/ARB 的肾保护作用。

ACEI 能够减少血管紧张素Ⅱ的生成，ARB 则能阻断血管紧张素Ⅱ与 AT1 的结合，二者均能降低系统高血压，并扩张出入球小动脉，降低肾小球内高灌注、高滤过和高压力状态，同时可以减少细胞外基质合成，并促进其分解，改善肾小球滤过膜的选择通透性，保护肾小球足细胞，从而降低血压并延缓慢性肾病进展。

AASK 研究是应用 ACEI 最重要的临床研究依据。这项研究中，雷米普利在延缓慢性肾病进展方面显著优于氨氯地平和美托洛尔。而 ARB 的临床证据主要来自于 2 型糖尿病肾病患者的临床研究。研究显示，ARB 除有效降压外，可以降低糖尿病肾病患者的微量白蛋白尿或显性白蛋白尿。KDIGO 指南建议，无论是糖尿病肾病还是非糖尿病肾病，无论是微量白蛋白尿还是显性白蛋白尿患者，首选的降压治疗药物均为 RAAS 阻断剂。

肾实质性高血压患者如合并双侧肾动脉狭窄、低血压、有效血容量不足（腹泻、败血症、合并使用非甾类消炎药或利尿剂）等情况时，由于可能导致 GFR 的显著下降，应慎重应用 ACEI/ARB。高钾血症也是应用 ACEI/ARB 时需要关注的不良反应之一。如出现高钾血症，应限制饮食中的钾摄入，及时减少或停用 ACEI/ARB，或联合应用排钾利尿剂。

2. 利尿剂　水、钠潴留是肾实质性高血压的首要发生机制，除限制钠盐摄入外，利尿剂（尤其是噻嗪类利尿剂）也有助于增加尿钠排出、降低血容量、改善盐敏感性及增强 RAAS 阻断剂降压效果。随着肾功能的减退，即使无明显水肿的患者仍存在容量负荷过多，这就需要使用大剂量利尿剂。因此有水肿的高血压患者，初始治疗除 ACEI/ARB 外，通常选择利尿剂。噻嗪类利尿剂在 GFR<30 ml/min 时作用明显减弱，此时袢利尿剂成为首选的利尿剂种类。如果水肿仍持续存在，可在袢利尿剂基础上联合使用噻嗪类利尿剂。大部分从髓袢排出的液体在远端肾小管被再次重吸收，这正是噻嗪类利尿剂的作用位点。

3. 联合用药 肾实质性高血压通常需要 3 种或 3 种以上降压药联合应用。如前所述，水、钠潴留是肾实质性高血压最主要的发生机制。同时，由于肾小球疾病、RAAS 激活等原因使压力-尿钠曲线右移，导致患者盐敏感性高血压发生率明显升高。限制钠盐摄入或应用利尿剂可以纠正水、钠潴留并使压力-尿钠曲线恢复正常，从而增强 ACEI/ARB 降压和降低尿蛋白的作用。因此，在合并容量负荷过多及盐敏感性高血压患者，ACEI/ARB 与利尿剂（尤其是氢氯噻嗪）联合应用可作为首选治疗方案。β 受体阻滞剂和钙通道阻滞药也可与 ACEI/ARB 联合应用。ACCOMPLISH 研究显示，ACEI（贝那普利）与钙通道阻滞药（氨氯地平）联合应用在延缓肾功能进展方面优于 ACEI 联合利尿剂（氢氯噻嗪）。RAAS 阻滞剂联合使用钙通道阻滞药是肾病高血压常用的配伍方案。

临床研究和 meta 分析均显示，ACEI 联合 ARB 降低尿蛋白作用强于单药治疗，但是 ONTARGET 研究中，ACEI 与 ARB 联合使用虽然可以显著降低蛋白尿，但是不良反应增加，肾预后更差。2013 年发表的一项在老年 2 型糖尿病肾损伤患者中的临床研究也显示，与 ARB 联合安慰剂相比，ACEI 联合 ARB 治疗组患者在延缓肾功能进展、降低心血管事件及死亡风险方面不但无额外获益，而且急性肾损伤和高钾血症的发生率明显升高。因此目前的各项指南意见均不推荐联合应用 ACEI 和 ARB。在没有心血管事件高危因素的非老年慢性肾小球肾炎患者中，ACEI 联合 ARB 是否有额外的心、肾获益及其安全性尚有待证实。

参考文献

[1] 王海燕. 肾病学. 3 版. 北京：人民卫生出版社，2008：1631-1637.

[2] Rodríguez-Iturbe B，Colic D，Parra G，Gutkowska J. Atrial natriuretic factor in the acute nephritic and nephrotic syndromes. Kidney Int，1990，38（3）：512-517.

[4] KonishiY，Okada N，Okamura M，et al. Sodium sensitivity of blood pressure appearing before hypertension and related to histological damage in immunoglobulin a nephropathy. Hypertension，2001，38（1）：81-85.

[5] Nishiyama A，Konishi Y，Ohashi N，et al. Urnary angiotensinogen reflects the activity of intrarenal renin-angiotensin system in patients with IgA nephropathy. Nephrol Dial Transplant，2011，26（6）：170-177.

[6] Konishi Y，Nishiyama A，Morikawa T，et al. Relationship between urinary angiotensinogen and salt sensitivity of blood pressure in patients with IgA nephropathy. Hypertension，2011，58（2）：205-211.

[7] Bazzi C，Stivali G，Rachele G，et al. Arteriolar hyalinosis and arterial hypertension as possible surrogate markers of reduced interstitial blood flow and hypoxia in glomerulonephritis. Nephrology（Carlton），2015，20（1）：11-17.

[8] Peterson JC，Adler S，Burkart JM，et al. Blood pressure control，proteinuria，and the progression of renal disease. The Modification of Diet in Renal Disease Study. Ann Intern Med，1995，123（10）：754-762.

[9] Kovesdy CP，Bleyer AJ，Molnar MZ，et al. Blood pressure and mortality in U. S. veterans with chronic kidney disease：a cohort study. Ann Intern Med，2013，159（4）：233-242.

[10] ACCORD Study Group，Cushman WC，Evans

GW, et al. Effects of intensive blood-pressure control in type 2 diabetes mellitus. N Engl J Med, 2010, 362 (17): 1575-1585.

[11] Ruggenenti P, Perna A, Loriga G, et al. Blood-pressure control for renoprotection in patients with non-diabetic chronic renal disease (REIN-2): multicenter, randomized controlled trial. Lancet, 2005, 365 (9463): 939-946.

[12] Appel LJ, Wright JT Jr, Greene T, et al. Intensive blood-pressure control in hypertensive chronic kidney disease. N Engl J Med, 2010, 363 (10): 918-929.

[13] Upadhyay A, Earley A, Haynes SM, et al. Systematic review: blood pressure target in chronic kidney disease and proteinuria as an effect modifier. Ann Intern Med, 2011, 154 (8): 541-548.

[14] Stevens PE, Levin A, Kidney Disease: Improving Global Outcomes Chronic Kidney Disease Guideline Development Work Group Members. Evaluation and management of chronic kidney disease: synopsis of the kidney disease: improving global outcomes 2012 clinical practice guideline. Ann Intern Med, 2013, 158 (11): 825-830.

[15] SPRINT Research Group, Wright JT Jr, Williamson JD, et al. A Randomized Trial of Intensive versus Standard Blood-Pressure Control. N Engl J Med, 2015, 373 (22): 2103-2116.

[16] Lv JC, Neal B, Ehteshami P, et al. Effects of intensive blood pressure lowering on cardiovascular and renal outcomes: a systematic review and meta-analysis. PLoS Med, 2012, 9 (8): e1001293.

[17] Lv JC, Ehteshami P, Sarnak MJ, et al. Effects of intensive blood pressure lowering on the progression of chronic kidney disease: a systematic review and meta-analysis. CMAJ, 2013, 185 (11): 949-957.

[18] Slagman MC, Waanders F, Hemmelder MH, et al. Moderate dietary sodium restriction added to angiotensin converting enzyme inhibition compared with dual blockade in lowering proteinuria and blood pressure: randomised controlled trial. BMJ, 2011, 343: d4366.

[19] Wright JT Jr, Bakris G, Greene T, et al. Effect of blood pressure lowering and antihypertensive drug class on progression of hypertensive kidney disease: results from the AASK trial. JAMA, 2002, 288 (19): 2421-2431.

[20] Bakris GL, Sarafidis PA, Weir MR, et al. Renal outcomes with different fixeddose combination therapies in patients with hypertension at high risk for cardiovascular events (ACCOMPLISH): a prespecified secondary analysis of a randomised controlled trial. Lancet, 2010, 375 (9721): 1173-1181.

[21] Mann JF, Schmieder RE, McQueen M, et al.: Renal outcomes with telmisartan, ramipril, or both, in people at high vascular risk (the ONTARGET study): a multicentre, randomised, doubleblind, controlled trial. Lancet, 2008, 372: 547-553.

[22] Fried LF, Emanuele N, Zhang JH, Combined angiotensin inhibition for the treatment of diabetic nephropathy. N Engl J Med, 2013, 369 (20): 1892-1903.

CME TEXTBOOKS NATIONAL PROJECT

高血压患者盐摄入评估的可能及必要

第23章

孙宁玲
北京大学人民医院

高血压是心血管疾病最主要的危险因素之一，研究表明，60%的冠状动脉粥样硬化性心脏病和50%的脑卒中死亡与高血压密切关联。血压的有效评估和治疗有利于血压的控制，这将对减少心、脑血管的死亡具有重要的意义和作用。高血压的机制之一是容量负荷增加，而容量的增加与盐的摄入过多有关，对于中国人群血压与脑卒中的关联较其他心血管事件的关联更为密切。高盐摄入过多会导致血压及脑卒中的增加，限盐对降压及减少脑卒中具有重要的意义。世界卫生组织（World Health Organization，WHO）、美国、欧洲等高血压指南，也将限盐策略作为控制高血压的重要手段之一，并且给出了针对不同人群膳食钠盐的推荐摄入量。在2011年联合国高级别慢性病防治会议上，各国专家也将减少盐的摄入列为五项控制慢性病的生活方式干预措施之一。钠盐摄入与高血压之间的关联已得到大家共识，限盐也确实能达到降低血压的效果。但是2013年美国医学研究所（IOM）对美国疾病预防与控制中心（CDC）和美国心脏协会（AHA）提出的钠推荐摄入量及其限盐举措提出质疑。他们认为没有循证医学证据表明限盐干预能够有效降低心血管病死亡或心血管事件。致使该不该限盐的问题引起了学术界的争议。本文将会对高血压患者该不该限盐，该不该进行盐的评估提出自己的观点。

一、盐及高盐的生理与病理生理作用

盐是钠盐，即氯化钠（NaCl），由钠离子（Na^+）和氯离子（Cl^-）组成的离子化合物，分子量58.443 g/mol。盐作为一种电解质，是人体生理活动中重要的营养物质，据估算正常成人钠每天必需摄入量为200~500 mg，折合成盐摄入量为0.509~1.272 g。在动物肉类、蔬菜和水果中，也会含有少量的盐；相比其他食物，日常烹调用的调味品和腌制食品中含盐量更高，比如酱油、味精、酱菜等。正常居民钠摄入的主要来源是从食物中摄取，其中大部分又是从食盐或含盐的调味料中摄取的。在人体生理过程中，钠在发挥其生理功能后，主要通过尿液和汗液途径排出体外。钠摄入实际是指每天摄入的所有来源的钠，包括食盐、各种调味料中的盐以及其他食物中所含的盐，而后将摄入的总含钠量再折算成氯化钠的量，即含盐量。含钠量与含盐量之间的单位换算为：100 mmol 钠=2.3 g 钠，折合成约5.85 g 氯化钠；即1 g 钠折合成约2.54 g 氯化钠。

高盐摄入会对血压产生不利的影响。①过度钠摄入可以引起血管平滑肌细胞肥大，增加还原型烟酰胺腺嘌呤二核苷酸磷酸（NADPH）氧化酶的活性和氧化应激，减少氧化亚氮的作用和产生。高盐摄入也可以激活血管、肾、脑的血管紧张素Ⅱ信号。同时，高钠引起的体内钠、水潴留，使细胞外容量增加，激活代偿机制，增加内源性毒毛花苷类似物的产生，使血管平滑肌细胞

Na^+-K^+-ATP 酶活性的抑制可以引起血压的升高，激活压力利尿机制。②当钠代谢异常时主要表现为体内钠、水潴留，细胞内钠含量增加，盐负荷后进一步升高。③高盐会激活交感神经，使血管产生应激反应，这种应激血压反应增强，使血浆去甲肾上腺素水平升高，同时高盐可使正常压力利尿机制的破坏将引起细胞外液的持续增加，从而激活中枢神经系统，增加交感神经的活性、血管平滑肌收缩和钠的转运。长期盐的摄入过多造成交感中枢的抑制紊乱和相继外周交感神经强力增加，既而通过影响肾的血液流变学、肾小管对钠和水的处理，产生血压的盐敏感性。

因此，盐的摄入过多对人体是不利的，特别是高血压患者当高盐摄入会使血压控制困难，同时也会导致器官损害以及脑卒中的发生。一直以来，WHO 对推广限盐策略、促进健康非常重视。近 10 多年间全球发布了一系列关于限盐的文件和报告。2006 年，WHO 的技术报告提出人群限盐有较好的成本和效果、并提出建议每人每天摄盐量降低至 5 g 的界值。

二、控盐的共识与争议

1. 限盐的干预对血压控制有利的证据　目前已有上百个减少钠盐摄入对高血压影响作用的临床试验公布。Hoffman 等在对 476 名新生儿进行了一项双盲、对照试验，研究对象随机分为低钠组和正常钠组。低钠组的钠摄入量减少约 30%（通过检测尿钠浓度进行判断），收缩压获得改善；在干预第 6 个月末，低钠组婴儿相对于正常钠组婴儿的收缩压降低了 2. 1 mmHg。15 年后，对这些婴儿中的 167 名研究对象进行了随访，在校正其他因素后发现，原先低钠组研究对象的收缩压和舒张压比正常钠组分别降低了 3. 6 mmHg 和 2. 2 mmHg，两者的血压仍存在明显差别，这说明早期的盐摄入对血压有长期影响。

国外的一些经典的研究，如饮食方法控制高血压（dietary approaches to stop hypertension，DASH），高血压预防试验（trials of hypertension prevention，TOHP）等均证明了限盐起着一定的降血压作用。美国 DASH 研究目的是观察生活方式调整在预防和治疗高血压中的作用。1997 年发表了第 1 个为期 8 周的试验结果，该试验入选了 459 例收缩压为 120～159 mmHg，舒张压为 80～95 mmHg的成年人。其中 27%的受试者患有高血压，但均未使用降压药物。所有受试者进入研究前 3 周均进食典型的美国饮食，结果显示，富含蔬菜水果的 DASH 饮食者表现出明显的血压下降，即使在血压正常者也使收缩压下降 3. 4 mmHg，高血压患者下降更为明显，为 11. 4 mmHg。

TOHP 为一项大型的研究非药物干预对血压影响效果的临床干预试验，其中部分内容为限盐试验的研究。该试验包括 1987 至 1990 年的 TOHP Ⅰ期和 1990 至 1995 年的Ⅱ期试验。受试者为年龄在 30～54 岁的成年高血压前期患者，通过电话和信函进行随访。在Ⅰ期试验中，把 744 名研究对象随机分为减盐组（每天摄盐<1. 6 g）和对照组，结果表明，干预 18 个月后，干预组的 24 小时尿钠从基线时的 154. 6 mmol/d 下降到 99. 4 mmol/d，收缩压和舒张压分别下降了 2. 4 mmHg 和 1. 2 mmHg，血压下降差异有统计学意义。在Ⅱ期的关于长期低钠饮食和减肥的 2×2 析因设计研究中，把 2382 名研究对象分为单纯低钠干预组、联合干预组、单纯减肥干预组和对照组共4 组，干预 36 个月后发现单纯低钠干预组的尿钠净减少 40 mmol/d，收缩压和舒张压分别下降 1. 2 mmHg 和 0. 7 mmHg，收缩压下降具有统计学意义。经 10～15 年随访，使心血管事件的发生风险降低 30%。

2. 我国低钠盐摄入的干预模式对血压控制有利的证据　在天津市河西区尖山“四病”基地开展的一项关于长期食用含钾、镁代钠盐对血压的作用以及血压决定因素的研究表明，在与血压有关的其他因素无明显变化的条件下，长期食用含钾、镁代钠盐的人群，与食用普通盐人群相比，收缩压和舒张压均有下降，未见有代钠盐引起不良反应。

在中国北方农村青年居民中做了一项含有钾、钙代钠盐的研究，将 325 名高血压青年随机分成 3 个组，第 1 组是每天在食盐中添加 10 mmol 的钾和 10 mmol 的钙，第 2 组采用普通食盐但鼓励限盐，第 3 组是不采取任何干预措施的对照组；干预 2 年后，添加钾、钙组的收缩压和舒张压分别下降了 5.9/2.8 mmHg，限盐组则下降了 5.8/1.0 mmHg，在对照组中则上升了 1.3/1.2 mmHg；添加钾、钙组和限盐组之间比较，血压变化没有明显的差异，但是分别和对照组比较时，血压变化有明显的差异；在干预对象的家庭成员中也能发现相似的变化，表明钾、钙代钠盐降压效果明显。

为了确证并评价低钠盐降低血压的效果，2004 年，武阳丰等在中国北方 6 个农村地区——黑龙江、天津、辽宁、山西和北京的 2 个郊区，采用钾、镁代钠盐进行多中心、随机、双盲、对照试验。该研究选取 608 名心血管疾病高危个体，干预组给予低钠代用盐（68%氯化钠、22%氯化钾、10%硫酸镁），对照组提供普通盐（99%氯化钠），在干预 12 个月后干预组比对照组收缩压降低 5.4 mmHg，在使用代钠盐的研究人群中，代钠盐产生了重要的且持续的收缩压下降。对其中 187 名研究对象更为深入地研究发现，外周与中心动脉的收缩压均显著降低，分别为 7.4 mmHg（$P=0.009$）和 6.9 mmHg（$P=0.011$），并发现脉搏波传导时间延长，这说明代钠盐不仅降低了血压水平，也同时改善了血管弹性。该项研究还对代钠盐的耐受程度进行分析发现，代钠盐均有良好的接受性。

3. 对限盐界值的争议 2011 年在 *JAMA* 刊登了一篇纳入了 7 项随机对照试验的 meta 分析，提出了限盐干预质疑的意见，认为限盐可使血压下降，但并没有显著地降低全因死亡、心血管事件或者脑卒中等。建议进行更大规模的临床试验，并以健康相关结局指标作为终点指标来最终确认。之后又有另外两篇观察性研究发现，盐摄入量与心血管事件的关系是“J”形曲线。

2013 年 IOM 发布一则报道，其结论为 1500~2300 mg/d 钠摄入的限盐界值缺乏充足的证据支持，需要对钠盐摄入直接与健康结局的关联开展进一步研究。

2014 年，另一篇 meta 分析纳入了 23 项队列研究和 2 项随机对照试验随访研究，将纳入人群按照盐摄入水平分为低（钠<115 mmol/d，折合盐<6.7 g/d）、正常（钠 115~215 mmol/d，折合盐 6.7~12.6 g/d）、高（钠>215 mmol/d，折合盐> 12.6 g/d）三组，得到低盐和高盐摄入均增加全因死亡及心血管事件发生风险的结论。

N Engl J Med 也于同年发表了一项来自前瞻性城乡流行病学研究（PURE）子研究的结果，该子研究关注于钠摄入与心血管事件的关联。PURE 在全世界范围内，根据不同国家与地区经济水平的差异进行抽样，分为低、中、高三类收入水平，最终共纳入 600 多个不同国家的社区，140 000人。本研究共纳入分析 101 945 人，通过清晨时点尿钠/肌酐测定估计 24 小时尿钠排出，从而估算尿钠摄入，结果提示，钠摄入 3~6 g/d（即盐超过 15.2 g/d 或低于 7.6 g/d）是最佳的。此研究结果提示的盐摄入量风险界值与 WHO 提倡的不超过 5~6 g/d 限盐界值相矛盾，这也遭到了提倡限盐、减盐措施的研究者的质疑，认为该子研究在尿钠排出的测定、钠摄入的估算及人群选择方面可能存在偏倚。

三、评估盐摄入量方法探讨的重要性

根据以往膳食调查，我国人群钠盐摄入量普遍超标。目前广大医务工作者和患者虽然已经意识到高血压患者应该限制饮食中盐的摄入，但是实际临床工作中却很少有医生对高血压患者的食盐摄入情况进行评估。限制钠的摄入不是标准不明确，而是实施困难。患者对低盐饮食只有模糊的概念，自己盐的摄入量并不清楚，在食盐量上面往往缺乏评估的客观指标。

1. 评估饮食中钠摄入的方法　目前评估饮食中钠摄入主要有两类方法，分别是基于饮食中钠含量的测定和尿钠的测量，见表 5-23-1。

表 5-23-1　盐摄入量的评估方法

评估方法	可靠性	便利性
基于测量饮食中含量		
饮食回顾问卷法	○	△
称重法	◎	×
进餐前测量	◎	×
试纸或传感器测量	×	◎
基于测量尿钠排泄量		
24 小时尿	◎	×
夜尿或晨尿	○	△
晨起第二次尿	○	△
随机尿	△	○
试纸或传感器测量	×	◎

注：◎，很好；○，好；△，一般；×，差

目前应用较多的两种方法，即饮食回顾调查法和留取 24 小时尿标本法。有研究对这两种方法进行比较后发现，饮食回顾调查法容易低估全部摄盐量的 30%～50%，准确性欠佳。

目前检测 24 小时尿液中钠的含量是最可靠和准确的方法，正常情况下，人体 95%的钠随尿排出，因此 24 小时尿钠排泄量能较好代表钠摄入量。但此方法收集测定不方便，过程繁琐，给患者带来诸多不便，常因收集的方法不正确影响结果的准确性。而点尿（spot urine）预测法评估尿钠是一种能简单易行的方法。

2. 点尿预测尿钠准确性的评估　日本学者 Kawasaki 等通过检测清晨空腹第二次尿（second morning voiding urine sample，SMU）中钠（Na^+）与肌酐（Cr）比值来估算 24 小时尿钠值的方法，点尿尿钠和 24 小时尿钠的相关性可达 0.725。该方法不但在健康人群流行病学调查中得到证实，而且多项在高血压人群中的研究也证实其准确性和可靠性，降压药物（包括利尿剂）对该方法没有影响。这种方法也有一定局限性，即对标本要求较严格，须留取清晨空腹早餐前的第二次尿。

日本的另一学者 Tanaka 等采用随机点尿的尿钠/肌酐估算 24 小时尿钠，但此公式的准确度欠佳，研究发现，对个体来说，此方法估测的 24 小时尿钠与实际留取 24 小时尿方法检测的尿钠相差较大。

美国学者 Mann 等也对晨尿、下午尿样以及随机尿样的尿钠/肌酐预测值与实测 24 小时尿钠进行对照。结果发现，实际的和预测的 24 小时尿钠的相关系数分别为 0.31、0.86 和 0.17。随机尿与 24 小时尿相关性不显著，不适宜作为其替代方法。而接近收集时间中点的 PM 标本尿钠与 24 小时尿钠强相关（$r=0.86$，$P<0.01$）。利用 PM 尿样本发现尿钠<100 mmol/d 的患者，其敏感度为 100%，特异度为 82%。

由此可见，点尿预测 24 小时尿钠的排泄具有可能性，通过上述的研究，可发现留清晨点尿更为准确。对此 Intersalt 和 PURE 均采用清晨点尿。

然而采用点尿的尿钠/肌酐预测 24 小时尿钠的排泄以评估盐摄入的多少。其在人群的钠摄入量的切点与心血管事件预后关系时存在争议。PURE 提出成人钠摄入3～6 g/d（折合成盐即

7.6~15.2 g/d)，其死亡和心血管事件的发生风险较低，而超过 6 g/d 或低于 3 g/d 的钠摄入，都会增加风险，折合成盐即超过 15.2 g/d 或低于 7.6 g/d。此研究结果提示的盐摄入量风险界值与 WHO 提倡的不超过 5~6 g/d 限盐界值相矛盾。这样的结果引起了学术界的争议。

鉴于对限盐、减盐干预措施的质疑，AHA 已多次发表专家共识，认为限盐、减盐干预的有效性已经得到了充分的证据支持。至于需要通过随机对照试验来证实限盐能改善健康结局指标的建议，考虑到研究周期、经济成本、可行性等因素，此方面试验尚未能开展，但这不应成为阻碍全民限盐、减盐行动的理由。

我国是个食盐量高的国家，需要有一种简易的评估方法对患者的摄入盐量进行评估，尽管点尿的尿钠/肌酐对于预测预后还有争议，但对于评估盐的摄入量还是有帮助的，我们应当基于中国人的特点建立自己的点尿预测 24 小时尿钠摄入的公式。我国点尿预测尿钠公式的建立将会大大地推动高血压患者对盐摄入量的评估，也有利于国家控烟计划的实施。

终末期肾病血液透析时对高血压患者降压药物的选择

第 24 章

曹娅丽　李文歌
中日友好医院

血液透析相关高血压是指在血液透析充分的状态下，患者透析前平均动脉压（MAP）>106 mmHg（即收缩压>140 mmHg，舒张压>90 mmHg，1 mmHg=0. 133 kPa）。在平均 24 小时动态血压监测中，血液透析患者收缩压>135 mmHg，舒张压>85 mmHg。根据 HEMO 研究报道，维持性血液透析（MHD）患者高血压的发生率>70%，服用降压药者占 75%，其中 72%以上的患者服用降压药后血压未能降至正常。部分患者经合理、联合应用 3 种以上降压药，血压仍不能控制在正常水平，临床上称之为“难治性高血压”，发生率为 5%。

一、血液透析相关高血压的发病机制

（一）水、钠潴留

MHD 患者几乎无残余肾功能，如果不能控制水、钠摄入，透析不能有效清除体内多余水分致使水、钠失衡，细胞外液及体液容量增加。心输出量增多，外周血管阻力增高，从而导致血压升高，也是难治性高血压的主要原因。

（二）肾素-血管紧张素-醛固酮系统活跃

有 5%~10%患者经充分透析已达到干体重，高血压仍不能控制，脱水越多血压反而越高，而双肾切除，阻断肾素-血管紧张素-醛固酮系统（RAAS）后，血压能很好地得到控制，这部分患者高血压与 RAAS 活性增高有关。特别是血管紧张素Ⅱ（AngⅡ）可使血管平滑肌收缩，促进神经末梢释放去甲肾上腺素，导致血管平滑肌细胞增生，长期作用使血管对降压药的反应性降低，血管顺应性降低，加重收缩期高血压和血管损伤致局部缺血。

（三）交感神经系统活性增高

慢性肾病（CKD）患者常有自主神经系统功能异常，MHD 患者交感神经系统活性增高，血浆去甲肾上腺素（NA）升高及神经肽 γ 浓度增加。交感神经系统活性增高与血管阻力和血压升高有关。

（四）内源性类洋地黄物质

内源性类洋地黄物质酷似毒毛花苷，可能与 MHD 患者钠敏感、低肾素性高血压有关。内源性类洋地黄物质可能产生于下丘脑或肾上腺皮质，能减少肾钠重吸收，但可抑制 Na^{+}-K^{+}-ATP 酶，使细胞 Na^{+}浓度增高，Ca^{2+}外流受抑制，平滑肌钙浓度增加，血管张力增高。

（五）内皮衍生因子

内皮细胞具有强大内分泌活性，可释放多种血管活性物质，氧化亚氮（NO）为调节血管张力活性物质之一，内皮素（ET）则具有收缩和促进细胞增生活性，MHD 血压增高与 NO 不足和 ET 过多有关。

（六）促红细胞生成素

促红细胞生成素（EPO）治疗相关性高血压的可能原因：①贫血纠正后，血细胞压积升高引起全血黏度增加，导致总外周血管阻力增加；②组织供氧改善，低氧性血管舒张作用消失；③EPO直接缩血管作用；④EPO 能增加血小板胞质内游离钙的释放，使血管平滑肌摄取钙增加，导致血管张力增加或使血管对缩血管物质的反应性增加；⑤EPO 可使 MHD 患者 ET 升高；⑥EPO 能作为血管平滑肌细胞的生长因子，促使血管肥大和功能改变，抑制 NO 的释放。

（七）甲状旁腺功能亢进

MHD 患者继发性甲状旁腺功能亢进（以下简称甲旁亢），甲状旁腺素（PTH）分泌增加使细胞内 Ca^{2+}增高，血管收缩，从而导致高血压。用活性维生素 D 治疗甲旁亢患者，可使血清 PTH 和平均动脉压下降。

（八）动脉硬化、血管顺应性下降

MHD 患者主动脉及大动脉的弹性下降，由于长期血管钙化及纤维化使血管硬度增加、动脉顺应性下降，导致脉压增加，收缩压升高，而收缩压升高又加重动脉僵硬及损伤，形成恶性循环。

二、血液透析相关高血压的治疗

（一）严格控制水、盐摄入量

目前，我国 MHD 患者普遍体重增长过多。控制水和钠的摄入是治疗 MHD 高血压的重要步骤。MHD 患者透析间期的体重增长应控制在干体重的 5%之内，摄入盐控制于 2～3 g/d，控制水和钠摄入量后减少容量负荷，有助于控制血压。

（二）评估干体重

评估干体重是很棘手的实际问题，干体重是一个经验性概念，干体重有 3 种定义：①患者不仅没有水肿，而且体内水、钠含量或其他重要成分的含量均降到再低一点就会发生低血压时的体重；②透析后患者坐位血压正常，但不会发生直立性低血压时的体重；③透析后血压正常，直至下次透析也无需服用降压药的体重。作者认为，临床医生可根据患者的体征、血压、胸部 X 线片以及血压和容量变化的关系来评估干体重，每次透析脱水量应达到干体重，这是控制容量依赖性高血压的主要措施之一。一般经过 2 个月透析治疗，可达到理想干体重。但容量变化与血压并非绝对相关。降低血压首先要充分透析和超滤，而不是调整降压药。降压药过多和超滤速度过快，可导致透析中低血压，是限制 MHD 患者通过充分超滤达到干体重的重要因素，并可能激活神经-体液因素，导致左心室肥厚，增加患者的病死率。因透析中低血压而超滤不充分者，应该逐渐减少降压药物用量，缓慢超滤，达到干体重和理想血压。

（三）调整透析方案

不同透析方案对患者血容量的影响不一样，部分患者应用血液滤过、血液透析滤过、高通量透析，每日透析及不卧床持续性腹膜透析可以控制血压。改变透析方案，延长透析时间有助于MHD患者高血压。作者的经验是每次透析脱水量应使患者达到干体重，体重增加过多者，可延长透析时间或增加透析频度，也可序贯透析或透析结束前单纯超滤，避免了因脱水导致患者低血压反应，使患者逐渐达到理想干体重。部分患者随着透析超滤脱水进行，血压不降低反而升高，这部分患者肾素水平、周围血管阻力明显增加；RAAS活性更高，血压更高，还有部分患者经透析超滤脱水，发生低血压而被认为已达到干体重，实际上这些患者仍可能是血管内容量过多，只是在透析短时间超滤过多或过快而引起组织间液不能及时向血管内充盈，导致血管内容量减少，血压下降。

（四）合理应用降压药

由于高血压并非完全与容量相关，达到干体重后也不能使所有患者的血压降至正常，而且在干体重情况下，容量负荷降至临界水平，严重影响了患者的正常生活，故许多患者还必须借助药物控制血压。降压药物可能导致透析中低血压，干扰透析和超滤，影响透析间期血压控制，故使用降压药时应慎重，可供透析患者高血压治疗的降压药物选择众多，肾素血管紧张换酶抑制剂（ACEI）、血管紧张素受体拮抗药（ARB）、钙通道阻滞药（CCB）和β受体阻滞剂、α受体阻滞剂及血管扩张剂等各类降压药物均可根据药物疗效、不良反应、药物动力学及血流动力学以及患者个体情况进行选择，临床应遵循从低剂量开始逐渐增加剂量的原则，尽量选择作用持久稳定的降压药，为增加疗效降低不良反应可采用几种降压药物联合的治疗方案，尽量选择不易被透析清除的药物。

1. 利尿剂　对于有残余肾功能的患者，利尿剂（主要指襻利尿剂）不仅能降压还能增加尿量，有利于维持良好的容量状态。有报道，对血液透析患者使用襻利尿剂，仍然能显著增加尿量，减少透析间期体重的增加，但对于尿量<400 ml/d者利尿效果有限。而且此类药物用量过大时代谢差，耳毒性增强。

2. 血管紧张素转换酶抑制剂及血管紧张素受体拮抗药　ACEI及ARB是MHD患者常用的降压药，对于RAAS活性增强的患者尤为适用。ACEI可有效持久降压，同时对靶器官有较好的保护作用，被许多欧美高血压指南和我国的高血压治疗指南列为一线降压药。ACEI主要作用于肾素-血管紧张素系统（RAS），抑制血管紧张素转换酶，减少AngⅡ生成，从而发挥控制血压、保护靶器官的作用。在进入透析之前，ACEI和ARB的使用受肾功能和血钾的影响有一定限制，但对透析后患者则限制甚小。ACEI药物用于透析患者的优势为药物透析清除率低、血流动力学稳定、降压效果确切、心及脑保护作用优异。长期应用可以降低左心室质量指数，逆转左心室肥厚，改善充血性心力衰竭，改善内皮功能及减轻氧化应激。可用于降压和预防心血管事件。ACEI的适应证为高血压合并有左心室肥厚、心力衰竭的患者。绝大多数ACEI可经透析清除，这可能也是某些患者在透析过程中血压逐渐升高的原因，应注意调整药物剂量。少数患者可出现高钾血症、血液透析后低血压、顽固性咳嗽、中性粒细胞减少等不良反应，应用时应注意患者的耐受性。ARB通过阻断血管紧张素Ⅱ与血管紧张素Ⅱ受体1的结合起到降压保护靶器官的作用，还可间接激活血管紧张素Ⅱ受体2，导致血管舒张，减轻心脏负担。ARB与ACEI具有相似的降压效果以及对心血管的保护作用。这类药物主要通过肝脏代谢，透析患者不需要调整药物剂量。ARB 因不影响缓激肽系统，故无咳嗽反应，也极少产生变态反应。多项研究显示，ARB 可降低心血管事件的发生率及死亡率。一项针对缬沙坦、坎地沙坦酯及氯沙坦的开放性、随机对照研究，分为 ARB 组和对照组，研究显示，ARB 组血液透析患者致死性及非致死性心血管事件（心血管致死、心肌梗死、脑卒中、充血性心力衰竭、冠状动脉搭桥或支架）的发生均显著降低。两组全因死亡率差异也具有统计学意义。由此可见，ARB 可降低维持性血液透析患者的非致死性心血管事件的发生率和死亡率，改善患者预后。

3. 钙通道阻滞药 CCB 通过阻滞钙通道，对心脏与外周血管产生不同的效应。这类药物降压效果确切，耐受性好，主要在肝脏代谢，血液透析不容易清除，多数不需要在透析前、后进行剂量调整。CCB 可减轻左心室肥厚，改善舒张功能，并可能具有延缓动脉硬化和改善糖耐量的作用。且不影响血脂、甲状旁腺素及维生素 D 的代谢。CCB 的适应证为高血压合并有左心室肥厚、舒张功能不全以及稳定型心绞痛。建议尽量选用长效 CCB，因短效 CCB 可能有增加心血管事件的风险，另外如果同时合并有心力衰竭和心动过速，应慎重使用 CCB。该类药的不良反应较少，部分患者可出现下肢水肿和齿龈增生等，停药后可消失。

4. β 受体阻滞剂 β 受体阻滞剂通过阻断心脏、大血管及交感神经末梢端的肾上腺素受体，降低血压，抑制心肌收缩，减慢心率，使心输出量减少。β 受体阻滞剂具有多种临床治疗作用，包括抗心律失常、抗心绞痛、降压、防止猝死等，因此在 MHD 患者中得到广泛应用。β 受体阻滞剂有水溶性和脂溶性两种。水溶性，如纳多洛尔、阿替洛尔，特点是以原形从肾排泄、长效、透析可清除，建议最好透析后给药；脂溶性，如普萘洛尔、美托洛尔等，特点是从肝脏代谢，短效，不易被透析清除，因此不需要调整剂量。β 受体阻滞剂主要不良反应有血糖和血脂代谢异常、心脏抑制等。因此严重脂质代谢异常、心功能减退患者慎用。也不适于有支气管哮喘、心动过缓的患者。

5. 作用中枢的药物 该药物主要作用在中枢的交感神经阻滞，通过激活脑中的 α1 肾上腺素受体而抑制交感神经兴奋，从而降低全身血管阻力，使血压下降，常应用于难治性高血压。

6. α1 受体阻滞剂 该类制剂拮抗儿茶酚胺 α1 受体的作用，扩张动、静脉血管，减少外周阻力和平均动脉压，主要用于难治性高血压。该类药物主要在肝代谢，由胆汁排出，仅少量由肾排出。一般不需要调整剂量。

7. 血管扩张剂 该类药物直接作用于血管平滑肌，松弛动脉平滑肌，使动脉血管扩张，从而降低总外周阻力。由于该类药物能反射性引起交感神经兴奋，需要联合应用抗交感神经药物。该类药物是治疗难治性高血压的二线药物，也常在高血压危象时使用。米诺地尔通过活性代谢物激活在血管平滑肌细胞上的三磷腺苷依赖的钾通道，引起血管扩张。主要不良反应是水和钠潴留、心包积液、多毛症、心动过速、直立性低血压等。硝普钠作用于平滑肌细胞转化成氧化亚氮，引起平滑肌舒张，主要用于高血压危象治疗，开始按体重 0.5 μg/(kg·min)，根据治疗反应以 0.5 μg/(kg·min) 递增，逐渐调整剂量，常用剂量为 3 μg/(kg·min)，极量为 10 μg/(kg·min)，在避光下应用。

8. 难治性高血压 有些 MHD 患者，在充分控制体重，使用足量降压药，血压仍居高不下，此时要考虑所用的药物之间是否发生了拮抗，是否存在肾血管性高血压，或存在巨大肾囊肿，排出这些因素后，可加用米诺地尔和 β 受体阻滞剂，对于使用 EPO 患者应调整 EPO 剂量，如血压仍控制不理想，则应重新评价干体重。测定精氨酸血管加压素（AVP）发现绝大多数难治性高血压患者都存在血容量过多。作者认为，医生应认真研究每位难治性高血压患者的原因，个体化合理选择用药，让更多患者血压达标，可以大大降低心、脑血管并发症及病死率。

综上所述，高血压是血液透析患者最常见的并发症之一，与患者生活质量、心和脑血管并发症及长期预后密切相关，有效控制血压对改善预后极为关键。在治疗方面，合适的容量控制是前提，尽量避免透析间期容量增加过多和透析期间超滤速度过快、容量下降过多；在降压药物的选择方面应该考虑透析对药物的清除，选择蛋白结合率高和透析清除率低的降压药物。

参考文献

[1] Lacson EJ，Lazarus JM. The association between blood pressure and mortality in ESRD not different from the general population? Semin Dial，2007，20（6）：510–517.

[2] Nakai S，Masakane I，Akiba T，et al. Overview of regular dialysis treatment in Japan (as of 31 December 2005). Ther Apher Dial，2007，11（6）：411–441.

[3] Agarwal R，Nissenson AR，Batlle D，et al. Prevalence，treatment and control of hypertension in chronic hemodialysis patients in the United States. Am J Med，2003，115（4）：291–297.

[4] Wizemann V，Wabel P，Chamney P，et al. The mortality risk of overhydration in haemodialysis patients. Nephrol Dial Transplant，2009，24（5）：1574–1579.

[5] Thai DJ，Lim TW，James MT，et al. Cardiovascular effects of Angiotensin converting enzyme inhibition or angiotensin receptor blockade in hemodialysis：a meta analysis. Clin J Am Soc Nephrol，2010，5（4）：623–630.

[6] Suzuki H，Kanno Y，Sugahara S，et al. Effect of angiotensin receptor blockers on cardiovascular events in patients undergoing hemodialysis：an open-label randomized controlled trial. Am J Kidney Dis，2008，52（3）：501–506.

[7] Cice G，Ferrara L，D'Andrea A，et al. Carvedilol increases two year survival in dialysis patients with dilated cardiomyopathy：a prospective，placebo controlled trial. J Am coll Cardiol，2003，41（9）：1438–1444.

糖尿病肾病合并高血压的特点及干预策略

第25章

郭建强
内蒙古医科大学附属医院

糖尿病患者中有20%~40%并发肾病，是糖尿病患者发生肾衰竭的主要原因，高血压是糖尿病肾病进展过程中最常见的并发症，控制血压可预防糖尿病肾病的发生及延缓肾病的进展。近年来，在降压的目标、降压药物的选择等方面均有较大的进展，也存在争议。

一、糖尿病肾病的血压特点

根据《中国2型糖尿病防治指南（2013版）》，糖尿病早期肾病的特征是尿中白蛋白排泄轻度增加（微量白蛋白尿），常用的检测指标是休息时的晨尿或随机尿白蛋白与肌酐比值（albumin-to-creatinine ratio，ACR）为2.5~30.0 mg/mmol（男）、3.5~30.0 mg/mmol（女）。随着病情的进展，逐步发展到显性蛋白尿（ACR>30 mg/mmol）及血清肌酐水平的上升，此时为临床肾病期，最终发展至肾衰竭，需要透析或肾移植。对于糖尿病肾病患者，应计算估算肾小球滤过滤（estimated glomerular filtration，eGFR），当eGFR低于60 ml/（min·1.73 m^2），考虑出现慢性肾病的并发症。

2001年我国住院患者的回顾性分析显示，2型糖尿病并发肾病的患病率为34.7%。1型糖尿病患者的血压常与肾损伤加重相关，在尿白蛋白排泄率进展到300 mg/d之前，血压大多是正常的，但随着尿蛋白的增加，血压也随之逐渐升高。有研究表明，1型糖尿病患者一旦出现持续性蛋白尿，收缩压每月升高1 mmHg。2型糖尿病患者合并高血压通常是多种心血管代谢危险因素并存的表现，高血压可出现在糖尿病发生之前。如果糖尿病患者尿蛋白>500 mg/d，血压每年升高5%~8%。无论1型糖尿病还是2型糖尿病，如进展到临床肾病阶段，则超过50%的患者存在高血压，进展到终末期肾病，则100%的患者均有高血压。

糖尿病与高血压的并存使心血管病、脑卒中、肾病及视网膜病变的发生和进展风险明显升高，增加了糖尿病患者的病死率。英国前瞻性糖尿病研究（united kingdom prospective diabetes study，UKPDS36）入选了4801例糖尿病患者，随访10年，结果发现，糖尿病并发症与收缩压水平显著相关，收缩压每降低10 mmHg，与糖尿病相关的并发症下降12%，死亡下降15%，心肌梗死下降11%，包括糖尿病肾病在内的微血管并发症下降13%。2015年Emdin等的meta分析，纳入40项研究，100 000名糖尿病患者，结果表明，收缩压每降低10 mmHg，全因死亡率下降13%，心血管事件下降11%。

当糖尿病患者并发肾病时，心血管风险进一步增加。微量白蛋白尿是糖尿病早期肾损害的指标之一，也是心血管疾病独立的危险因素。慢性肾病本身也是全因死亡率及心血管死亡的独立预测因素。糖尿病肾病血压的升高进一步促进了肾病的进展。RENAAL 研究的一个回顾分析表明，对于糖尿病肾病患者，与基线收缩压低于 130 mmHg 相比，基线血压在 140 mmHg 到 159 mmHg 终末期肾病和死亡风险增加 38%，基线收缩压每升高 10 mmHg，终末期肾病或死亡的风险增加 6%。另一个对 IDNT 研究的回顾性分析表明，随访中收缩压在 149 mmHg 以上者，其发生肾终点事件（血清肌酐倍增、终末期肾病、死亡）的风险是收缩压<134 mmHg 以下患者的 2. 2 倍，收缩压每下降 20 mmHg，肾终点事件下降 50%。

因此，糖尿病患者严格控制血压，对预防及延缓肾病的发生发展及降低心血管事件具有重要的临床意义。

二、糖尿病肾病合并高血压的干预策略

1. 血压控制目标　对于总体糖尿病人群，积极控制血压可以降低心血管事件发生率，预防肾病，并对已并发肾病的患者延缓其进展。UKPD38 旨在明确控制血压能否预防糖尿病患者的大血管及微血管并发症，该研究随机将入选患者分到严格血压控制组（目标为<150/85 mmHg）和宽松血压控制组（目标为<180/105 mmHg），平均随访 8. 4 年后，严格血压控制组的平均血压为 144/82 mmHg，宽松血压控制组的平均血压是 154/87 mmHg，前者大血管及包括糖尿病肾病在内的微血管并发症较后者下降了 24%，与糖尿病相关的死亡下降了 32%，脑卒中下降了 44%。由此人们认识到控制血压有助于降低糖尿病患者的微血管和大血管事件的发生率。包括 HOT、HOPE、LIFE、ALLHAT 等大规模临床试验均纳入了糖尿病患者，提示激进的血压控制可降低糖尿病患者心血管事件的发生率，基于此，包括美国预防、检测、评估与治疗高血压全国联合委员会第七次报告（JNC7），美国糖尿病协会（ADA）和美国内分泌医师协会（AACE）等指南均建议对糖尿病患者进行严格的血压控制，目标为<130/80 mmHg，但近年来的一些临床研究对此提出了质疑。

2010 年发表的 ACCORD 将高血压伴糖尿病患者随机分成两组，强化降压至<120 mmHg，标准治疗至<140 mmHg，结果发现，当血压降到 120 mmHg 时，与 140 mmHg 相比，非致死性心血管事件及致死性复合终点事件的发生率均未见下降，但脑卒中有下降的趋势，强化降压组低血压、电解质异常等不良事件明显增加。2010 发表的 INVEST 后续亚组结果显示，对于确诊糖尿病合并冠状动脉粥样硬化性心脏病的患者，根据收缩压的控制情况分为三组，未控制组收缩压≥140 mmHg，普通控制组130 mmHg<收缩压<139 mmHg，严格控制组收缩压<130 mmHg，与未控制组相比，普通控制组能够显著降低心血管风险，但与严格控制组相比没有差异。VADT 的一个回顾性分析表明，2 型糖尿病患者在收缩压超过 140 mmHg 时，心血管事件的风险将显著增加，而舒张压<70 mmHg 时，心血管事件的风险也将增加。HOT 是关于舒张压最重要的一项临床试验，其中关于糖尿病的亚组分析表明，与舒张压<90 mmHg 相比，<80 mmHg 组包括心肌梗死、脑卒中和心血管死亡等在内的心血管事件下降了 51%。2015 年 Emdin 等的 meta 分析表明，对于 2 型糖尿病患者，在收缩压超过 140 mmHg 时，采取降压治疗可明确降低死亡率，降低包括肾衰竭在内的微血管及大血管并发症。

对于糖尿病合并临床肾病患者，有两项回顾性研究进行了降压目标的分析。一是上述提到的 RENAAL 的后续分析入选的是尿白蛋白与肌酐比值>300 mg/g 以上的糖尿病患者，结果提示，收缩压降至 140 mmHg 肾获益最为明确。而 IDNT 的回顾性分析入选了尿蛋白超过 900 mg/d 的糖尿病患者，随访中收缩压在 149 mmHg 以上时，其发生肾终点事件（血清肌酐倍增、终末期肾病、死亡）的风险是收缩压<134 mmHg 以下患者的 2. 2 倍。目前尚没有专门针对糖尿病肾病降压目标

的前瞻性研究，糖尿病肾病血压控制目标证据多来源于慢性肾病的血压管理。AASK 入选了 GFR 为 20~65 ml/（min·1.73 m^2）的合并有高血压的慢性肾病患者，随机分为强化降压组和普通降压组，最终两组的血压平均为 128/78 mmHg 和 141/85 mmHg，结果显示，在预防肾病进展方面，两组并没有差异。RENIN2 显示，与普通降压组相比（舒张压<90 mmHg），强化降压组（舒张压<80 mmHg），也没有延缓肾病的进展。MDRD 的回顾性分析提示，存在蛋白尿的糖尿病患者（>3 g/24 h），血压<130/80 mmHg 可使肾结局改善，但 AASK 和 RENIN2 并没有得出相同的结果。三项研究均未提示慢性肾病患者强化降压能降低心血管事件发生率。

根据上述的临床研究证据，无论是单纯糖尿病，还是糖尿病肾病的患者，将血压降至 140/90 mmHg，对心血管并发症和糖尿病肾病均有明确的获益。将血压进一步降低是否获益存在争议，并且过度的降压可能是有害的，比如降至 120/70 mmHg 以下，而且应用的降压药物较多，可能会导致不良事件的增加。因此，大部分指南也将原来 130/80 mmHg 的降压目标更新为 140/80~90 mmHg。2014 年 JNC8 推荐糖尿病患者降压目标为 140/90 mmHg，合并慢性肾病患者降压目标也是 140/90 mmHg。2013 年欧洲高血压学会（ESH）/欧洲心脏学会（ESC）高血压指南推荐糖尿病患者降压目标为 140/85 mmHg，合并慢性肾病收缩压为 140 mmHg。但 2014 年日本高血压指南、2015 年中国台湾地区高血压指南推荐糖尿病降压目标仍为 130/80 mmHg，理由是亚洲人群脑卒中发生率较欧美人群高，强化降压有助于降低脑卒中的风险。中国高血压防治指南自 2010 年后尚未更新，但《中国 2 型糖尿病防治指南（2013 版）》指出，糖尿病合并高血压的患者血压控制目标为<140/80 mmHg，合并肾病的患者也是 140/80 mmHg。部分患者，如年轻且没有并发症的患者，在没有明显增加治疗负担和不良反应的情况下可将收缩压控制在<130 mmHg，收缩压≥160 mmHg时必须启动降压治疗，≥120/80 mmHg 开始生活方式的干预。

由于各个指南在降压目标上存在一定的争议，糖尿病肾病的降压目标还应强调个体化原则，但从现有的证据以及中国人群脑卒中高发的特点来看，我国指南推荐的 140/80 mmHg 较为合理。

2. 预防糖尿病肾病的降压药物选择 有效地控制血压可降低糖尿病患者发生肾病的风险，但不同类型降压药物是否存在差异，结论并不完全一致。ABCD 研究的一个后续分析入选了尿蛋白阴性或者有微量白蛋白尿的糖尿病合并高血压患者，患者随机分入依那普利组或尼索地平组，结果提示，两组在尿蛋白及肌酐清除率的进展方面没有差异。J-MIND 将 2 型糖尿病合并高血压患者随机分配到依那普利组和硝苯地平组，入选的患者尿白蛋白排泄率（albumin excretion rate，AER）<30 mg/d，或者 30 mg/d<AER<300 mg/d，随访 24 个月，结果发现，AER 在从正常进展到微量白蛋白尿方面以及微量白蛋白尿进展到显性蛋白尿方面，两组均没有显著差异，心血管事件的发生率两组也是相似的。UKPDS 39 也发现阿替洛和卡托普利在糖尿病患者肾病预防方面没有差异。BENEDICT 观察了血管紧张素转换酶抑制剂（angiotensin converting enzyme inhibitors，ACE-I）和非二氢吡啶类钙通道阻滞药（calcium channel blockers，CCB）单用或联合应用能否预防有高血压但尚无微量白蛋白尿的 2 型糖尿病患者出现微量白蛋白尿，纳入了 1204 例年龄>40 岁、尿白蛋白排泄率<20 μg/min、合并高血压（收缩压≥140 mmHg 或舒张压≥90 mmHg）的 2 型糖尿病患者，入选的患者随机分为群多普利拉组、维拉帕米组、群多普利拉+维拉帕米组以及安慰剂组。平均随访 3.6 年，新发的尿白蛋白阳性（连续 2 次随访尿白蛋白排泄率均>20 μg/min）在维拉帕米单药组为 11.9%，群多普利拉单药组为 6%，群多普利拉+维拉帕米联用组为 5.7%，而安慰剂组为 10%。提示 ACEI 单独应用能够预防和减少 2 型糖尿病时微量白蛋白尿的发生，ACEI 的肾保护作用并不因为联合应用 CCB 而加强，并且不完全依赖于血压的降低，具有降压以外的肾保护作用。近年来的 ROADMAP 证实奥美沙坦可延缓糖尿病微量白蛋白尿的发生，该试验入选了 2 型糖尿病尚无微量白蛋白尿的患者，予以奥美沙坦 40 mg/d 治疗，另一组予以安慰剂，结果显示，两组患者血压相似，奥美沙坦组延缓了糖尿病微量白蛋白尿的发生，但需注意的是奥美沙坦组心血管并发症较安慰剂组多，而不是与其他降压药物的比较。

从上述研究结果看出，在糖尿病尿蛋白阴性或者微量白蛋白尿阶段，应用 ACEI 或血管紧张素受体拮抗药（angiotensin Ⅱ receptor antagonist，ARB）降压在预防蛋白尿方面较其他类型降压药可能有一定的优势，但试验结果并不完全一致。因此，各国的指南推荐也存在差异。2013 年 ESH/ESC 更新的高血压指南指出，所有的降压药物均可以用于尿蛋白正常的糖尿病患者起始治疗，ACEI 或 ARB 可能会更好。2014 年 JNC8 则认为，目前尚没有高质量的随机临床研究直接比较不同类型降压药物对于高血压患者预后的差异，从现有的安慰剂对照研究的结果来看，CCB、ACEI、ARB 和噻嗪类利尿剂 4 种降压药物对于降低总体死亡率、心血管事件、脑血管事件及肾病方面效果基本相当，由于这些研究中已经包含了合并糖尿病患者，且在心血管及脑血管事件方面均与普通高血压人群的结论相似，因此推荐 CCB、ACEI、ARB 和噻嗪类利尿剂均可用于糖尿病患者的起始治疗。2015 年 4 月，AACE 联合美国内分泌学院（ACE）共同发布了糖尿病综合治疗计划 2015 年版，该指南认为 CCB、ACEI、ARB、β 受体阻滞剂和利尿剂均可以使糖尿病患者获益，因此不应过分地考虑哪一种降压药物优于另外一种，更多的应关注患者并存的其他临床情况。《中国 2 型糖尿病防治指南（2013 版）》指出，降压治疗的获益主要与血压控制本身相关，供选择的药物主要有 ACEI、ARB、CCB、利尿剂和 β 受体阻滞剂，其中 ACEI 和 ARB 作为首选，联合用药以 ACEI 或 ARB 为基础的降压药物治疗方案，可以联合使用钙通道阻滞药、吲达帕胺类药物、小剂量噻嗪类利尿剂或小剂量选择 β 受体阻滞剂。

总之，糖尿病合并高血压患者在肾病预防方面，优先考虑的是血压的达标而不是起始降压药物的选择，ACEI 或 ARB 可能较其他类型降压药有优势。

3. 糖尿病肾病的降压药物选择 目前认为糖尿病合并慢性肾病时，应用 ACEI 或 ARB 治疗能够延缓肾病的进展。最早的证据来源于卡托普利试验，该试验入选了糖尿病肾病患者（尿蛋白排泄率≥500 mg/d 并且血清肌酐≤221 μmol/L），随机分入卡托普利组和安慰剂组，结果显示，与安慰剂对比，卡托普利治疗可降低 48%的血清肌酐倍增风险，同时可降低 50%出现死亡、透析及肾移植的风险。接下来的 RENAAL 评估了氯沙坦对糖尿病肾病的影响，观察的终点是血清肌酐浓度倍增、终末期肾病的发生及任何原因死亡，患者随机分入了氯沙坦组和安慰剂组，平均随访 3.4 年，结果发现，氯沙坦组较安慰剂组可降低 35%的蛋白尿，在肾终点事件方面可下降 16%。IDNT 入选了糖尿病肾病患者，随机分配到了厄贝沙坦、氨氯地平及安慰剂组，观察的终点也是血清肌酐浓度倍增、终末期肾病的发生及任何原因死亡，平均随访时间为 2.6 年，与安慰剂对比，厄贝沙坦能够降低 20%的终点事件，与氨氯地平组相比，可降低 23%的终点事件，由此可见，厄贝沙坦具有有效延缓肾病进展的作用，并且独立于血压的下降，效果优于 CCB。AASK 将高血压慢性肾病的患者随机分入雷米普利组、美托洛尔组和氨氯地平组，结果显示，三组降压效果相似，但雷米普利能更好地降低肾终点事件的发生。

从上述研究结果来看，RAS 阻滞剂可明确延缓糖尿病肾病的进展，由于 ACEI 和 ARB 均可以改善延缓糖尿病肾病的进展，因此联合阻断 RAS 各个环节是否能使患者进一步获益？为此有 3 项临床研究回答这一问题。ONTARGET 对比了雷米普利、替米沙坦单用以及两者合用对有高危血管疾病风险的糖尿病患者以及血管疾病患者的影响，结果显示，替米沙坦和雷米普利具有相似的效果，联合用药并没有额外的获益，而且低血压、晕厥及肾功能损伤的发生率则显著增加。ALTITUDE 表明，在伴有肾和心血管疾病的 2 型糖尿病患者中联用阿利吉仑和 ACEI 或 ARB，大血管与微血管并发症增加，并且高血钾及低血压的发生率增加，该研究因此提前终止。最新的

VANEPHRON-D 评估了糖尿病肾病患者 ACEI 和 ARB 联用较 ARB 单用是否能改善肾病的预后，入选的患者尿白蛋白与肌酐比值>300 mg/g，eGFR 30.0~89.9 ml/（min·1.73 m^2）患者，结果显示，尽管联用组在减少尿蛋白方面有优势，但高血钾及急性肾损伤的发生率较高，并且整体上有加重肾功能不全的趋势，因此，该研究也提前终止。

综合上述临床证据，ACEI 或 ARB 在延缓慢性肾病进展方面证据充分，因此各国指南均推荐糖尿病肾病患者首选 ACEI 或 ARB 治疗，但不推荐两者合用。JNC8 认为，对于 70 岁以下、GFR<60 ml/（min·1.73 m^2），或者任何年龄尿蛋白与肌酐比值>30 mg/g，降压目标是 140/90 mmHg，无论是否合并糖尿病，降压药物首选 ACEI 或 ARB 改善肾预后。2013 年的 ESC/ESH 指出，ACEI 或 ARB 在降低蛋白尿方面较其他类型降压药物更加有效，故推荐在高血压存在微量白蛋白尿或明显蛋白尿的患者中应用 ACEI 或 ARB，为了使血压达标经常需联合用药，此时推荐以 RAS 阻滞剂为基础的联合用药，不推荐联合使用 ACEI 或 ARB。《中国 2 型糖尿病防治指南（2013 版）》指出，糖尿病肾病的患者血压应控制在 140/80 mmHg 以下，降压药物首选 ACEI 或 ARB。尽管指南的意见较为一致，但有一点需要注意，ACEI 或 ARB 治疗慢性肾病高血压的获益主要是其对肾预后的改善，其对慢性肾病心血管事件的影响是否优于 CCB、β 受体阻滞剂等其他降压药物则证据不足。在肾功能不全的患者中应用 ACEI 或 ARB 可能会出现血清肌酐和血钾的升高，一般无须调整剂量，但需密切监测，如有必要降低药物剂量或停药观察。

高血压是糖尿病肾病进展过程中最常见的并发症，控制血压可延缓肾病进展并降低心血管并发症。目前我国指南推荐糖尿病肾病合并高血压的患者血压控制目标为 140/80 mmHg，对于糖尿病合并高血压患者预防肾病时首先应关注的是血压达标，其次是降压药物的选择。对于已进展到临床肾病的患者，必须应用 ACEI 或 ARB 以延缓肾病的进展，不推荐 ACEI 和 ARB 的合用。

参考文献

[1] 中华医学会糖尿病分会. 中国 2 型糖尿病防治指南（2013 版）. 中华糖尿病杂志，2014，6（7）：447-498

[2] Epstein M，Sowers JR. Diabetes mellitus and hypertension. Hypertension，1992，19（5）：403-418.

[3] Sternlicht H，Bakris GL. Management of hypertension in diabetic nephropathy：how low should we go? Blood Purif，2016，41（1-3）：139-143.

[4] Adler AI，Stratton IM，Neil HA，et al. Association of systolic blood pressure with macrovascular and microvascular complications of type 2 diabetes（UKPDS 36）：prospective observational study. BMJ，2000，321（7258）：412-419.

[5] Emdin CA，Rahimi K，Neal B，et al. Blood pressure lowering in type 2 diabetes：a systematic review and meta-analysis. JAMA，2015，313（6）：603-615.

[6] Bakris GL，Weir MR，Shanifar S，et al. Effects of blood pressure level on progression of diabetic nephropathy：results from the RENAAL study. Arch Intern Med，2003，163（13）：1555-1565.

[7] Pohl MA，Blumenthal S，Cordonnier DJ，et al. Independent and additive impact of blood pressure control and angiotensin II receptor blockade on renal outcomes in the irbesartan diabetic nephropathy trial：clinical implications and limitations. J Am Soc Nephrol，2005，16（10）：3027-3037.

[8] No authors Listed. Tight blood pressure control and risk of macrovascular and microvascular complications in type 2 diabetes：UKPDS 38. UK Prospective Diabetes Study Group. BMJ，1998，317（7160）：703-713.

[9] Handelsman Y，Bloomgarden ZT，Grunberger G，et al. American association of clinical endocrinologists and american college of endocrinology-clinical practice guidelines for developing a diabetes mellitus comprehensive care

plan – 2015. Endocr Pract, 2015, 21 Suppl 1: S1–S87.

[10] Cushman WC, Evans GW, Byington RP, et al. Effects of intensive blood-pressure control in type 2 diabetes mellitus. N Engl J Med, 2010, 362 (17): 1575–1585.

[11] Cooper-DeHoff RM, Gong Y, Handberg EM, et al. Tight blood pressure control and cardiovascular outcomes among hypertensive patients with diabetes and coronary artery disease. JAMA, 2010, 304 (1): 61–68.

[12] Anderson RJ, Bahn GD, Moritz TE, et al. Blood pressure and cardiovascular disease risk in the Veterans Affairs Diabetes Trial. Diabetes Care, 2011, 34 (1): 34–38.

[13] Hansson L, Zanchetti A, Carruthers SG, et al. Effects of intensive blood-pressure lowering and low-dose aspirin in patients with hypertension: principal results of the Hypertension Optimal Treatment (HOT) randomised trial. HOT Study Group. Lancet, 1998, 351 (9118): 1755–1762.

[14] Wright JT, Jr., Bakris G, Greene T, et al. Effect of blood pressure lowering and antihypertensive drug class on progression of hypertensive kidney disease: results from the AASK trial. JAMA, 2002, 288 (19): 2421–2431.

[15] Ruggenenti P, Perna A, Loriga G, et al. Blood-pressure control for renoprotection in patients with non-diabetic chronic renal disease (REIN–2): multicentre, randomised controlled trial. Lancet, 2005, 365 (9463): 939–946.

[16] Klahr S, Levey AS, Beck GJ, et al. The effects of dietary protein restriction and blood-pressure control on the progression of chronic renal disease. Modification of Diet in Renal Disease Study Group. N Engl J Med, 1994, 330 (13): 877–884.

[17] James PA, Oparil S, Carter BL, et al. 2014 evidence-based guideline for the management of high blood pressure in adults: report from the panel members appointed to the Eighth Joint National Committee (JNC 8). JAMA, 2014, 311 (5): 507–520.

[18] ESH/ESC Task Force for the Mangement of Arterial Hypertension. 2013 Practice guidelines for the management of arterial hypertension of the European Society of Hypertension (ESH) and the European Society of Cardiology (ESC): ESH/ESC Task Force for the Management of Arterial Hypertension. J Hypertens, 2013, 31 (10): 1925–1938.

[19] Chiang CE, Wang TD, Ueng KC, et al. 2015 guidelines of the Taiwan Society of Cardiology and the Taiwan Hypertension Society for the management of hypertension. J Chin Med Assoc, 2015, 78 (1): 1–47.

[20] Shimamoto K, Ando K, Fujita T, et al. The Japanese Society of Hypertension Guidelines for the Management of Hypertension (JSH 2014). Hypertens Res, 2014, 37 (4): 253–390.

[21] Estacio RO, Jeffers BW, Gifford N, et al. Effect of blood pressure control on diabetic microvascular complications in patients with hypertension and type 2 diabetes. Diabetes Care, 2000, 23 Suppl 2: S54–S64.

[22] Baba S, FMIND Study Group. Nifedipine and enalapril equally reduce the progression of nephropathy in hypertensive type 2 diabetics. Diabetes Res Clin Pract, 2001, 54 (3): 191–201.

[23] Efficacy of atenolol and captopril in reducing risk of macrovascular and microvascular complications in type 2 diabetes: UKPDS 39. UK Prospective Diabetes Study Group. BMJ, 1998, 317 (7160): 713–720.

[24] Zandi-Nejad K, Brenner BM. Preventing microalbuminuria in type 2 diabetes. N Engl J Med, 2005, 352 (8): 833–834.

[25] Haller H, Ito S, Izzo JL, et al. Olmesartan for the delay or prevention of microalbuminuria in type 2 diabetes. N Engl J Med, 2011, 364 (10): 907–917.

[26] Lewis EJ, Hunsicker LG, Bain RP, et al. The effect of angiotensin-converting-enzyme inhibition on diabetic nephropathy. The Collaborative Study Group. N Engl J Med, 1993, 329 (20): 1456–1462.

[27] Brenner BM, Cooper ME, de Zeeuw D, et al. Effects of losartan on renal and cardiovascular outcomes in patients with type 2 diabetes and nephropathy. N Engl J Med, 2001, 345 (12): 861–869.

[28] Lewis EJ, Hunsicker LG, Clarke WR, et al. Renoprotective effect of the angiotensin-receptor antagonist irbesartan in patients with nephropathy due

to type 2 diabetes. N Engl J Med, 2001, 345 (12): 851-860.

[29] Yusuf S, Teo KK, Pogue J, et al. Telmisartan, ramipril, or both in patients at high risk for vascular events. N Engl J Med, 2008, 358 (15): 1547-1559.

[30] Parving HH, Brenner BM, McMurray JJ, et al. Cardiorenal end points in a trial of aliskiren for type 2 diabetes. N Engl J Med, 2012, 367 (23): 2204-2213.

[31] Fried LF, Emanuele N, Zhang JH, et al. Combined angiotensin inhibition for the treatment of diabetic nephropathy. N Engl J Med, 2013, 369 (20): 1892-1903.

肾动脉狭窄高血压的特点、干预和预后

第26章

余保瑞
河南省人民医院

一、概　　述

肾动脉狭窄（renal artery stenosis）是指各种病因引起一侧或双侧肾动脉及其分支狭窄，当其狭窄进展至一定程度时，可引起血流动力学的严重障碍，导致动脉压升高。此类血压异常增高现象称之为肾血管性高血压（renal vascular hypertension，RVH），是一类常见的继发性高血压类型。其机制是由于肾动脉狭窄引起的肾明显供血不足，血流灌注的固定性减少，肾缺血，激活肾素-血管紧张素-醛固酮系统（RAAS）进而引起血压升高。

需要注意的是，肾动脉狭窄与肾血管性高血压的概念不同。大多数学者认为，肾动脉狭窄≥70%，狭窄远近段收缩压差>30 mmHg，具有功能意义，才会引起肾血管性高血压。现在发现，能够引起肾动脉狭窄的病因有20多种。此类肾血管性高血压占高血压患者的1%~5%，占难治性高血压患者的5%~15%。

二、流行病学

目前已知，在诸多引起肾动脉狭窄的病因中，最常见的有动脉粥样硬化、大动脉炎和纤维肌性发育不良（fibromuscular dysplasia，FMD）三种。这些引起肾动脉狭窄的疾病，其发病率及流行病学状况因地域及时代不一而有变化。资料表明，虽然在轻、中度高血压人群中RVH的发生率<1%，但是随着高血压的程度及人群年龄的增加发生率也随之升高。RVH在欧美国家病因以动脉粥样硬化性为主，占70%~90%，其次为纤维肌性结构不良；以往的研究表明，在中国，大动脉炎为我国肾动脉狭窄的首位原因，占61.9%。北京大学第一医院1979至2003间经肾动脉造影证实为肾动脉狭窄的144例患者中，动脉粥样硬化性肾动脉狭窄（atherosclerotic renal artery stenosis，ARAS）87例，占60.4%；大动脉炎43例，占29.9%；FMD9例，占6.3%。现在认为，RVH在我国病因也以动脉粥样硬化为首位，其次为大动脉炎及FMD。

动脉粥样硬化性肾动脉狭窄无论病例数还是比例近10余年来均明显上升。动脉粥样硬化性已经取代大动脉炎成为我国肾动脉狭窄的首要病因，这与近年来我国动脉粥样硬化性疾病发病率升高的趋势相符合。如北京大学第一医院资料表明，在各种动脉粥样硬化性疾病患者中，并存肾动脉狭窄的发生率达24.3%。

三、临床特点

RVH 临床表现多种多样，其中，肾动脉狭窄、肾缺血、肾素-血管紧张素系统活性、狭窄远近段收缩压差四者均有特征性表现，且具有内在的联系，其中以收缩压差的诊断价值较大。

总的来说，肾血管性高血压的临床表现有如下特征：包括<30 岁或>55 岁以后突发性的高血压，起病快而重（视网膜病变 3～4 级）；对三联降压治疗方案效果不佳；高血压伴有广泛的血管性病变（颈动脉，冠状动脉外周血管），收缩期或舒张期的腹部血管杂音；高血压伴有无法解释的肾功能不全，血管紧张素转换酶抑制剂（ACEI）诱发的肾功能不全，重度高血压和反复发生的“急性肺水肿”。

老年 ARAS 的临床症状通常不明显，易被漏诊，因此临床医生应警惕如下临床线索：①55 岁后开始出现高血压，且无高血压家族史；②发生急进性、顽固性和恶性高血压，或已控制良好的高血压突然加重并持续恶化；③ACEI 或血管紧张素受体拮抗药（ARB）治疗后，发生肾功能恶化；④出现无法解释的肾萎缩或双肾长径差异超过 1.5 cm；⑤出现无法解释的突然加重和（或）难治性肺水肿；⑥伴有冠状动脉多支血管病变、脑血管病变或周围动脉粥样硬化性疾病。

除此之外，不同原因引起的 RVH 也有各自特点。比如说动脉粥样硬化性肾动脉疾病在肾血管疾病中占 70%～90%，通常在肾动脉开口至近段 2 cm 处产生病变。动脉粥样硬化性肾动脉狭窄的患者可以出现高血压、继发性缺血性肾衰竭和（或）反复发病的慢性心力衰竭及“急性肺水肿”。而 FMD 在年轻女性中比较多见。放射学特征显示在肾动脉的中、远端呈“串珠样”改变，球状部分形成的膨大超过正常动脉的口径。较少见的纤维性肾动脉狭窄类型包括内膜下纤维增生、中层增生、内膜纤维增生和外膜增生。

四、诊断思路

如上所述，RVH 临床表现有其特点，包括症状、体征、检验及检查。临床上如遇到如下情况时应考虑 RVH，并进行客观、规范的检查、检验以期明确诊断及鉴别。

（一）高血压

高血压是 RVH 最突出的临床表现，病史中有突然发生的高血压，尤其青年或老年人，高血压呈恶性或良性高血压突然加重，舒张压呈中、重度升高以及对药物治疗无反应的高血压患者，都应怀疑 RVH。动脉粥样硬化性肾动脉狭窄患者高血压的发生率很高，表现为顽固性高血压和恶性高血压的比例也高于原发性高血压患者中的比例。

（二）血管杂音

约 50%的 RVH 患者腹部听诊有血管杂音，肾动脉狭窄杂音多位于脐上 3～7 cm 处及两侧，有时在脊肋处可闻及高音调的收缩-舒张期或连续性血管杂音。腹部听诊有血管杂音的高血压患者如为年轻女性要首先考虑大动脉炎，其次为 FMD，前者在活动期尚有发热，红细胞沉降率快，C 反应蛋白阳性，血 α1、α2 及 γ 球蛋白增多。

（三）上下肢收缩压差

正常人经动脉内直接测压时，上肢与下肢血压相等。当采用固定宽度袖带（成人为 12 cm）

血压计测压时，则下肢动脉收缩压水平较上肢高 20~40 mmHg，因收缩压与肢体粗细成正比，与袖带宽度呈反比所致。大动脉炎患得若下肢较上肢收缩压<20 mmHg，则反映主动脉系统有狭窄存在。

（四）可疑 RVH 需完成的检查

1. 腹部超声检查　腹部超声检查如见一侧肾动脉纵轴显著小于对侧，直径差在 1.5 cm 以上，则高达怀疑 RVH。

2. 卡托普利试验和周围静脉血浆肾素活性的测定　试验阳性诊断标准为：刺激后的血浆肾素活性（PRA）≥12 μg/（L·h），PRA 增加值≥10 μg/（L·h），并且 PRA 较刺激前增加 50%以上，其诊断的敏感度和特异度均≥95%。缺点是对 ACEI 类药物过敏、中至重度肾功能损害的患者（肌酐清除率>221 μmol/L）等不适于做此试验。

3. 静脉肾盂造影　静脉肾盂造影如见一侧肾排泄造影剂迟于对侧，肾轮廓不规则或显著小于对侧（直径在 1.5 cm 以上），造影剂密度深于对侧或输尿管上段和肾盂有压迹（可能为扩大的输尿管动脉的压迹），提示有肾血管病变的可能。

4. 放射学核素肾图测定　放射学核素肾图测定通过分析曲线血管相、实质相和排泄相，有助于判定两侧肾的血液供应、肾小管功能和排尿情况，从而估计有无肾缺血的存在。

5. 选择性肾动脉造影和分侧肾静脉 PRA 测定　选择性肾动脉造影仍是目前确诊 RVH 的金标准。对有阳性发现者，可进一步做选择性肾动脉造影和分侧肾静脉 PRA 测定。前者以确定狭窄部位，后者通过证实患侧肾肾素产生增多而评定肾动脉狭窄的功能意义。

总之，当临床上怀疑 RVH 时，可先采用非介入检查，如多普勒超声、磁共振成像及螺旋计算机体层摄影血管造影（CTA）。当临床上高度怀疑 RVH 时，可直接应用肾动脉造影来证实病变，评价血流动力学和压力阶差，指导治疗。

应当明确，影像学检查对肾动脉狭窄及病因诊断很有价值，临床常用无创检查包括多普勒超声、CTA、磁共振血管造影（magnetic resonance angiography，MRA）等，以动脉造影为诊断肾动脉狭窄的“金标准”。

同时也应知道，针对疑似肾动脉性高血压的筛选，某些传统的检查（如静脉肾盂造影，血浆肾素活性测定，卡托普利试验等）已经被现在的二维多普勒超声、CTA、MRA 等所替代。肾动脉造影是确诊肾动脉狭窄的最标准的检查。新的方法可有效诊断肾血管性疾病，且其敏感性和特异性都较为满意。

五、干　　预

肾动脉疾病（renal artery disease，RAD）发生进展，可导致血流动力学改变，引起高血压不能控制和进行肾功能损害，这是进行治疗干预的基本适应证。对其干预的基本目的是高血压有效控制和肾功能维持，减少心血管事件的死亡率。目前，治疗肾血管性高血压主要措施包括血运重建和药物治疗。具体说 RAD 治疗包括以下 4 种：①药物治疗；②外科血管成形术；③经皮肾动脉血管成形术（percutaneous translunminal renal angioplasty，PTRA）；④肾动脉支架（percutaneous translunminal renal stent，PTRAS）。应该知道，成功的外科血管成形术对疾病本身和血压均有改善。肾动脉血运重建理论上是治疗 RVH 的有效方法，其主要目标是改善血压，保护肾功能或者治疗严重肾动脉狭窄的病理生理效应，包括充血性心力衰竭，反复的急性肺水肿及心绞痛，甚至有可能免于透析的需要。次要目的包括减少降压药，慢性心力衰竭患者或心肌病患者可更安全使用 ACEI。

（一）药物治疗

药物治疗是 RVH 干预的基础。首先是针对不同病因及其不同疾病阶段的治疗，同时要注意控制相关疾病的危险因素，这在 ARAS 中尤为重要。针对 ARAS 患者危险因素，选择合适的调脂、降糖及抗血小板药物，有效控制包括血压、血脂、血糖等不良因素，可改善预后。降压药物可选择钙通道阻滞药、β 受体阻滞剂、ACEI 及 ARB 类药物。针对 RAAS 系统拮抗剂的应用，目前的观点认为，ACEI 和 ARB 不但可在肾动脉狭窄患者中应用，甚至应作为药物治疗的核心。对于单侧 ARAS 患者，几乎可以使用所有类型的降压药，有证据表明，ACEI 和（或）ARB 可以明显降低患者心血管疾病的病死率，应作为一线治疗药物，但当患者的 GFR<60 ml/（min · 1.73m^2），或伴高钾血症时应慎用。对双侧 ARAS、孤立肾 ARAS 或伴有失代偿性的充血性心力衰竭的患者，使用 ACEI 或 ARB 类药物有可能会导致急性肾损伤，此时采用长效二氢吡啶类钙通道阻滞药等其他降压药物更为安全。

从临床实践角度来说，由于 ACEI 和 ARB 类药物确实存在降低肾小球滤过率，进而导致急性肾衰竭的风险，因此肾动脉狭窄患者使用 ACEI 和 ARB 时应密切检测肾功能，对于依从性较差的患者则应避免使用。若监测过程中发现患者肾功能恶化，如高血钾、血肌酐增高 30%以上，应该停用。

在血运重建治疗中，目前根据以下指征来把握介入治疗总体适应证和时机。①轻度肾动脉狭窄（<50%）的患者不需要进行介入治疗。②中度肾动脉狭窄（50%~70%）患者若经药物治疗可有效控制血压，且肾功能稳定，也不应考虑介入治疗。③肾动脉狭窄程度>70%且满足以下条件之一者才是理想的肾动脉介入治疗适应证：需服用 3 种以上降压药物才能控制血压；在随诊期间出现进行性肾功能恶化（可以是单侧）；伴发不明原因的心力衰竭、肺水肿等。

（二）血运重建

对于肾血管病患者，如果血管造影的结果及患者身体状况许可，均应积极做血运重建治疗。就血运重建而言，针对介入治疗和外科手术有一些总体性的原则考虑。

1. 经皮肾动脉成形术 一般认为适合做 PTRA 的病变有：①肾动脉主干或其主要分支阶段性狭窄，管径狭窄>50%；②肾动脉狭窄远近段收缩压差>30 mmHg；③狭窄处无严重钙化；④患侧肾无严重萎缩，尚残留一定的功能。研究表明，PTRA 的有效率平均约 70%。病因如果系 FMD 所致，手术成功率很高，疗效持久；如果系动脉粥样硬化所致，则成功率和疗效低些，有一定的再狭窄发生率，术后应强调对动脉粥样硬化危险因素的控制；病因如果系大动脉炎所致，炎症活动期不宜手术，要用糖皮质激素治疗使红细胞沉降率将至正常范围至少3~6 个月方可考虑行 PTRA，远期成功率较高，如能控制病情的活动性再狭窄率低。由于血管内支架，内膜旋切机旋磨技术的发展，扩大了 PTRA 的使用范围，提高了疗效，加之这种方法创伤小，可重复实施，并发症少，故是一种很有效的血管重建方法。

2. 外科手术 外科手术重建肾动脉血运限于肾外动脉或合并有腹主动脉病变的患者。近十几年来由于 PTRA 技术的飞速发展，外科手术病例的结构发生了很大变化，单纯狭窄手术已不多见，多数系弥漫性肾动脉合并腹主动脉粥样硬化；尤其是伴有肾功能不全的老年患者，这些病例用 PTRA 技术往往难以奏效。手术治疗的目的不仅仅是为了控制血压，更重要的是挽救肾功能。

（二）其他具体病因的处理

临床上，针对具体的导致 RVH 的疾病进行处理的时候，具体治疗方法的选择及细节考虑，有一些具体的原则可供参考。

1. 动脉粥样硬化性肾血管病　在行经皮肾动脉介入重建血运之前，评估肾动脉狭窄与临床症状之间是否存在因果关系，进而确定适应证，并确定介入方式及各个环节，十分重要。

目前尚无统一意见在肾动脉狭窄到何种程度进行血运重建是强制指征。如果直径狭窄≥70%，跨狭窄收缩压差>30 mmHg，系严重狭窄，一般认为有血运重建指征，其中双侧或者单侧功能肾肾动脉狭窄达到这种程度，系血运重建的强力指征。如果直径狭窄 50%~70%，即所谓的临界狭窄，需要做进一步的功能评估，例如测量跨狭窄的压差，患肾血流储备分数，分肾血流量和肾小球滤过率等，结果阳性提示狭窄有功能意义；如果直径狭窄≤50%，一般认为没有血运重建指征。总之要有功能意义的狭窄才适合做血运重建，但仅有功能意义的狭窄还不够，需要伴有明确的临床情况，目前已基本认可的临床标准包括：①高血压 3 级；②挽救肾功能，突发或进行性的肾功能恶化，无法用其他原因解释，如患侧肾萎缩，使用降压药尤其是 ACRI/ARB 后肾功能恶化；③伴随的心脏问题，如不稳定型心绞痛，反复发作的急性肺水肿与左心室收缩功能不匹配。

目前最常用的肾动脉血运重建方法是 PTRA 和 PTRAS。随机临床试验和 meta 分析显示，ARAS 要获得满意的血运重建和减少再狭窄率应常规使用支架，但仍保留 PTRA 用于不适合支架的病变。目前我国专家达成的共识：①肾动脉开口部位病变，PTRA 效果不理想，直接行血管内支架；②对于管腔直径≥5. 0 mm 的病变选用金属裸支架，对于管腔直径<5. 0 mm 可考虑选用药物洗脱支架，可能有助于降低术后再狭窄的发生率。对于病变部位粥样硬化斑块负荷大而且肾动脉解剖条件合适的肾功能不全的高危患者可考虑采用远端栓塞防护装置，可能有助于放置肾动脉栓塞。

2. FMD 及大动脉炎所致的肾动脉狭窄　针对 FMD 及大动脉炎所致严重肾动脉狭窄采取 PTKA 治疗，处理肾动脉主干或者主要分支的局限病变，行 PTKA 技术成功率超过 90%，早期临床成功率（6 个月随访血压正常或显著降低）达 85%~90%，远期临床获益 80%~90%，因此 FMD 及大动脉炎患者行 PTKA 的指征相对宽松。目前已替代直视外科血运重建成为主要选择。

应当注意，有些患者，尤其是年轻患者，血压如果持续升高甚至轻度升高，依赖降压药物，则应该接受治疗，以免高血压的长期不良影响。如病因系大动脉炎所致，炎症活动期不宜手术，一般要用糖皮质激素治疗使红细胞沉降率将至正常范围后 3~6 个月方可考虑 PTKA。一般不提倡 FMD 及大动脉炎患者使用血管内支架。

总之，就介入手段而言，严格把握肾动脉介入治疗的适应证，防范介入对肾的直接损害，提高手术成功率，是保证肾动脉介入治疗疗效的核心。需要强调的是，RVD 首先要明确病因，对于非动脉粥样硬化性肾动脉狭窄，PTKA 是首选，PTRAS 是补救手段；而对于动脉粥样硬化性肾动脉狭窄，PTRAS 成功并不意味着动脉粥样硬化进程的终止，积极控制危险因素，如降脂治疗、降糖治疗、降压治疗及阿司匹林等对防止全身动脉粥样硬化发展有深远影响，对预防心血管并发症有重大意义，应予高度重视。

六、预　　后

我们密切关注各种治疗方式对各类 RVD 患者血压和肾功能的影响及预后。需要注意的是多数动脉粥样硬化性肾血管病（atherosclerotic renal artery disease，ARVD）患者（尤其是老年患者）往往长期有原发性高血压合并动脉粥样硬化，随后逐渐发展成为肾动脉狭窄，因此肾动脉血运重建虽然纠正了肾动脉狭窄，消除了肾血管性高血压，但治愈高血压少见。

多数文献结果表明，血运重建成功后血压易于控制，所需降压药明显减少，但治愈率一般<15%，部分患者甚至无效。这可能是长期高血压已经导致了肾实质损害或者狭窄没有功能

意义。

研究表明，对于 ARVD 人群，如以肾功能变化或者以心、肾事件及心、肾原因死亡作为主要终点事件进行药物治疗或血运重建的随机临床比较研究，其结果往往是中性的。ARVD 患者有多种原因可以引起肾功能损害加重，如长期高血压、患肾低灌注、胆固醇栓塞、糖尿病、造影剂肾毒性等。因此，期望通过肾动脉血运重建来彻底改善肾功能可能是不现实的。

因此，多种因素影响了药物或者不同介入干预方式的效果及预后，针对不同的病因及不同的阶段或者病变特点，应该细致分析考量，慎重决定。

总之，随着对肾动脉狭窄的各种病因及病理生理认识逐渐全面深入，对肾动脉血管性高血压的临床表现认识逐渐趋向客观，对其诊断水平的逐渐提高及对不同病因所致病变的治疗理念及手段技术的发展，并随着临床试验研究的进行，我们对肾动脉狭窄所致高血压的防治水平会逐渐提高，最终造福患者。

参考文献

[1] 李南方，张艳敏. 肾血管性高血压//孙宁玲. 高血压治疗学. 北京：人民卫生出版社，2009：331-333.

[2] 胡大一. 心血管内科学高级教程. 北京：人民军医出版社，2010：120.

[3] Olin JW. Renal artery disease：diagnosis and management. Mt Sinai J Med，2004，71：73-85.

[4] 董尔丹，张幼怡. 血管生物学. 2 版. 北京：北京大学医学出版社，2014：501

[5] Olin JW. Atherosclerotic renal artery disease. Cardiol Clin，2002，20：547-562.

[6] Safian RD，Testor SC. Renoartery Stenosis. N Engl J Med，2001，344（6）431-442.

[7] 王芳，王梅，刘玉春，等. 动脉粥样硬化性肾动脉狭窄的发病趋势. 中华医学杂志，2005，85（39）：2762-2766.

[8] 王芳，王梅，王海燕. 动脉粥样硬化患者肾动脉狭窄患病率的调查. 中华肾病学杂志，2005，21（3）：139-142.

[9] 动脉粥样硬化性肾动脉狭窄诊治中国专家建议（2010）写作组，中华医学会老年医学分会《中华老年医学》杂志编辑委员会. 动脉粥样硬化性肾动脉狭窄诊治中国专家建议（2010）. 中华老年医学杂志，2010，29（4）：265-269.

[10] 蒋雄京. 肾血管性高血压的血管重建：共识与争论肾血管性高血压的血管重建//高传玉. 心脏病学进展 2015. 北京：科学技术文献出版社，2015：334.

[11] Wheatley K，Ives N，Gray R，et al. Revascularization versus medical therapy for renal-artery stenosis. N Engl J Med，2009，361（20）：1953-1962.

[12] Cooper CJ，Murphy TP，Cutlip DE. et al. Stenting and medical therapy for athero-sclerotic renal-artery stenosis. N Engl J Med，2014，370（1）：13-22.

第27章 高血压肾损害的评价和有效的干预

王鲁雁
北京大学人民医院

高血压肾损害是终末期肾病（ESRD）的主要病因之一，也是导致顽固性高血压的重要原因之一，该类患者具有较高的心血管病发生风险，对于高血压患者的肾评估及疾病筛查尤为重要。目前应用于临床的评估指标主要包括尿蛋白、尿微量白蛋白测定和血清肌酐、半胱氨酸蛋白酶抑制剂C检测及相应估算的肾小球滤过率（eGFR）计算。高血压合并慢性肾病的治疗着重于良好并适度的血压控制，及肾保护药物的应用，同时应重视合并危险因素的治疗。

高血压可导致包括心、脑、肾、血管等多种脏器损害，与其他器官损害不同的是，肾损害可进一步加重高血压状态，继之加重肾病变。高血压肾损害所致病变主要累及肾小动脉如入球小动脉、小叶间动脉等，造成肾小动脉硬化导致肾实质出现缺血性损伤；同时，高血压所致动脉粥样硬化病变可累及肾动脉，当肾动脉出现严重狭窄时可致肾缺血，导致缺血性肾病，并使血压难以控制，因此，高血压合并肾病变往往是顽固高血压的常见原因。

发达国家中高血压是ESRD的第2位病因，仅次于糖尿病，我国为第3位。

一、高血压肾损害的常用评价指标

高血压患者定期监测肾相关指标将有助于早期发现、客观评价肾损害，且有益于监测肾病变进程及评价治疗效果。如何早期并尽可能准确地评价肾损害的程度依赖于相关评价指标的选择。肾损害的检查方法常为尿常规检查及肾功能检查，肾功能的评价包括肾小球滤过率和肾小管功能，由于肾小管病变多为肾损害早期表现，且不参与慢性肾病（chronic kidneydisease，CKD）诊断，故常用于临床的肾评价指标多为肾小球损害相关指标。

（一）尿微量白蛋白

肾受损可导致尿中蛋白排泄量增加，微量蛋白尿是指尿中白蛋白排泄量高于正范围，但未出现大分子蛋白的漏出，常提示肾出现早期病损。尿微量白蛋白测定可应用尿微量白蛋白排泄量进行，测定结果在30~300 mg/24 h提示尿微量白蛋白排泄量增加，该检测方法准确性高、重复性好，但由于检测需留取24小时尿液临床应用受到一定限制。应用单次点尿进行尿微量白蛋白浓度测定由于受到尿液浓度等因素影响，准确性差，点尿微量白蛋白/肌酐比值（urinary albumin-creatinin ration，UACR）在一定程度上克服此缺陷，且操作简便，大大提高了尿微量白蛋白检查的实用性，使该项评估可广泛应用于临床，成为2013年欧洲高血压学会（ESH）/欧洲心脏学会（ESC）高血压管理指南推荐检查项目，UACR在30~300 mg/g时为尿微量白蛋白排泄量增加。

微量白蛋白尿可用于判断多种疾病如高血压、糖尿病患者早期肾损害的出现，其在高血压患者中发生率为 11%～17%，糖尿病患者中的发生率为 20%～30%，而在 2 型糖尿病合并高血压患者中进行的 MAPS 研究发现，该患者群微量白蛋白尿发生率高达 43%。微量白蛋白尿与多种心、脑血管疾病及死亡发生相关，PREVEND 发现，普通人群中尿白蛋白排泄率提高 1 倍者心血管病死亡风险显著升高；高血压患者中的研究显示，微量白蛋白尿与患者全因死亡率有相关性；非冠状动脉粥样硬化性心脏病患者中的观察发现，该指标与冠状动脉粥样硬化性心脏病发生风险相关，也有研究结果提示，微量白蛋白尿与脑卒中发生独立相关。目前我国、欧洲等颁布的多版高血压防治指南均将微量白蛋白尿列入亚临床靶器官损害参与高血压患者心血管病风险的评估。

（二）蛋白尿

蛋白尿是肾损害的重要指标之一，2013 年 ESH/ESC 高血压管理指南建议所有高血压患者均应进行蛋白尿检测，这也是我国高血压防治指南推荐的基本检查项目。蛋白尿检测多应用点尿进行，如发现异常可进行 24 小时尿蛋白测定。良性高血压所致高血压肾硬化症更多表现为肾小管功能异常、UACR 升高或 eGFR 下降，可出现中度蛋白尿，但很少出现大量蛋白尿（>1 g/24 h）。恶性高血压合并肾损害时可表现为大量蛋白尿、血尿或管型尿。

（三）血清肌酐

血清肌酐是评价肾小球功能的关键指标，其检测方法简单，作为肾功能检查常规项目广泛应用于临床并得到欧洲、美国等各国高血压指南推荐用于所有高血压患者，也作为基本检查项目得到我国指南推荐。1926 年血清肌酐始用作肾功能评价指标，部分临床研究发现，其水平升高与死亡发生风险相关，高血压患者中的研究结果存在矛盾，有研究显示，血清肌酐水平与缺血性心脏病、脑卒中及死亡风险增加相关，但也有研究显示，在校正高龄、糖尿病等因素后未发现其与患者心血管事件发生相关。后续研究发现血清肌酐与肾小球滤过率（GFR）并非呈线性相关，而呈曲线相关，即在 GFR 下降早期肌酐水平无明显变化，提示该指标敏感性差。此外肌酐水平不仅受 GFR 的影响，同时受多种因素如年龄、性别、种族、饮食、药物等影响，难以准确反映 GFR。

（四）肾小球滤过率和估算的肾小球滤过率

GFR 是指单位时间肾完全清除某种物质的血浆体积，其中外源性标志物的测定是判断 GFR 的金指标，目前应用较多的为同位素测定，由于价格较高、需相关设备使其广泛应用于临床尤其基层医疗机构受到限制。内源性标志物应用最多的是肌酐，血中肌酐大部分由肾小球滤过，且不被肾小管重吸收，当严格控制饮食和肌肉活动相对稳定时，生成相对稳定，故多用于肾小球滤过率的计算。eGFR 以血清肌酐为基础，应用公式去除影响血清肌酐的混杂因素干扰，能更准确地反映真实的肾小球滤过功能，且经济实用，得到高血压指南推荐用于所用高血压患者。eGFR 的计算方法有多种如 Cockcroft-Gault 方程、肾疾病饮食调整公式（MDRD）等，目前较多指南推荐使用的是 MDRD 公式，2002 年美国肾病协会颁发的肾病/透析临床实践指南（KDOQI）应用 eGFR 定义慢性肾病，eGFR<60 ml/(min·1.73 m^2) 持续≥3 个月，或蛋白尿证实肾结构性损伤；同时用于慢性肾病的分期见表 5-27-1。

表 5-27-1　2002 年 KDOQI 慢性肾病分期

分期	描述	eGFR 水平［ml/(min·1.73 m^2)］
1	肾损害伴 eGFR 正常或升高	≥90
2	肾损害伴 eGFR 轻度下降	60~89
3	eGFR 中度下降	30~59
4	eGFR 严重下降	15~29
5	肾衰竭	<15

注：KDOQI，肾病/透析临床实践指南；eGFR，估算的肾小球滤过率

大量临床证据证实，eGFR<60 ml/(min·1.73 m^2) 尤其<45 ml/(min·1.73 m^2) 患者冠状动脉粥样硬化性心脏病、脑卒中、心力衰竭、周围动脉疾病发生风险及死亡风险显著升高，其中 eGFR 在 45~59 ml/(min·1.73 m^2)的患者心血管病（cardiovascular disease，CVD）发生风险增加 43%，而当患者 eGFR<15 ml/(min·1.73 m^2) 时，CVD 风险将增加 343%，因此该指标作为肾功能的重要评价指标及 CVD 的独立危险因素参与 CVD 风险的评估。《中国高血压防治指南 2010》将 eGFR<60 ml/(min·1.73 m^2) 作为亚临床肾损害指标，肾功能受损（血清肌酐男性≥133 μmol/L，女性≥124 μmol/L）和显性蛋白尿、糖尿病肾病作为临床疾患列入心血管危险分层。

（五）半胱氨酸蛋白酶抑制剂 C

半胱氨酸蛋白酶抑制剂（Cystatin C）作为管家基因的表达产物，机体中所有有核细胞均可产生，其生成速率稳定，且循环中 Cystatin C 几乎完全通过肾小球滤过，并接近全部由近曲小管重吸收并彻底代谢，不再进入血液循环，因此成为内源性标志物的更为理想的选择。《2012 KDIGO 慢性肾评价及管理指南》（以下简称 2012 年 KDIGO 指南）关于 Cystatin C 的推荐为：应用 Cystatin C 计算 eGFR 对肾功能的评价作用优于单纯使用 Cystatin C 浓度；当 eGFR 准确性受限时可应用 Cystatin C 确定肾功能；对于肾损伤标志物如白蛋白尿阴性的患者如果基于血清肌酐计算的 eGFRcreat 在 45~59 ml/(min·1.73 m^2) 之间，建议测定 Cystatin C，并基于 Cystatin C 计算 eGFRcys，如 eGFRcys 或基于肌酐和 Cystatin C 合并计算所得的 eGFRcreat-cys 同样<60 ml/(min·1.73 m^2)，可确定 CKD 诊断，如≥60 ml/(min·1.73 m^2) 则 CKD 诊断不能成立。在判断 CKD 预后方面，Cystatin C 也有很好的临床应用前景，老年人群中多项观察发现血清 Cystatin C 水平升高尤其≥1.29 mg/L 时心血管病、冠状动脉粥样硬化性心脏病、非致死性心肌梗死、心力衰竭、脑卒中、周围动脉病变发生风险显著增加，显示该指标不仅可作为肾功能评价指标之一，且有望成为新的心血管事件预测因子。但应注意有些情况下，如甲状腺功能异常、使用糖皮质激素等，Cystatin C 生成受到影响从而影响 eGFRcys 准确性。

二、高血压肾损害的干预

高血压合并 CKD 患者是心血管事件的高危人群不仅需注重血压控制、肾保护，同时应注重多重危险因素的综合干预。

（一）生活方式干预

健康的生活方式是延缓肾病变进展的重要措施，也是药物治疗的基础，其中限盐、戒烟、运

动、维持正常体重尤为重要，2012 年 KDIGO 指南推荐的限盐量为<5 g/d。合并 CKD 患者应避免大量摄入蛋白质［即>1.3 g/(kg·d)］，当 eGFR<30 ml/(min·1.73 m^2) 或合并糖尿病时蛋白摄入应<0.81.3 g/(kg·d)。

（二）降压治疗

高血压合并 CKD 的血压评估同普通高血压患者，应按照《中国高血压防治指南 2010》以诊室坐位血压为主，在测量血压时应尽可能测量 2 次血压，间隔 1~2 分钟。为了真实反映患者日常生活中的血压，家庭血压测量及动态血压监测是必要的，如患者情况允许应尽量鼓励患者应用上述方法进一步评估血压水平，以便确定患者是否存在白大衣高血压及隐匿性高血压等特殊情况。

1. 降压目标选择 按照《中国高血压防治指南 2010》，对于合并 CKD 的高血压患者降压目标应个体化，一般患者可将血压控制在<130/80 mmHg。但鉴于多个相关随机对照试验研究如 AASK、MDRD、REIN-2 均未显示<130/80 mmHg 的血压控制目标对降低肾疾病终点事件更为有益，2014 年美国预防、检测、评估与治疗高血压联合委员会第八次报告（JNC8）对于合并 CKD 的高血压患者的降压目标推荐为<140/90 mmHg，由于缺乏足够证据的支持对于合并大量蛋白尿(>3 g/24 h)的患者亦未单独制定目标血压；2013 年 ESH/ESC 指南推荐高血压合并 CKD 患者血压目标同样为<140/90 mmHg；2012 年 KDIGO 指南推荐，CKD 如无微量白蛋白尿应将血压控制≤140/90 mmHg，合并微量白蛋白尿（≥30 mg/24 小时或 UACR≥30 mg/g）患者在血压>130/80 mmHg 时应使用降压药物维持血压≤130/80 mmHg。总体而言对于高血压合并 CKD 患者降压目标应与普通患者相同，而合并蛋白尿尤其大量蛋白尿患者，从保护肾角度出发，在患者可耐受的情况下，可将血压控制在更低范围。

2. 降压药物选择

（1）肾素-血管紧张素抑制剂：高血压所致肾小动脉硬化、狭窄、缺血，可致肾素活性升高，刺激肾局部及循环中肾素-血管紧张素系统（RAS）活性，致使血压进一步升高；同时血管紧张素Ⅱ可增强交感中枢的信号传出，增加交感神经活性，正是由于 CKD 患者存在 RAS 和交感神经系统活化，理论上来说肾素-血管紧张素抑制剂（RASI）和 β 受体阻滞剂能起到更为理想的降压疗效。

临床研究结果证实，血管紧张素转换酶抑制剂（ACEI）可延缓 1 型糖尿病、2 型糖尿病肾病慢性肾病进展；血管紧张素受体拮抗药（ARB）可减轻甚至逆转高血压合并糖尿病肾病患者的蛋白尿及微量蛋白尿排泄，可能具有独立于降压作用之外的肾保护作用；且活性药物对照研究证实，ACEI、ARB 的肾保护作用优于其他类型降压药物。正是源于 RASI（包括 ACEI 和 ARB）突出的肾保护，多国高血压指南包括我国 2010 指南、美国 JNC8 等均推荐：肾病患者的降压药物应首选 ACEI 或 ARB，如血压不达标可增加至最大剂量或联合应用另一种一线药物。2012 年 KDIGO 指南同样推荐 CKD 合并糖尿病或微量白蛋白尿、蛋白尿的患者首选 RASI，不推荐 ACEI 与 ARB 联合应用。由于 RASI 应用早期可能导致短时间 GFR 下降，在开始用药的 1~2 周注意血清肌酐、血钾的变化，当血肌酐>0.167 mmol/L 或升高幅度>50%或血钾升高>5.5 mmol/L 时建议停止使用。双侧肾动脉狭窄或孤立肾肾动脉狭窄禁用 RASI。

（2）钙通道阻滞药：钙通道阻滞药（CCB）可通过降低动脉系统血压来降低肾小球内压，同时还可抑制系膜细胞增殖和基质增加，延缓肾小球硬化。部分新型 CCB 除可抑制 L 型钙通道，还可抑制 N 型钙通道等，不仅可减少 CCB 所致的反射性交感神经兴奋，由于其扩张出球小动脉作用大于入球小动脉，可进一步降低肾小球内压，有益于延缓肾损害的进展。高血压肾损害患者如应用 RASI 血压仍控制不佳，首先考虑加用长效 CCB。除降压作用之外，CCB 还具有抗动脉粥样硬化、改善内皮功能、抗心肌缺血、抗心律失常等作用。需注意的是高血压合并肾病患者常常合并冠状动脉粥样硬化性心脏病或心力衰竭，此时应注意药物的选择，按照指南推荐可选择氨氯地平或非洛地平缓释片。

（3）利尿剂：CKD 患者常存在水、钠潴留的现象，出现容量性高血压，噻嗪类利尿剂能起到很好的降压疗效。随着肾病的加重，当 eGFR 显著降低<30 ml/min 时，噻嗪类利尿剂作用减弱，应改用袢利尿药。袢利尿剂利尿作用更强，适用于肾功能不全，尤其伴明显水肿或合并心力衰竭患者，用药期间应监测血电解质变化。保钾利尿剂在肾病早期尤其合并顽固性高血压患者中应用可协助控制血压，但对于肾功能不全患者可能诱发高钾血症，应慎重应用。

（4）β 受体阻滞剂：高血压所致缺血性肾病可致交感神经活性增加，血中儿茶酚胺水平升高可引起周围动脉（包括肾动脉）收缩、阻力增高，同时刺激 RAS 激活，进一步增加周围血管阻力，致使肾血流量下降，加重肾损伤。β 受体阻滞剂通过阻断儿茶酚胺对 β 受体的作用，降低心率、心输出量、抑制交感神经介导的 RAS 活化、恢复交感神经与副交感神经间的平衡，还可预防恶性心律失常的发生，是合并肾病所致顽固性高血压的有效治疗用药。

3. 相关风险因素干预　由于高血压合并 CKD 患者心血管疾病、事件、死亡风险的增加，该类患者除降低血压外尚需控制其他危险因素，其中最为重要的血脂及抗栓治疗。

（1）降脂药物：CKD 患者是心血管病的高危人群，当合并血脂异常时心血管风险将进一步升高。2013 年《KDIGO 慢性肾病血脂管理临床实践指南》建议，新发现的成年 CKD 患者包括接受肾移植或长期透析者，均应评估血脂情况，但大部分患者不须随访监测。治疗方面，推荐年龄≥50 岁、eGFR<60 ml/(min · 1.73 m^2)、未接受长期透析或肾移植（GFR 分期 G3a~G5），使用他汀类药物或他汀联合依折麦布治疗；年龄≥50 岁、eGFR≥60 ml/(min · 1.73 m^2)、未接受长期建议透析或肾移植的 CKD 患者（GFR 分期 G1 ~ G2），推荐使用他汀类药物治疗；50 岁以下且 eGFR<60 ml/(min · 1.73 m^2)、未接受长期透析或肾移植者，如合并冠状动脉粥样硬化性心脏病、糖尿病、缺血性脑卒中、10 年冠状动脉死亡或非致命性心肌梗死风险超过 10%，4 者中 1 项或以上时建议使用他汀治疗。血脂控制目标：低密度脂蛋白胆固醇<2.60 mmol/L，非高密度脂蛋白胆固醇<3.38 mmol/L 及高密度脂蛋白胆固醇>1.04 mmol/L。鉴于透析患者中应用他汀治疗对于患者心血管风险的降低作用明显弱于早期 CKD 患者，因此对于透析依赖性 CKD 患者，不建议他汀类药物作为起始治疗，如开始透析时已在使用则建议继续使用他汀类药物。

（2）抗血小板类药物：2012 年 KDIGO 指南建议 CKD 合并高血压患者应常规使用抗血小板药物，其证据源于 HOT，发现在 eGFR<45 ml/(min · 1.73 m^2) 的高血压患者中，应用阿司匹林治疗 3.8 年可减少心血管事件发生 76 例/千人、全因死亡降低 54 例/千人，阿司匹林带来的获益显著大于风险。如患者有较高的出血风险，应权衡获益/风险比酌情使用。目前尚无证据支持氯吡格雷在 CKD 患者中的应用，已有的安慰剂对照研究未能显示氯吡格雷可降低轻、中度 CKD 患者心血管事件发生和全因死亡。

4. 透析对药物的影响　血液透析有可能影响降压药物血药浓度，其影响与药物分子量、蛋白结合率、体表分布容积、透析类型等有关，通常分子量大、蛋白结合率高、分布容积大的药物不容易被透析清除，高通量透析对药物浓度的影响可能更明显。常用降压药物如 CCB 中硝苯地平在血液透析后血药浓度可下降 60%，而氨氯地平、贝尼地平基本不受透析影响；RASI 中依那普利与咪达普利相比受透析影响更明显，长效药物奥美沙坦、坎地沙坦不受影响；β 受体阻滞剂中脂溶性药物如美托洛尔受透析影响明显小于水溶性药物阿替洛尔。因此在高血压合并 CKD 透析的患者中应注意药物的选择，尽可能选择受透析影响小的药物，如应用可被透析清除的药物应在透析后适当补充药物以维持疗效。

参考文献

[1] 中国高血压指南修订委员会. 中国高血压指南 2010. 中华心血管杂志，2011，39（7）：579-615.

[2] Mancia G，Fagard R，Narkiewicz K，et al. 2013 ESH/ESC guidelines for the management of arterial hypertension：the Task Force for the Management of Arterial Hypertension of the European Society of Hypertension（ESH） and of the European Society of Cardiology（ESC）. Eur Heart J，2013，34（28）：2159-2219.

[3] James PA，Oparil S，Carter BL，et al. 2014 Evidence-Based Guideline for the Management of High Blood Pressure in Adults Report From the Panel embers Appointed to the Eighth Joint National Committee（JNC 8）. JAMA，2014，311（5）：507-520.

[4] Stevens PE，Levin A. Kidney Disease：Improving Global Outcomes Chronic Kidney Disease Guideline Development Work Group Members. Evaluation and management of chronic kidney disease：synopsis of the kidney disease：improving global outcomes 2012 clinical practice guideline. Ann Intern Med，2013，158（11）：825-830.

第六篇

需要特殊关注的高血压

CME TEXTBOOKS NATIONAL PROJECT

老年慢性肾病患者降压药物使用的策略

第 28 章

王　玉
北京大学第一医院

慢性肾病（chronic kidney disease，CKD）已经成为一个世界性的公共卫生问题。而增龄是CKD发生及进展的重要危险因素。世界已经开始进入一个老龄化时代，中国亦不例外。不难预期，临床工作中将越来越多地面对老年CKD患者的处理问题。高血压作为CKD的常见病因及并发症，是导致CKD患者肾功能进展及发生心血管并发症的重要危险因素。积极控制血压是CKD患者一体化治疗的重要一环。最近有学者对我国60岁以上合并高血压的CKD患者的调查显示，血压控制达到140/90 mmHg的比例为29.6%，而达到130/80 mmHg标准的仅为12.1%。关于我国中、晚期老年CKD患者队列研究的数据显示，治疗过程中的收缩压水平是患者肾功能快速进展的独立危险因素，收缩压水平每升高10 mmHg，肾功能进展的风险增加近50%。因此，应重视老年CKD患者的血压管理。

目前关于老年CKD患者高血压治疗靶目标值存在争议。国际改善肾病预后组织（Kidney Disease：Improving Global Outcome，KDIGO）颁布的2012版指南中，推荐CKD患者血压靶目标分别为<140/90 mmHg（无白蛋白尿）和<130/80 mmHg（有白蛋白尿），未给出针对不同年龄的分层建议。而最新的美国预防、检测、评估与治疗高血压全国联合委员会第八次报告（JNC8）指南则将CKD血压靶目标值和老年高血压控制标准分别定为<140/90 mmHg和<150/90 mmHg，亦未明确给出针对老年CKD患者的治疗靶目标值建议。这客观反映出关于老年CKD患者降压治疗的高水平研究的匮乏。随着年龄的增加，大动脉发生退行性变，血管的顺应性及弹性均降低，导致老年人易表现为单纯收缩压升高。这在老年CKD患者中亦有体现。但在应用降压药物治疗时，随着收缩压的下降，舒张压亦会有不同程度的降低，而心肌细胞是在心室舒张期得以灌注的。因此，对于易合并基础心血管疾病的老年CKD患者，在降低收缩压的同时，舒张压的降低是否会减少心肌灌注从而增加心肌梗死的风险，影响脑血管的灌注均值得关注。已有的研究提示，血压控制过低似对老年CKD无益。来自651 749例平均年龄73.8岁的美国退伍老兵的研究显示，收缩压为130~159 mmHg及舒张压为70~89 mmHg时这些老年CKD患者的死亡率最低，血压与全因死亡的关系呈现U型曲线。因此，在为老年CKD这一特殊人群制订整体降压方案及目标时，除了关注肾保护外，应综合考虑患者各方面的具体情况，如年龄、脉压、共存的心血管疾病和其他并发症以及CKD进展风险等，制订出合理的个体化降压目标，以最终改善死亡率。

目前临床上常用的5大类降压药物分别为肾素-血管紧张素-醛固酮系统抑制剂（RASI），包括：血管紧张素转换酶抑制剂（ACEI）和血管紧张素受体拮抗药（ARB）、钙通道阻滞药（CCB）、利尿剂、β受体阻滞剂、α受体阻滞剂。几类降压药物作用机制各不相同。在降压药物的选择上，增龄、肾功能改变以及因其他一些基础病同时接受其他药物治疗等，都可能带来降压药物的药物动力学和药代动力学的改变，使老年CKD患者对降压药物的反应与年轻患者不一致。而且，一般的临床药物研究也多不纳入老年患者。因此，目前关于老年CKD患者如何选择药物，药物不良反应发生率如何等都缺乏高水平临床研究证据。

一、肾素-血管紧张素-醛固酮系统抑制剂

研究认为，RASI可以通过血流动力学依赖及非依赖机制起到降低血压，同时保护靶器官的作用。RASI可引起广泛的扩血管作用产生降压效应，降低系统血压对肾小球内压的影响；而且，可以通过扩张肾小球入球和出球小动脉，尤其是出球小动脉，从而降低肾小球内压，使肾小球滤过率（GFR）和尿蛋白下降，实现对CKD患者，尤其是合并蛋白尿患者的长期肾保护；同时，RASI可以减少肾上腺对醛固酮的分泌。此外，基础研究提示，RASI治疗还可以通过影响肾局部致纤维化因子及炎症因子的分泌、调节局部细胞外基质降解、改变肾小球滤过屏障等作用机制，起到肾保护作用。除了对肾的保护作用，RASI还被证实有拮抗心血管系统重塑的作用，可以改善左心室肥厚及舒张功能，降低心血管事件发生率及死亡率。因此，RASI是目前KDIGO指南推荐的CKD患者，尤其是合并蛋白尿患者降压治疗的首选药物。近期发表的一篇研究，接受RASI治疗的老年CKD患者生存率显著高于未接受治疗者，提示老年CKD患者亦可以从RASI治疗中获益。

临床常可以见到患者应用RASI后出现肌酐以及血钾水平升高，尤其是基础合并肾功能受损的患者。这与RASI降低肾小球内压，从而降低了GFR有关。回顾性meta分析显示，CKD患者接受RASI后，血肌酐通常会在2周内升高，于4周达到稳定。但一些临床潜在的情况可使这种变化表现得更为剧烈，在老年患者用药时尤其需要关注。譬如老年人由于口渴中枢敏感性下降，天热多汗或者出现腹泻时如饮水不足，可出现血容量不足，此时如继续RASI治疗可能导致血肌酐显著增高；老年人多合并动脉粥样硬化，是发生肾动脉狭窄的高危人群，一些有临床未发现的肾动脉狭窄的老年患者，应用RASI后可出现血肌酐激增；老年人合并用药多，如使用一些解热镇痛药等，均可能导致老年人应用RASI后血肌酐显著升高。因此，老年患者加用RASI后应密切监测血肌酐变化以评估用药安全性。建议依据KDOQI指南的推荐进行监测：肌酐升高水平在基线水平的30%之内时，可继续原量使用；当肌酐水平升高30%~50%时，应减量使用并继续监测到患者血肌酐回落至基线水平升高30%之内；肌酐水平升高超过50%的患者则应停药，并监测血肌酐变化值回落至基线水平升高15%之内，并查找原因。除了关注肌酐水平变化外，还需要注意监测血钾水平，酌情对症处理、调整RASI剂量。

二、利　尿　剂

血压的盐敏性随着增龄的进程而增高。而CKD患者由于肾结构/功能的损伤，亦会出现盐敏性增高。因此，合理使用利尿剂，促进体内钠、水的排出，减轻容量负荷，可对老年人起到有效降压，减少心、脑血管事件的作用。以SHEP为例，4736例年龄≥60岁、收缩压为160~219 mmHg、舒张压<90 mmHg的患者以利尿剂氯噻酮（12.5 mg/d）作为一线用药控制血压，经过平均4.5年的随访，治疗组总心血管事件发生率明显低于安慰剂组，证明以噻嗪类利尿剂为基础治疗可显著改善老年高血压患者长期预后。

使用利尿剂可能带来低钾、低镁血症以及血尿酸与血脂升高、高胰岛素血症和糖耐量降低等不良反应，这在代谢功能下降的老年人中可能表现得更为明显。但利尿剂相关的不良反应呈剂量依赖性，如遵循小剂量、合理联合用药，并注意加强监测，利尿剂不失为老年CKD患者一种安

全、有效的降压药。

三、钙通道阻滞药

钙通道阻滞药不但能降低外周血管阻力，还可抑制动脉粥样硬化、保护血管内皮功能、改善心肌纤维的收缩和舒张功能。而且，长期应用钙通道阻滞药不会对血糖、血脂带来不良影响，而缓释、控释技术的进展，使长效钙通道阻滞药的降压效果持续时间长且平稳。这些特点对经常合并糖、脂代谢异常，全天血压波动大的老年患者而言，用药安全性更高，能更稳定有效的降压，从而减少心、脑血管事件的发生率。因此，钙通道阻滞药是临床常用的一类降压药物，也是各个指南推荐的联合治疗方案中的基础用药。

四、β 受体阻滞剂

交感神经系统是参与血压调控的重要一环。肾与交感神经中枢形成了一个完整的反应环。肾可以通过交感传入神经纤维向交感神经中枢发放信号，促进交感神经中枢的激活；同时，交感神经中枢通过传出神经纤维，将信号传递到肾，引起一系列效应。近年来，交感神经系统过度激活在 CKD 高血压发生中的作用得到了越来越多的关注。

β 受体阻滞剂通过下述几条机制起到降压作用：①抑制窦房结和房室结 β1 受体、抑制心肌 β1 受体，从而减慢心率、减弱心肌收缩力；②阻断肾小球旁器细胞上 β1 受体，抑制肾素分泌；③抑制支配血管的去甲肾上腺素神经突触前的 β 受体，降低外周交感神经活性；④阻断中枢 β 受体，减少交感神经纤维的神经传导。近年来 β 受体阻滞剂也用于心力衰竭的治疗，尤其是第三代 β 受体阻滞剂，可明显改善心功能，提高运动耐量，减少住院率和总死亡率。

但随年龄增长，人体内 β 受体数目减少，对 β 受体阻滞剂的敏感性降低，故对老年患者的降压效果弱于年轻患者。而且，长期使用 β 受体阻滞剂可能带来糖、脂代谢紊乱。老年患者经常合并糖、脂代谢紊乱，如用药应密切监测。同时，β 受体阻滞剂的个体差异很大，临床应用时应从小量开始，逐渐滴定。如需要停用时，也需要逐渐减量至停用，而不能骤停，以免引起交感神经系统兴奋性反弹，带来心血管系统不良影响。

五、α 受体阻滞剂

α 受体阻滞剂通过扩张小动脉，降低外周血管阻力，起到降压作用，降压效果较强。伴有前列腺增生的患者，在给予 α 受体阻滞剂后不但可使血压下降，而且可改善排尿障碍。但 α 受体阻滞剂不良反应较突出，如扩张小静脉引起严重的直立性低血压、眩晕、晕厥等，这在老年患者有潜在的增加跌到风险的可能；同时，血压下降可反射性引起心脏兴奋，使心肌收缩力加强、心率加快、心排出量增加，患者常感觉心悸。因此，α 受体阻滞剂一般不作为首选用药。目前临床主要用作血压难控制时的联合用药。一般在睡前服用以减少直立性低血压的发生。

六、联合用药

血压的下降比药物的选择更重要。降压药物的选择、应用剂量、配伍及其服用方法对于充分控制血压都是十分必要的。单一药物剂量的增加常伴随不良反应的加大，往往使患者难以耐受，此时最佳的选择便是联合用药。研究显示，绝大多数 CKD 患者需要 2 种或更多种降压药物来使血压达标。但目前没有足够的研究证据来给出恰当的联合用药的建议。除了血管紧张素转换酶抑制剂（ACEI）和血管紧张素受体拮抗药（ARB）作为合并蛋白尿的患者首选制剂外，目前无临床证据支持所谓的二线或三线用药选择。临床应根据患者的个体情况，进行药物联合治疗方案的设定。联合用药选择药物的原则是与当前用药联合更有效提高血压达标率，减轻当前用药的不良反应，对并发症有益，能起到较好的器官保护作用。同时考虑对生活质量、费用及依从性的影响。

综上所述，尽管近年来认识到应对老年 CKD 患者进行血压干预，但目前我国老年 CKD 患者的血压控制率并不令人满意，而在实际工作中也还有一些具体问题有待更多的临床研究明确。老年 CKD 患者的血压管理工作任重而道远。

参考文献

[1] Mallappallil M，Friedman EA，Delano BG，et al. Chronic kidney disease in the elderly：evaluation and management. Clin Pract（Lond），2014，11（5）：525-535.

[2] Klag MJ，Whelton PK，Randall BL，et al. Blood pressure and end-stage renal disease in men. N Engl J Med，1996，334（1）：13-18.

[3] Tozawa M，Iseki K，Iseki C，et al. Blood pressure predicts risk of developing end-stage renal disease in men and women. Hypertension，2003，41（6）：1341-1345.

[4] Cai G，Zheng Y，Sun X，et al. Prevalence，awareness，treatment，and control of hypertension in elderly adults with chronic kidney disease：results from the survey of prevalence，awareness，and treatment rates in chronic kidney disease patients with hypertension in china. J Am Geriatr Soc，2013，61（12）：2160-2167.

[5] 赵慧，王玉，孟立强，等. 中晚期老年慢性肾病患者血压控制与肾功能进展的关系. 中华内科杂志，2015，54（3）：181-187.

[6] James PA，Oparil S，Carter BL，et al. 2014 evidence-based guideline for the management of high blood pressure in adults：report from the panel members appointed to the Eighth Joint National Committee（JNC 8）. JAMA，2014，311（5）：507-520.

[7] Kovesdy CP，Bleyer AJ，Molnar MZ，et al. Blood pressure and mortality in U. S. veterans with chronic kidney disease：a cohort study. Ann Intern Med，2013，159（4）：233-242.

[8] Sharifi H，Hasanloei MA，Mahmoudi J. Polypharmacy-induced drug-drug interactions；threats to patient safety. Drug Res（Stuttg），2014，64（12）：633-637.

[9] Molnar MZ，Kalantar-Zadeh K，Lott EH，et al. Angiotensin-converting enzyme inhibitor，angiotensin receptor blocker use，and mortality in patients with chronic kidney disease. J Am Coll Cardiol，2014，637（7）：650-658.

[10] Meng L，Fu B，Zhang T，et al. Salt sensitivity of blood pressure in non-dialysis patients with chronic kidney disease. Ren Fail，2014，36（3）：345-350.

[11] Rakugi H，Ogihara T，Umemoto S，et al. Combination therapy for hypertension in patients with CKD：a subanalysis of the Combination Therapy of Hypertension to Prevent Cardiovascular Events trial. Hypertens Res，2013，36（11）：947-958.

[12] Miyagawa K，Dohi Y，Nakazawa A，et al. Renoprotective effect of calcium channel blockers in combination with an angiotensin receptor blocker in elderly patients with hypertension. A randomized crossover trial between benidipine and amlodipine. Clin Exp Hypertens，2010，32（1），1-7.

原发性醛固酮增多症的筛查与确诊

第 29 章

吴海英
中国医学科学院阜外医院　国家心血管病中心

原发性醛固酮增多症（以下简称原醛症），是肾上腺皮质球状带发生病变时分泌过量的醛固酮，使人体内分泌代谢产生一系列紊乱现象，典型表现为高血压、低血钾、高醛固酮分泌及低肾素血症的综合征。最初在1955年提出。过去曾认为原醛症发病率低于1%。自从1981年Hiramatsu等提出以血浆醛固酮（PAC）与肾素活性（PRA）比值（ARR）作为筛查原醛症的指标，近年来高血压人群中的发病率为10%，在难治性高血压患者中占17%~20%。

一、原醛症的病因

原醛症主要有以下几种类型：①肾上腺皮质腺瘤（APA）；②肾上腺皮质球状带增生，又称特发性醛固酮增多症，可为单侧或双侧；③糖皮质类固醇可依赖性醛固酮增多症，或促肾上腺皮质激素依赖性醛固酮增多症；④肾上腺皮质醛固酮分泌腺癌；⑤原发性肾上腺增多症；⑥对肾上腺有反应的醛固酮分泌腺瘤，又称血管紧张素Ⅱ反应性腺瘤；⑦家族性醛固酮增多症。其中肾上腺皮质腺瘤和肾上腺皮质增生占95%。高水平醛固酮通过盐皮质激素调节基因转录，导致远曲小管水、钠重吸收增加。醛固酮作用机制见图6-29-1。

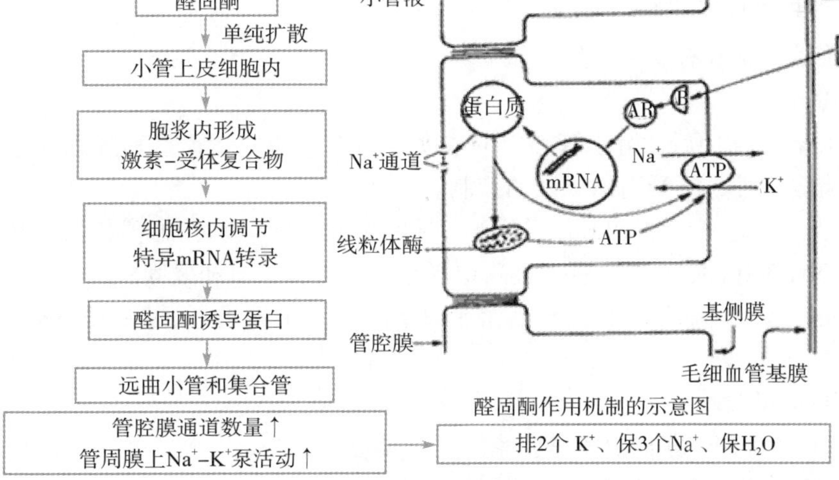

图 6-29-1　醛固酮作用机制

二、原醛症的临床表现

原醛症的典型临床表现均因醛固酮过度分泌引起的肾远曲小管对 Na^+的重吸收增加，从而使血压升高，排钾增多而产生低血钾，同时高尿钾、代谢性酸中毒、碱性尿、夜尿增多及低钾血症引起的乏力。但是近期研究发现，血钾正常的患者占原醛症患者的 50%。而且，也逐渐发现血压正常或者在临界值的原醛症患者。

三、原醛症的诊断

疑似原醛症患者通常应进行 3 个步骤来明确诊断：筛查、确诊试验、定位诊断。其中测定 ARR 被大多数学者认为是最有效的筛查指标。以下患者建议进行 ARR 筛查：①2 期高血压（>160~179/100~109 mmHg）；②3 期高血压（>180/110 mmHg）；③药物抵抗性高血压；④高血压伴有持续性或利尿剂引起的低血钾；⑤高血压伴有肾上腺瘤；⑥早发（<40 岁）高血压或脑血管意外家族史；⑦原醛症患者有患高血压的一级亲属。

（一）原醛症筛查试验

原醛症筛查试验测定 ARR，测定前要求：①患者摄入盐量保持正常；②上午坐位抽血，不要反复握拳以免高血钾影响结果；③停用降压药至少 2 周，如患者高血压无法停药可用 α 受体阻滞剂、钙通道阻滞药等不影响醛固酮生成与 PRA 的药物，禁用利尿剂、β 受体阻滞剂、血管紧张素转换酶抑制剂（ACEI）、血管紧张素受体拮抗药（ARB）等能影响醛固酮生成因素（血管紧张素Ⅱ、血钾）的药物；④已有低血钾的患者需补钾至血钾正常后再测定 ARR。

ARR 至少测定 3 次，PAC 单位为 ng/dl，PRA 单位为 ng/(ml·h)，ARR>25，PAC>15 ng/dl（415.5 pmol/L）时应考虑阳性，可进行下一步确诊试验。ARR 的切点存在争议，不同研究对 ARR 切点做了敏感性和特异性研究。大多数中心以 20~40 作为 ARR 的切点。ARR 真阳性率为 50%，假阳性率较高，但阴性预测值达 93%，若为阴性可不必再做下一步试验。

（二）原醛症确诊试验

常用的原醛症确诊试验有 4 种，具体如下。

1. 静脉高钠试验

（1）原理：血容量增加后，肾小管腔内钠浓度升高，反馈抑制肾素和醛固酮分泌，原醛症患者醛固酮分泌具有自主性，不受高钠摄入的抑制。

（2）试验方法：晨起患者保持卧位至少 2 小时后测定基础肾素、血管紧张素和醛固酮。静脉滴注生理盐水每小时 500 ml，4 小时后再次测定肾素、血管紧张素和醛固酮。

（3）判定标准：静脉滴注生理盐水后醛固酮>10 ng/dl 为阳性，5~10 ng/dl 为可疑阳性，<5 ng/dl为阴性。

2. 卡托普利抑制试验

（1）原理：ACEI 抑制肾素向血管紧张素转化，使血管紧张素、醛固酮水平降低，反馈增加肾素分泌，但原醛症患者肾素受大量醛固酮抑制，不受负反馈影响。

（2）试验方法：普食、卧位测定 ARR，口服卡托普利 25~50 mg 后 2 小时测定肾素、血管紧张素和醛固酮。

（3）判定标准：服药后醛固酮水平较服药前下降超过 30%为阴性，反之为阳性。

3. 氟氢可的松抑制试验

（1）原理：氟氢可的松为盐皮质激素，正常人服用可抑制醛固酮水平。

（2）试验方法：口服氟氢可的松 0.1 mg，每 6 小时 1 次，共 4 日；口服氯化钾 4 mmol 和氯化钠 30 mmol，每天 3 次，使尿钠>3 mmol/kg；第 4 天上午 10 点测坐位肾素、醛固酮，上午 7 点、10 点测皮质醇。

（3）判定标准：醛固酮>6 ng/dl，且肾素<1 ng/（ml·h），且上午 7 点皮质醇数值大于上午 10 点测定值。

4. 口服高钠试验

（1）原理：同静脉高钠试验。

（2）试验方法：连续 3 天高钠饮食，每天 NaCl>300 mmol/L，第 3 天测定尿醛固酮和尿钠。

（3）判定标准：第 3 天尿钠>200 mmol/d 同时尿醛固酮>10 μg 为阳性。

相比较而言，卡托普利抑制试验简便、安全，有相对较好的敏感性，但特异性偏低。因为原醛症患者中合并心肌梗死、左心室肥厚比例较高，钠负荷试验对于这类患者及老年人有风险，钠负荷确诊试验受到限制。而口服钠盐试验和氟氢可的松抑制试验步骤繁琐，影响因素较多，临床较少操作。

（三）原醛症的定位诊断

1. 肾上腺计算机体层摄影和磁共振成像 薄层计算机体层摄影（CT）（切片 2.5~3.0 mm）可发现多部分肾上腺占位，但敏感度只有 50%，CT 正常或仅有轻度增厚的患者中 36%有单侧醛固酮瘤，CT 显示双侧肾上腺异常的患者中 37%实际上为单侧醛固酮分泌增多。但有时不能分辨腺瘤还是增生，有研究显示，肾上腺 CT 与肾上腺静脉取血的符合率仅有 31%。Omura 等报道，直径小于 6 mm 的微腺瘤不能被肾上腺 CT 所发现。不能被肾上腺 CT 发现者，可考虑磁共振成像（MRI）检查。如果需要作为选择治疗手段的依据，还是要依靠肾上腺静脉取血。

2. 肾上腺静脉取血 该方法为分型定位诊断的金标准。虽然肾上腺静脉取血能够准确分辨出两侧肾上腺是否分泌过多的醛固酮，但是由于右侧肾上腺静脉细小，操作尚不能普及。肾上腺静脉皮质醇/外周血管皮质醇≥2 为取血成功。标化醛固酮=醛固酮/皮质醇（同一位置），一侧标化醛固酮/另侧标化醛固酮≥2，提示一侧醛固酮分泌异常。双侧标化醛固酮/外周标化醛固酮≥2.5，提示双侧醛固酮分泌异常。术中利用免疫色谱法快速测定，可以使肾上腺静脉取血的成功率达到 93%。

（四）原醛症的治疗

高醛固酮血症能够独立于高血压造成机体损伤。盐皮质激素受体分布在心脏、脑、血管、肾和结肠等部位。动物实验证实，高盐环境内会造成这些器官的损伤。应用醛固酮拮抗剂能够减少盐反应性高血压小鼠的脑、心脏、肾损伤，也能够抑制盐皮质激素活性，对于减少原醛症患者的长期损伤是必要的。因此，治疗原醛症患者除了控制血压和血钾水平外，也要尽量使血浆醛固酮水平维持在正常范围。

1. 手术治疗 手术治疗主要目的是控制血压和防止因血压升高引起的心脏和血管并发症。Sukor 等报道，通过腹腔镜行单侧肾上腺切除术不但能够改善高血压和生化指标，同时能够改善患者生存质量。术后仍存在高血压的原因主要有：①高龄；②一级亲属中有 1 个以上患高血压者；③术前应用超过 2 种降压药物；④高血压持续时间超过 5 年；⑤合并原发性高血压；⑥术中发现肾上腺过大；⑦血清肌酐水平升高；⑧过高的PAC水平和合并其他继发性高血压因素。Sukor等回顾了一些研究发现，在对应用醛固酮拮抗剂不能有效控制血压的双侧肾上腺增生患者，切除单侧肾上腺，能够让15%的患者完全控制血压，20%的患者改善血压。

2. 药物治疗 特发性醛固酮增多症是原醛症中所占比例最高的类型，占40%~60%，均需要药物治疗。目前市场上的醛固酮拮抗剂有螺内酯和伊普利酮。伊普利酮的临床数据尚有限。肾素-血管紧张素-醛固酮系统在循环或组织中的过度激活是独立于血压升高的心血管危险因素。肾上腺醛固酮瘤患者应用钙通道阻滞药有可能通过减少大量Ca^{2+}涌入肾上腺球状带细胞而减少醛固酮分泌。有些体外试验也显示，钙通道阻滞药有拮抗醛固酮受体的作用，ACEI和ARB也有轻度降低特发性醛固酮增多症患者血压的作用，故可作为原醛症患者的联合用药。

3. 肾上腺消融术 肾上腺消融术可用于肾上腺各种肿瘤，包括醛固酮瘤、嗜铬细胞瘤、交感神经瘤、血管肌脂瘤、不能切除的恶性肿瘤、其他部位肿瘤肾上腺转移和其他肾上腺的内分泌瘤，均取得了良好效果。肾上腺消融包括射频消融、微波消融、冷冻消融、化学消融等。

（1）射频消融：利用射频导管局部释放电流使电极间断温度超过50℃ 8分钟以上，即可使肿瘤细胞坏死，而周围正常细胞可以恢复。Mayo-Smith等报道了射频消融术治疗12例肾上腺肿瘤患者，包括肾上腺转移瘤、黑色素瘤、嗜铬细胞瘤以及醛固酮瘤，单次治疗后肿瘤坏死率达85%，充足的术前准备可以有效减少高血压危象的发生。

（2）冷冻消融：冷冻消融常用的冷冻剂有氧化亚氮和氩气。低温可导致蛋白变性、细胞膜破碎、细胞脱水以及缺血缺氧。肿瘤周围温度降到-80℃~-150℃即可。治疗过程包括2个冷冻和解冻循环。与射频消融相比，冷冻消融的优势在于通过CT冷冻区域可视。

（3）化学消融：肾上腺化学消融最初在1986年由Park等应用碘化油和乙醇的混合物注入兔肾动脉完成，并治疗了3例肾上腺瘤患者取得成功。可以通过肾动脉或肾上腺动脉注入化学药物达到消融目的。常用的化学药物有无水乙醇和醋酸，导致蛋白失活继而凝固坏死，血管内形成微血栓，从而使肿瘤组织纤维化和肉芽肿化。Xiao等用肾上腺化学栓塞术治疗36例患者、46处肿瘤，是目前入选患者最多的研究。其中包括26处原发肿瘤和20处转移瘤，原发肿瘤在1个月内完全恢复正常占92.3%，症状减轻占7.7%。转移瘤完全恢复正常占30%，症状减轻占70%。其中9例肾上腺腺瘤患者服用醛固酮拮抗剂，1个月后开始减量，2年后随访，全部停药且血压、生化指标正常。总的来说，肾上腺消融术主要适用于治疗有生物活性的微小肿瘤，采取哪种消融手段取决于肿瘤的组织学类型。

综上所述，原醛症诊治流程见图6-29-2。

近年来分子生物学和遗传学领域也对原醛症有了一定的认识。编码钾内流通道的亚家族J成员5基因（*KCNJ5*）突变，编码钾通道Kir3.4可能与肾上腺腺瘤、肾上腺增生和家族性高醛固酮血症3相关。突变的基因导致钾通道失去选择性，细胞膜去极化，使球状带细胞的Ca^{2+}电压门控通道激活，醛固酮过度分泌。*KCNJ5 T158A*的突变能够使肾上腺皮质癌细胞过度分泌醛固酮，同时也能够刺激编码醛固酮合成酶的*CYP11B2*基因过度表达。*KCNJ5*的*G151R*和*G151E*突变也同样与APA和双侧肾上腺增生密切相关。

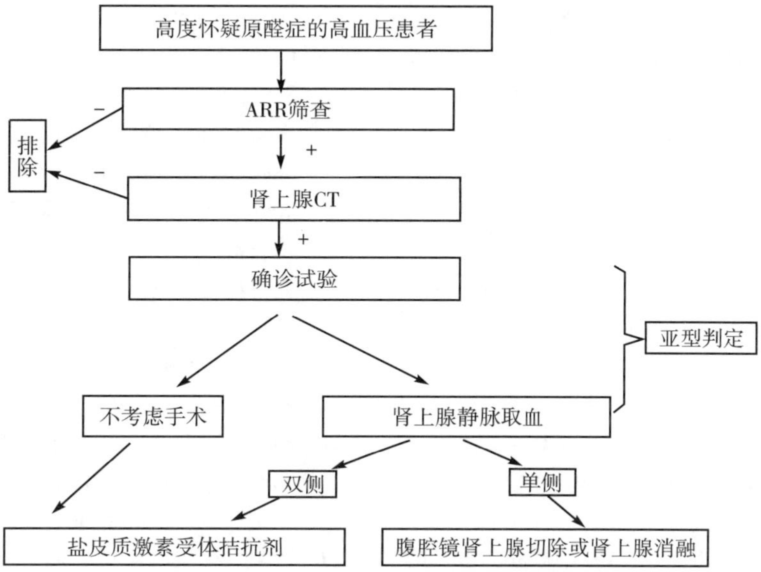

注：ARR，血浆醛固酮与肾素活性比值；CT，计算机体层摄影

图 6-29-2　原醛症诊治流程

参考文献

[1] Conn JW, Louis LH. Primary aldosteronism: a new clinical entity. Trans Assoc Am Physicians, 1955, 68: 215-233.

[2] Fishman LM, Küchel O, Liddle GW, et al. Incidence of primary aldosteronism uncomplicated "essential" hypertension. A prospective study with elevated aldosterone secretion and suppressed plasmareni-nactivity used as diagnostic criteria. JAMA, 1968, 205 (7): 497-502.

[3] Hiramatsu K, Yamada T, Yukimura Y, et al. A screening test to identify aldosterone-producing adenoma by measuring plasma renin activity. Results in hypertensive patients. Arch Intern Med, 1981, 141 (12): 1589-1593.

[4] Gordon RD, Stowasser M, Tunny TJ, et al. High incidence of primary aldosteronism in 199 patients referred with hypertension. Clin Exp Pharmacol Physiol, 1994, 21 (4): 315-318.

[5] Gallay BJ, Ahmad S, Xu L, et al. Screening for primary aldosteronism without discontinuing hypertensive medications: plasma aldosterone-renin ratio. Am J Kidney Dis, 2001, 37 (4): 699-705.

[6] Funder JW, Carey RM, Fardella C, et al. Case detection, diagnosis, and treatment of patients with primary aldosteronism: an endocrine society clinical practice guideline. J Clin Endocrinol Metab, 2008, 93 (9): 3266-3281.

[7] Funder JW, Carey RM, Fardella C, et al. Case detection, diagnosis, and treatment of patients with primary aldosteronism: an endocrine society clinical practice guideline. J Clin Endocrinol Metab, 2008, 93 (9): 3266-3281.

[8] Rossi GP, Belfiore A, Bernini G, et al. Comparison of the captopril and the saline infusion test for excluding aldosterone-producing adenoma. Hypertension, 2007, 50 (2): 424-431.

[9] OmuraM, Sasano H, Saito J, et al. Clinical characteristics of aldosterone producing microadenoma, macroadenoma, and idiopathic hyperaldosteronism in 93 patients with primary aldosteronism. Hypertens Res, 2006, 29 (11): 883-889.

[10] Takeda Y, Yoneda T, Karashima S, et al. Rapid assay of cortisol during adrenal vein sampling is

useful for the diagnosis of primary aldosteronism. J Hypertens, 2009, 27 (Suppl 4): S446.

[11] Rocha R, Rudolph AE, Frierdich GE, et al. Aldosterone induces a vascular inflammatory phenotype in the rat heart. Am J Physiol Heart Circ Physiol, 283 (5): H1802-H1810.

[12] Sukor N, Kogovsek C, Gordon RD, et al. Improved quality of life, blood pressure, and biochemical status following laparoscopic adrenalectomy for unilateral primary aldosteronism. J Clin Endocrinol Metab, 2010, 95 (3): 1360-1364.

[13] Stowasser M. Update in primary aldosteronism. J Clin Endocrinol Metab, 2009, 94 (10): 3623-3630.

[14] Sukor N, Gordon RD, Ku YK, et al. Role of unilateral adrenalectomy in bilateral primary aldosteronism: a 22-year single center experience. J Clin Endocrinol Metab, 2009, 94 (7): 2437-2445.

[15] Zhu A, Yoneda T, Demura M, et al. Effect of mineralocorticoid receptor blockade on the renal renin-angiotensin system in Dahl salt-sensitive hypertensive rats. J Hypertens, 2009, 27 (4): 800-805.

[16] Akizuki O, Inayoshi A, Kitayama T, et al. Blockade of T-type voltage-dependent Ca^{2+} channels by benidipine, a dihydropyridine calcium channel blocker, inhibits aldosterone production in human adrenocortical cell line NCIH295R. Eur J Pharmacol, 2008, 584 (2-3): 424-434.

[17] Takeda Y. Effects of wplereno, a selective mineralocorticoid receptor antagonist, on clinical and experimental salt-sensitive hypertension. Hypertens Res, 2009, 32 (5): 321-324.

[18] Mendiratta-Lala M, Brennan DD, Brook OR, et al. Efficacy of radiofrequency ablation in the treatment of small functional adrenal neoplasms. Radiology., 2011, 258 (1): 308-316.

[19] Mayo-Smith WW, Dupuy DE. 2004 CT guided radiofrequencyablation of adrenal neoplasms: preliminary results. Radiology, 231 (1): 225-230.

[20] Dodd GD 3rd, Soulen MC, Kane RA, et al. Minimally invasive treatment of malignant hepatic tumors: at the threshold of a major breakthrough. Radiographics, 20 (1): 9-27.

[21] Park JH, Jeon SC, Kang HS, et al. Transcatheter renal arterial embolization with the mixture of ethanol and iodized oil (Lipiodol). Invest Radiol, 1986, 21 (7): 577-580.

[22] Xiao YY, Tian JL, Li JK, et al. CT-guided percutaneous chemical ablation of adrenal neoplasms. AJR Am J Roentgenol, 2008, 190 (1): 105-110.

[23] Choi M, Scholl UI, Yue P, et al. K^+-channel mutations in adrenal aldosterone-producing adenomasand hereditary hypertension. Science, 331 (6018): 768-772.

[24] Oki K, Plonczynski MW, Lam ML, et al. Potassium channel mutant KCNJ5 T158A expressionin HAC－15 cells increases aldosterone synthesis. Endocrinology, 153 (4): 1774-1782.

[26] Scholl UI, Nelson-Williams C, Yue P, et al. Hypertension with or without adrenal hyperplasia due todifferent inherited mutations in the potassium channel KCNJ5. Proc Natl Acad Sci USA, 109 (7): 2533-2538.

[27] Mulatero P. A new form of hereditary primary aldosteronism: familial hyperaldosteronism type Ⅲ. J Clin Endocrinol Metab, 93 (8): 2972-2974.

原发性醛固酮增多症的非手术治疗原则

第 30 章

王及华
北京大学人民医院

原发性醛固酮增多症（以下简称原醛症，primary aldosteronism，PA）是由肾上腺皮质分泌过多的醛固酮而引起的高血压和低血钾综合征。1954 年首例切除分泌醛固酮的肾上腺皮质腺瘤后获得痊愈的，因而将本病命名为 Crohn 综合征。

一、肾上腺的解剖位置和结构

肾上腺左右各一，位于双肾的上方（图 6-30-1）。外表呈橙黄色，共同为肾筋膜和脂肪组织所包裹。左肾上腺呈半月形，右肾上腺为三角锥体形。成人每个肾上腺长 4~5 cm，宽 2~3 cm，厚 0.3~0.6 cm。每个重量为 4~5 g。从侧面观察，腺体分肾上腺皮质和肾上腺髓质两部分（图 6-30-2）。周围部分是皮质，占肾上腺总重量的 80%~90%。内部是髓质。几乎完全由嗜铬细胞组成，呈棕色，重约 1 g。

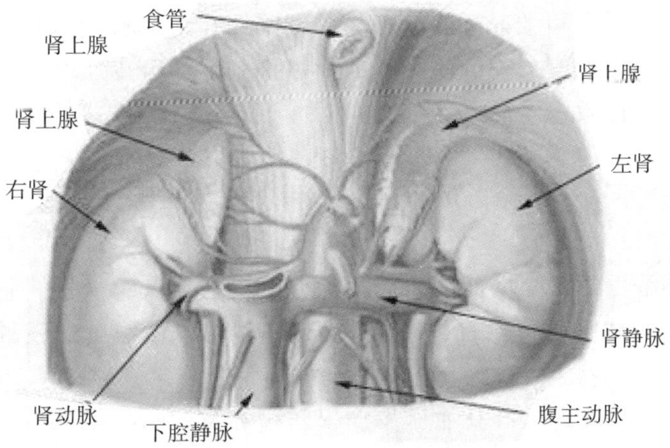

图 6-30-1　肾上腺的解剖位置和结构

二、肾上腺的生理功能

肾上腺是人体相当重要的内分泌器官。由皮质层和髓质层组成（图 6-30-2）。皮质层占肾上腺总重量的80%~90%。周围部分的皮质和内部的髓质在发生、结构与功能上均不相同，是两种内分泌腺。

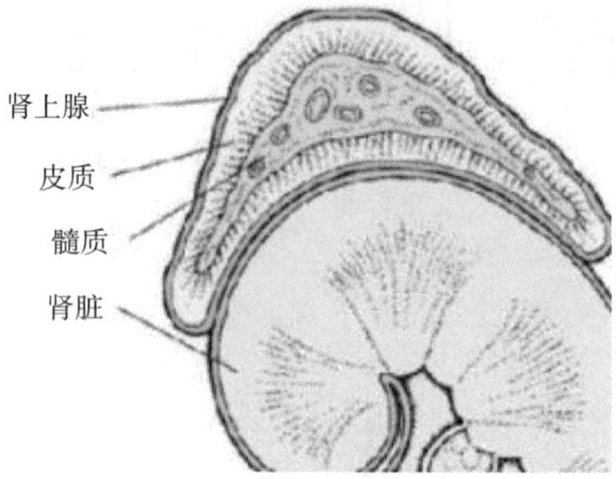

图 6-30-2 肾上腺由皮质层和髓质层组成

1. 肾上腺髓质 肾上腺髓质是形成肾上腺中心部的组织，几乎完全由嗜铬细胞组成，呈棕色，重约1 g，主要分泌肾上腺素和去甲肾上腺素，其作用主要是调节糖、脂肪的代谢以及加强心血管的收缩。

2. 肾上腺皮质 肾上腺皮质层由外向内又分为3层。外层为球状带，约占皮质的15%，主要分泌盐类皮质激素，以醛固酮为主。中层为束状带，约占皮质的78%，主要分泌糖皮质激素，以皮质醇为主。内层为网状带，约占皮质的9%，分泌性激素，如雄激素、雌激素和黄体酮。糖皮质激素是维持生命所必需的，主要是调节糖、蛋白质、脂肪的代谢，盐皮质激素主要是调节钠、钾等电解质的代谢。性激素主要作用是促进毛发、骨骼、肌肉生长及第二性征发育等。

一旦肾上腺某一部位的细胞增生过度或发生肿瘤，相应部位的激素就会过度分泌，即所谓功能性肾上腺肿瘤，引起一系列和激素过度分泌相关的临床症状。有趣的是，肾上腺无论是髓质还是皮质功能的异常，都与血压相关。例如髓质的嗜铬细胞瘤、糖皮质激素异常的库欣综合征、盐皮质激素异常的原醛症、性激素异常都会引起血压的升高。

三、原醛症的诊治流程

原醛症是由于人体醛固酮分泌增加而引起肾素分泌受抑制的综合征，临床上以高血压和低血钾为特征。本病占住院的高血压病例的1%~2%，是一种可以治愈的继发性高血压。本病女性多见，约为男性的2.5倍，发病年龄多为30~35岁。

随着高血压知晓率的提高、人群高血压发病率的增加及诊断技术的提高，原醛症的发病率也有增加的趋势。在高血压患者中，如果出现下列情况，请启动原醛症的鉴别诊断：持续性血压升高>150/100 mmHg；联用3种降压药物（包括利尿剂）后血压仍>140/90 mmHg或需应用4种或更多的降压药物方能将血压控制在140/90 mmHg以下；高血压+低钾血症（自发性或利尿剂导致）；高血压+肾上腺意外瘤；高血压+睡眠呼吸暂停；高血压+早发高血压家族史或早发脑血管意外（<40岁）；所有原醛症患者合并高血压的一级亲属。

从图6-30-3可以看出原醛症的治疗可分为手术治疗和药物治疗。对于单侧的腺瘤、增生，只要患侧肾上腺有自主的分泌功能，就建议腹腔镜切除。但对于不愿意接受手术、全身条件不允许手术或同时存在双侧增生性病变的患者，可采取内科保守治疗。

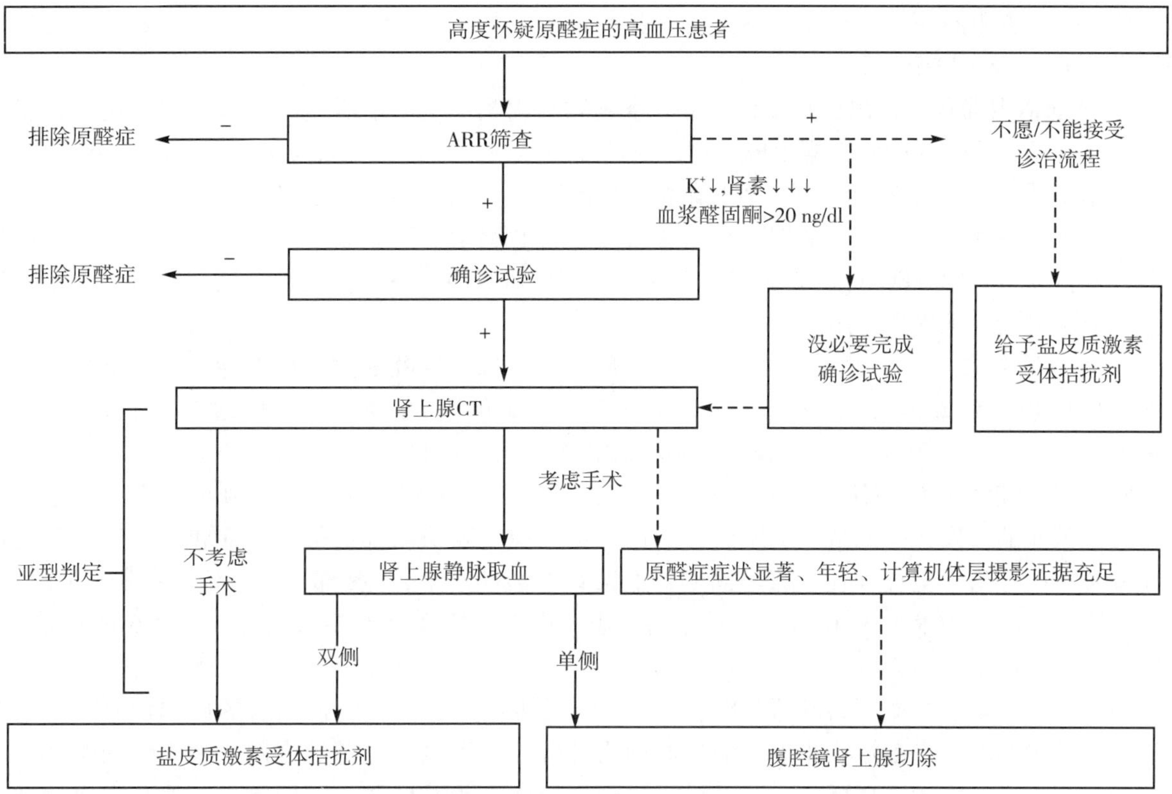

图 6-30-3　原醛症诊治流程

四、原醛症患者的非手术治疗原则

1. 补钾　轻者口服氯化钾，枸橼酸钾，重者宜静脉补钾。常用的制剂有氯化钾。补钾时应注意尿量，保证尿量在每日 500 ml 以上。注意滴注速度，保护好心脏。为防止一过性高血押，将钾加入葡萄糖注射液中滴入（细胞内外钾平衡至少需要 18 小时）。

2. 醛固酮拮抗药螺内酯　醛固酮拮抗药螺内酯（安体舒通）作为竞争性醛固酮的抑制药，竞争与醛固酮有关的细胞溶质受体，在靶组织上有抗盐皮质激素的作用，是原醛症治疗的首选药物。能很快纠正低血钾，高血压于治疗 3~4 周后方可见下降。用量每日 120~400 mg，分 3~4 次服用，血压控制后可逐渐减量，有些患者每日 40 mg 即可维持疗效。螺内酯同时还有抑制睾酮和雄激素的外周作用，常导致性欲下降、阳痿、男性乳房发育，还会影响男性胎儿的外生殖器发育，其他不良反应有胃肠道症状、嗜睡、运动失调及精神失常等。对特发性醛固酮增多症（以下简称特醛症）患者，螺内酯常与阿米洛利合用，可以增强螺内酯的作用，减少不良反应。也有的学者在螺内酯控制症状后，将药物减量并加用血管紧张素转换酶抑制剂治疗，以抑制血管紧张素Ⅱ，患者的螺内酯用量可以降至每日 40~100 mg。

3. 依普利酮　依普利酮被推荐用于不能耐受螺内酯者。高选择性醛固酮受体拮抗药。与雄激素受体和黄体酮受体的亲和力分别为螺内酯的 0.1%和 1%，性相关不良反应的发生率显著降低。但拮抗活性仅为螺内酯的 60%。用量每日 50~200 mg，分 2 次，初始剂量每日 25 mg。

4. 钠转运抑制药 钠转运抑制药直接作用于肾小管，抑制钠的再吸收和钾的排泄。阿米洛利每日 10~40 mg，分 2~3 次口服，可以纠正低血钾，但降压需与其他降压药（如血管紧张素转换酶抑制药、钙通道阻滞药等）合用。不良反应有头痛、乏力、胃肠道不适和阳痿等。氨苯蝶啶每日 100~300 mg，分次口服。

5. 钙通道阻滞药 钙离子是多种调节因素刺激醛固酮产生的最后共同通道，因此钙通道阻滞药常可使一部分原醛症的醛固酮生成减少，血钾和血压恢复正常，可以与保钾利尿药合用。

6. 血管紧张素转换酶抑制剂 血管紧张素转换酶抑制药抑制血管紧张素Ⅰ转化为血管紧张素Ⅱ。应用于特醛症，减少血管紧张素Ⅱ对球状带细胞的刺激，因而减少醛固酮合成。若应用依那普利，剂量为每日 10~80 mg，分 2~3 次口服，4 周后可见血压下降，血钾升高。也可以酌情选用其他同类制剂或与螺内酯合用。

7. 糖皮质激素 糖皮质激素推荐用于糖皮质激素可抑制性醛固酮瘤增多症。初始剂量，地塞米松每日 0. 125~0. 25 mg，或泼尼松每日 2. 5~5 mg，睡前服。可使醛固酮分泌减少，血压下降，血钾上升。2 周后临床症状改善。血压控制不满意者加用依普利酮，特别是儿童。

8. 术后患者的定期随访 原醛症术后随访目的主要是了解治疗效果、判断治疗方案是否合理；发现可能的多发醛固酮瘤和了解药物治疗不良反应。随访内容包括临床症状、血压、常规血生化检查、内分泌学检查（血、尿醛固酮，血浆肾素活性水平）、腹部计算机体层摄影（CT）检查等。第 1 次随访为术后 4~6 周，主要评估血压、血电解质及有无手术并发症；每 6 个月随访 1 次，连续 2 年以上，药物治疗者长期应随访。

原醛症在难治性高血压人群的鉴别诊断中占有重要的地位。确定诊断后的原醛症患者的治疗方法分为手术和非手术治疗。非手术治疗原则为补钾、醛固酮拮抗药的应用。因为醛固酮拮抗药在应用过程中有一定的不良反应，所以对于患者一定注意跟踪监测，定期复查，尤其是血清钾水平的监测。血压、血钾、相关的不良反应，是复查时必不可少的内容。

"H 型高血压"的概念及对策

第 31 章

孙宁玲
北京大学人民医院

"H 型高血压"是指伴有血浆同型半胱氨酸（homocysteine，Hcy）升高（Hcy≥10 μmol/L）的高血压，这一概念最早由我国学者于 2008 年提出。"H 型高血压"的概念一经提出就得到了广大临床工作者的关注，《中国高血压防治指南 2010》中指出高血压是一种"心血管综合征"，多种心血管危险因素的综合干预对于高血压患者的风险控制来说尤为重要，其中血浆 Hcy 水平升高也被纳入其中，作为影响高血压患者心血管预后的重要因素之一。

一、"H 型高血压"概念的提出

"H 型高血压"包含两个要素高血压和高 Hcy 水平，二者均是心、脑血管疾病，尤其是脑卒中高发的重要原因。众所周知，高血压是脑卒中及冠状动脉粥样硬化性心脏病发病及死亡的主要危险因素，其中，高血压的主要并发症是脑卒中。我国脑卒中的高发首先源于血压的控制不良，从我国 2004 至 2005 年 15 组人群数据显示，高血压的知晓率、治疗率和控制率分别仅为 48.4%、38.5%和 9.5%，与国外相关数据相比仍较低，因此这也是我国脑卒中高发的重要原因之一，控制高血压是预防脑卒中的关键，然而在有效地进行血压和血脂管理后脑卒中的发生仍存在，这就提出这种剩余风险的原因是什么？还有哪些新的危险因素参与了脑卒中的形成？

目前发现，高 Hcy 也是导致心、脑血管事件发生的另一个重要因素。Hcy 最早于 1932 年被研究者发现，它是一种含硫的非必需氨基酸，是蛋氨酸代谢过程中的重要中间产物。有大量不同类型的研究积累了客观证据证明，血浆 Hcy 水平在心、脑血管疾病尤其是脑卒中的发生中扮演了非常重要的角色。动物实验发现，高 Hcy 可以损害内皮细胞、激活氧化应激反应、改变脂质代谢并促进血栓形成等。一项纳入 12 项前瞻性研究的 meta 分析表明，同型半胱氨酸每降低 3 μmol/L，缺血性心脏病发病风险可以减少 11%，脑卒中发病风险可以减少 19%。Wald 等汇总 72 项研究的 meta 分析表明，Hcy 每升高 5 μmol/L，缺血性心脏病风险升高约 33%；脑卒中风险增加约 59%，而 Hcy 每降低 3 μmol/L，缺血性心脏病风险降低约 16%，脑卒中风险降低约 24%，证明高 Hcy 是导致心、脑血管疾病尤其是脑卒中发生的独立危险因素。中国人群中的研究也得出了相似的结论。在中国 6 个中心进行的一项病例对照研究，共纳入 1823 例脑卒中患者和 1832 例对照，结果表明，高 Hcy 人群（≥16 μmol/L）脑卒中风险增加了 87%；进一步的随访研究（中位数为 4.5 年）证实，高 Hcy 患者脑卒中复发率［相对危险度（*RR*）1.31，95%可信区间（*CI*）1.10～1.61］和全因死亡率（*RR* 1.47，95%*CI* 1.15～1.88）均显著升高。另一项由 Sun 等组织的前瞻性研究共观察 2009 例基线无心、脑血管疾病和癌症的中国受试者，随访 11.95 年，结果表明，Hcy >

9. 47 μmol/L的受试者其心、脑血管事件发生的风险增加 2. 3 倍，Hcy>11. 84 μmol/L 的受试者其死亡风险增加 2. 4 倍。

1977 年欧洲人群的研究提示，在高胆固醇、吸烟、高血压 3 个传统危险因素中，Hcy 升高与高血压在致血管疾病风险上最具有显著协同作用，而高 Hcy 与血脂和吸烟协同对心血管疾病的作用影响不大。但当高血压伴有 Hcy 升高时血管疾病风险增加约 11 倍。

美国人群的数据也显示，高血压合并高 Hcy（≥10 μmol/L）人群脑卒中的风险与无这两项危险因素的人群相比显著升高［男性比值比（*OR*）12，95%*CI* 6~23；女性 *OR* 17，95%*CI* 10~29］。

我国安庆社区人群长期随访数据也显示，若高血压与高 Hcy 时，脑卒中风险增加 11. 1 倍。当高血压合并高 Hcy 同时存在，其心、脑血管疾病的风险将成倍的增加，这就提出“H”型高血压的概念，“H”即代表高血压（hypertension）同时也表示高 Hcy（homocysteine），这也是“H 型高血压”成为我们关注重点的原因，也是我国专家提出“H 型高血压”的重要价值，“H 型高血压”已被国外专家认可。

二、“H 型高血压”概念的争议及分类

“H 型高血压”是基于高血压（H）、高同型半胱氨酸（H）二者并存，当二者的并存时脑卒中的风险增加约 12 倍，同时也明显高于单纯血压增高或单纯 Hcy 增高。我国是个脑卒中高发的国家，我们提出“H 型高血压”，对识别高血压发生脑卒中的风险意义是重大的。与此同时有些学者认为，这是个伴存现象，不应作为高血压的一种类型。

高血压除了原发性高血压与继发性高血压的分类外，还常规依据人群分类、依据疾病分类、依据临床表型特性进行分类。①按照人群分类：老年高血压、女性高血压、儿童高血压等，此类高血压患者是依据年龄特性和性别特性区分，无特殊临床意义，只是要依据这些特征人群去干预及治疗。②按照疾病分类：高血压肾病、高血压脑卒中、高血压冠状动脉粥样硬化性心脏病等，这类高血压患者具有较高的风险，常常需要在控制血压的同时积极地干预相关疾病。干预的强与弱和心、脑血管病的再发及死亡密切相关。③按照临床表型分类：盐敏感性高血压、妊娠高血压、肥胖高血压。这类患者以危险因素为主要特征的分型，在降压的同时这些危险因素控制好会大大改善疾病的进展。

“H 型高血压”是基于高血压伴发的特殊危险因素 Hcy 定义的特殊类型高血压，因为这两个因素（高血压+高 Hcy）并存的风险远远大于了盐敏感性高血压、肥胖高血压等这类以危险因素定义的特殊类型高血压。而且目前我国已有简单易行的药物进行干预，并有积极干预可以减少脑卒中发生和主要心血管复合终点下降的循证医学证据。因此“H 型高血压”的提出具有重要的临床意义。

三、“H 型高血压”相关的 Hcy 关键代谢途径

高血压在伴有高 Hcy 的过程中有几个关键代谢途径的异常，具体如下。

1. 常见 Hcy 代谢途径 Hcy 有三种代谢途径，最常见为两个：①由维生素 B_6 依赖的胱硫醚 β 合酶（cystathionine β synthase，CBS）催化，Hcy 通过该转硫途径转变为半胱氨酸。②由蛋氨酸合酶（methionine synthase，MS）催化成蛋氨酸，维生素 B_{12} 是该酶的辅酶，甲基四氢叶酸作为底物，甲基四氢叶酸形成需要维生素 B_2 依赖的亚甲基四氢叶酸还原酶（MTHFR）催化；Hcy 亦可被甜菜碱-Hcy 甲基转移酶（betaine homocysteine s-methyltransferase，BHMT）再甲基化成为蛋氨酸，甜菜

碱作为甲基供体。

Hcy代谢过程中的任何一个步骤受到影响，Hcy就会在细胞内蓄积，最终进入血液循环，引起血浆Hcy升高。而Hcy代谢过程中相关酶的基因突变则会通过影响代谢酶的活性，从而进一步影响Hcy的转化过程，也会造成血浆Hcy的升高（图6-31-1）。

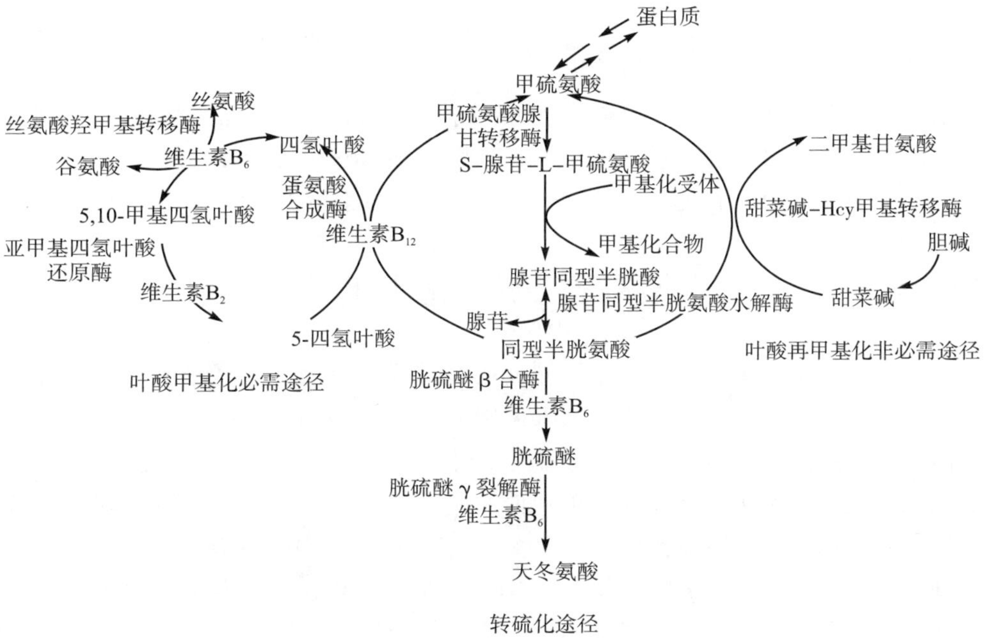

图6-31-1 血浆Hcy代谢过程

2. Hcy升高的原因 血清叶酸水平偏低是高Hcy最重要的原因之一。美国第三次全国健康与营养调查显示，将近2/3的患者Hcy升高是由于叶酸和维生素B_{12}缺乏导致的，同样，我国人群中血清叶酸水平与血浆Hcy水平也呈显著负相关关系。最常见的导致叶酸缺乏的原因是饮食叶酸摄入不足，尤其是豆类和绿叶蔬菜，哺乳和酗酒可加重叶酸缺乏。食物的制备和烹调会造成叶酸的较大损失，尤其在煮沸时损失更大。

而叶酸循环中的关键酶——MTHFR基因缺陷是导致高Hcy的另一个重要原因。MTHFR在将亚甲基四氢叶酸还原生成5-甲基四氢叶酸的过程中发挥重要作用，其C677T位点突变导致酶的耐热性及活性下降，影响叶酸代谢，并最终阻碍Hcy的再甲基化，是导致人群Hcy中度升高的主要因素之一，TT突变基因型患者血浆Hcy水平显著高于纯合型和杂合型即CC/CT型人群。

叶酸缺乏和*MTHFR C677T*基因突变作为影响Hcy水平的最重要的两项因素，亦是影响心、脑血管疾病尤其是脑卒中的独立预测因素。有研究显示，高叶酸水平是脑卒中发生的保护因素，叶酸水平最高组（>11.2nmol/L）脑卒中风险是最低组的35%。一项纳入14项前瞻性研究的meta分析观察叶酸摄入量和血中叶酸水平与冠状动脉粥样硬化性心脏病的关系，结果发现，叶酸摄入每增加200 μg/d，冠状动脉粥样硬化性心脏病的风险下降12%，血中叶酸水平每增加5 mmol/L，冠状动脉粥样硬化性心脏病风险下降8%。而Casas等的meta分析纳入111项研究，共计15 635例患者，分析发现，TT和CC基因型患者的Hcy水平相差1.93 μmol/L，前者脑卒中的风险较后者增加26%（*OR* 1.26，95%*CI* 1.14~1.40）。Xu等汇总在中国汉族人群中进行的脑卒中相关基因研究共计76项进行meta分析，结果显示，MTHFR *677TT*基因型是缺血性脑卒中的重要危险因素（*OR*

1.55，95%*CI* 1.26~1.90）。同样，刘建平等的 meta 分析以 CC 基因型为参照发现，TT、CT 基因型的人群发生脑卒中危险显著增加，其 *OR* 值分别为 2.26 和 1.56，MTHFR 基因多态性与人群脑卒中的易感性密切相关。同时，我国安庆队列的长期随访显示，叶酸水平和 *MTHFR C677T* 基因多态性对高血压影响脑卒中的发生具有协同作用，若高血压患者同时合并低叶酸或 TT 基因型，则脑卒中风险显著增加。

因此，“H 型高血压”概念的提出不仅仅基于高同型半胱氨酸及高血压，还应该在此基础上有所拓展。就是叶酸缺乏、*MTHFR C677T* 基因突变通过影响血浆 Hcy 水平而增加脑卒中风险，同样可以作为评估高血压患者远期脑卒中风险的有效因素。两者均和高血压具有协同作用，如果高血压患者在伴有高同型半胱氨酸的同时合并叶酸缺乏及 *MTHFR C677T* 基因突变，我们均可认为在危险分层上将其划分为脑卒中高危人群，采取有效措施进行一级预防。

四、“H 型高血压”提出的重大意义

全世界范围内，心血管疾病仍然是导致死亡的最重要的原因，并且呈不断增长的趋势，而不同国家相关疾病的构成并不一致。虽然我国人群中心血管疾病的死亡率和疾病负担大致处于中低水平，但是需要注意到的是脑血管疾病和缺血性心脏病的形势与欧美国家相比相差很大。其中，缺血性心脏病的死亡率和疾病负担大致处于中低水平，而脑血管疾病的死亡率和疾病负担却跻身中高水平，年龄标准化后缺血性心脏病的死亡率在（75~105）/100 000 人水平，而脑血管疾病的死亡率则达到（132~240）/100 000 人水平，不同于欧美国家脑血管疾病死亡率远低于缺血性心脏病的情况。这些数据提示，与西方国家相比，脑血管疾病在我国心、脑血管疾病的构成中占据重要地位。

在高血压人群中上述中西方差异尤为显著。有研究总结了在欧美、日本和中国开展的 11 项高血压临床试验的数据，高血压患者脑卒中和心肌梗死发生率的比值在欧美国家展开的研究中为 1.02~1.63，而中国则为 6.56~13.00。进一步将比较限定于同时在欧洲和中国开展的 Syst-Eur 和 Syst-China 研究，结果发现，我国高血压患者脑卒中和心肌梗死发生率的比值相比欧洲仍然相差很大，分别是 6.56 和 1.58。

那么，相比欧美国家，我国高血压人群脑卒中相较心脏病高发的原因是什么呢？流行病学调查显示，中国高血压人群的总胆固醇和低密度脂蛋白胆固醇的水平显著低于美国人群，但血浆 Hcy 的水平则较美国人群高出约 50%。我国饮食习惯中多采用蒸煮煎炒等烹饪方式，导致摄入的蔬菜中叶酸等维生素 B 族的大量失活，更易影响 Hcy 的代谢途径，导致血浆 Hcy 的升高，而我国人群特有的 Hcy 代谢相关 *MTHF RC677T* 的高遗传突变率也导致我国人群血浆 Hcy 水平显著高于国外人群。我国人群高 Hcy 发生率高，以血浆 Hcy>16 μmol/L 为判断标准，南方为 7%，北方为 28%，以血浆 Hcy>10 μmol/L 为判断标准，则南方为 32%，北方为 58%，平均 45%。而且，我国高血压人群 Hcy 水平显著高于正常人群，中国高血压人群 Hcy 平均值约为 15 μmol/L，如以血浆 Hcy>10 μmol/L 为标准，总体高 Hcy 发生率为 75%，其中男性为 91%，女性为 63%。综上可见，中国人群，特别是高血压人群是高 Hcy 血症的高发人群。

因此，合并高 Hcy 水平的高血压在我国占到了大多数，提示高血压人群中的高 Hcy 水平可能我国人群中高血压导致脑卒中的强度远高于西方国家的重要因素，具有中国特色。而且，中国人民解放军总医院对我国 1993 至 2008 年间共计 17 682 名高血压患者的调查发现，Hcy 是国人脑卒中发生的独立危险因素，并未发现血脂异常与脑卒中的相关性。因此，“H 型高血压”概念的提出揭示了中国高血压人群不同与西方国家的重大差异，对于中国高血压人群脑卒中的预防来说可能

具有重大的意义。

“H 型高血压”的概念最早由我国学者提出，深刻反映了我国心、脑血管疾病尤其是脑卒中高发的流行病学病因。从前面的阐述中，我们知道其中包含四层含义：首先，我国人群由于饮食和遗传因素，血浆 Hcy 水平在世界范围内处于显著高水平，尤其是在高血压人群中高 Hcy 的情况更多见；其次，血浆 Hcy 水平的升高是心、脑血管疾病，尤其是脑卒中的独立危险因素；再者，血浆 Hcy 水平升高发挥重要的协同作用，成倍增加高血压导致的脑卒中风险；同时，低叶酸和 *MTHFR C677T* 基因突变作为“H 型高血压”概念的有益补充，两者均可和高血压协同作用增加脑卒中风险。这些因素环环相扣，成为我国高血压人群中脑卒中发生率显著高于冠状动脉粥样硬化性心脏病这一重要特点的最为可能的病因。因此，“H 型高血压”的理念，符合我国心、脑血管疾病流行病学的基本特征，并为我国心、脑血管疾病尤其是脑卒中的预防指明了新的方向，控制“H 型高血压”对于我国高血压人群来说具有重要的预防价值。

五、我国“H 型高血压”的现状及治疗对策的可行性

高血压伴高 Hcy 的状态下，脑卒中的风险明显增高，因此应当将降压和降高的 Hcy 的同步治疗作为主要策略，鉴于补充叶酸是降低高 Hcy 最有效的手段，但需要随机对照试验证实。现有的研究显示了这种治疗策略的可能性。

1. 我国高 Hcy 对心、脑血管事件的影响 在中国 6 个中心进行的一项病例对照研究，共纳入 1823 例脑卒中患者和 1832 例对照，结果表明，高 Hcy 人群脑卒中风险增加了 87%（*OR* 1. 87，95%*CI* 1. 58~2. 22）；进一步的随访研究（中位数为 4. 5 年）证实，高 Hcy 患者脑卒中复发率（*RR* 1. 31，95%*CI* 1. 10~1. 61）和全因死亡率（*RR* 1. 47，95%*CI* 1. 15~1. 88）均显著升高。另一项由 Sun 等组织的前瞻性研究共观察 2009 例基线无心、脑血管疾病和癌症的中国受试者，中位随访时间为 11. 95 年。结果表明，Hcy>9. 47 μmol/L 的受试者其心、脑血管事件发生的风险增加 2. 3 倍（95% *CI* 1. 24~4. 18）；Hcy>11. 84 μmol/L 的受试者其死亡风险增加 2. 4 倍（95%*CI* 1. 76~3. 32）。中国人民解放军总医院对我国 1993 至 2008 年期间共计 17 682 名高血压患者的调查表明，Hcy 水平升高是我国人群除年龄、血压水平外脑卒中发生的独立相关因素。

2. 补充叶酸预防对“H 型高血压”发生脑卒中的循证医学证据 2007 年，发表在 *Lancet* 上的 meta 分析结果显示，补充叶酸可以使脑卒中风险下降 18%（*RR* 0. 82；95%*CI* 0. 68~1. 00）。几个因素可以影响补充叶酸的疗效：干预时间超过 36 个月、Hcy 降低超过 20%以及在非谷物叶酸强化人群中，补充叶酸可以显著降低脑卒中发病风险。2012 年一项纳入更多研究的 meta 分析也表明，补充叶酸可以显著降低脑卒中风险。

CSPPT 是一项在中国高血压人群中进行的一项随机、双盲、对照临床研究，共纳入 20 702 例无脑卒中和心肌梗死病史的中国成年高血压患者。根据 *MTHFR C677T* 基因型分层后随机、双盲分为两组，分别给予每日单片固定复方制剂马来酸依那普利叶酸片（10 mg 依那普利和 0. 8 mg 叶酸组成）或者单纯依那普利（10 mg），期间对于没有达到降压目标的高血压患者可以根据高血压指南合并使用其他降压药物。主要疗效指标是首发脑卒中。经过中位随访时间为 4. 5 年的治疗观察，结果表明，治疗后患者血压由平均 166. 8/94. 0 mmHg 降至平均 139. 8/83. 1 mmHg，治疗期间两组间血压水平无明显差异；然而，以马来酸依那普利叶酸片为基础的降压治疗方案，与以依那普利为基础的单纯降压治疗方案相比，进一步降低 21%的首发脑卒中风险［危险比（*HR*）0. 79；95% *CI* 0. 69~0. 93；*P*=0. 003］。次要终点疗效分析中，复合心血管事件（心血管死亡、心肌梗死和脑卒中，*HR* 0. 80；95%*CI* 0. 69~0. 92；*P*=0. 002）和缺血性脑卒中（*HR* 0. 76；95%*CI* 0. 64~0. 91；

$P=0.002$）风险，在马来酸依那普利叶酸片组均显著下降。同时，两组间不良事件的发生率没有显著差异。

“H 型高血压”是基于中国高血压的特点派生出来的一个血压类型。高血压伴高 Hcy 有较高的脑卒中风险，在我国的高血压患者中广泛存在，目前补充叶酸可以改善高 Hcy，我国的循证医学证据也证实，降低高血压的同时补充叶酸（马来酸依那普利叶酸片）可以改善高血压首次脑卒中的发生和降低缺血性脑卒中和复合心血管事件。因此我们应当关注“H 型高血压”的识别、管理和治疗。

拟妊娠高血压患者的血压评估及药物选择的思考

第 32 章

陈源源
北京大学人民医院

根据中国疾病预防与控制中心的数据，我国 15 岁及以上人群高血压患病率 24%，全国高血压患者人数 2.66 亿，每 5 个成人中至少有 1 人患高血压病。更值得注意的是，青年高血压的发病率呈上升趋势，数据显示，1991 年我国中青年高血压患病率为 29%，到了 2002 年患病率就升至 34%，成为我国高血压患病率持续升高和患病人数剧增的主要来源。青年高血压患者很多都会面临着人生中重要的内容——生育，特别是在我国二胎政策放开的今天，将有许多高龄妇女和已经患有高血压疾病的妇女计划二胎生育。然而在高血压的慢性病管理中，针对拟妊娠及妊娠期高血压及相关疾病的管理是一个非常薄弱的环节。国际、国内妇产科学会及高血压学会均有关于女性妊娠期高血压的相关指南，尽管这些指南在临床的执行度并不高，而且对于拟妊娠阶段的高血压管理几乎是空白。关于男性高血压患者拟妊娠阶段的药物管理更是很少关注。同时跨学科的现实也使得妊娠期高血压相关疾病的治疗和管理难道增大。

一、拟妊娠高血压患者综合评估的重要性

妊娠期高血压疾病是指妊娠妇女出现的血压异常增高，可伴有或不伴有临床症状及靶器官损害。我国孕妇的妊娠期高血压发病率为 5.6%～7.9%。妊娠期高血压疾病可显著增加胎儿生长受限、胎盘早剥、弥散性血管内凝血、脑水肿、急性心力衰竭以及急性肾衰竭的风险，是孕产妇和胎儿死亡的重要原因。

妊娠期高血压患者有相当一部分在妊娠前已经患有高血压病。这些年轻的高血压患者分两种情况：一种是患者已经确诊高血压并正在服药治疗，对于这些患者如果计划妊娠，应该评估拟妊娠前的血压管理情况及可能存在的靶器官损害情况，同时评估患者正在使用的降压药物在妊娠期使用的安全性及耐受性，必要时需要调整相关的置换降压药；另一类患者并不自知自己患有高血压病，而在妊娠的早、中期孕妇常常出现适应性的生理改变，如动脉管壁对血管紧张素Ⅱ反应性下降，肾素活性降低而心钠肽水平增高，内皮细胞产生的氧化亚氮与前列环素增加等，这些生理性变化的综合效应是孕妇全身血管阻力下降，孕妇血压常有所下降，到了妊娠 6 个月后血压才逐渐升高并可能呈中、重度的增高，甚至诱发严重的靶器官损害，发生严重的子痫前期与子痫，直接威胁母婴的健康。由此可见，拟妊娠的青年女性应该进行血压的测量和评估，尽早发现临床情况并给予相应的处理。

二、妊娠前女性的高血压相关综合评估

1. 妊娠期高血压疾病的易患因素 妊娠期高血压疾病的易患因素比较明确，精神紧张、气候寒冷、营养不良、体型矮胖者易患妊娠期高血压相关疾病。另外，初产妇年龄<18 岁或>40 岁、在病史上有慢性高血压、肾炎、糖尿病、抗磷脂综合征等疾病者，子宫张力过高（如双胎或多胎、糖尿病巨大儿及葡萄胎等）及高血压病家族史者，在妊娠期均较易发生高血压，故应在临床医疗实践中加强宣教，并指导医护工作人员对这部分拟妊娠女性格外关注。

2. 拟妊娠前高血压相关评估及血压管理 妊娠前即已患有高血压的女性拟妊娠前需要进行全面评估，包括血压水平、靶器官损害情况以及正在应用的降压药物与疗效等。

首先应指导拟妊娠女性高血压患者积极改善生活方式，如限盐，通过饮食控制与增加体力运动将体重控制在理想范围内（体质量指数 18.5~24.9 kg/m^2）。血压轻度升高者，通过上述干预措施可使血压降至正常范围内。同时应积极查找可能引起高血压的原因并予以纠正。

经上述生活方式干预措施，血压仍不能降至正常者需要药物治疗。由于所有降压药物对胎儿的安全性均缺乏严格的临床验证，故药物选择和应用受到极大的限制；另外任何降压药物如果使平均动脉压降低，均可能导致胎儿发育异常，因此，建议妊娠前已接受降压药物治疗的孕妇应将血压控制在适当水平，避免因血压过低而增加胎儿畸形的风险。《妊娠期高血压疾病血压管理中国专家共识》建议在拟妊娠前 6 个月开始将降压药改用硝苯地平和（或）拉贝洛尔控制血压。经过这两种药物治疗后血压仍不能控制至 150/100 mmHg 以下者或轻度高血压但伴有蛋白尿者建议暂缓妊娠。

三、男性高血压患者拟妊娠阶段的药物管理

年轻的男性高血压患者拟妊娠阶段是否需要进行药物管理目前没有专门的观察和研究。总体上，男性完成生育过程通常分为两个大阶段：成熟精子和授精。任何影响或干预这两大环节的药物、不良生活方式及生存环境均会影响精子的质量、受精过程及受精卵的健康状况。

1. 可能影响精子成熟的因素 男性精子产生于睾丸中，成熟大约需要 10 周。由精子细胞成为精子的过程叫精子形成，这一过程极为复杂，主要是细胞核和细胞器发生急剧的变化。精子生成的全部过程与支持细胞-曲细精管有密切关系。精子生成受垂体分泌的促黄体生成素、促卵泡素以及睾丸间质细胞分泌的睾酮调控。成熟的精子储存在附睾 19~25 天才能进一步成熟，具有活动性和受精能力。

在精子成熟过程中影响男性下丘脑-垂体-睾丸轴功能及相应激素水平的药物及食物均可能会影响精子的成熟，如长期服用类固醇激素的男性可能出现睾丸萎缩、精子生成减少；应用雌激素及类似物质可使男性性欲降低或消失、阳痿、射精延迟或不能射精，或只有很少的精液量。

免疫抑制剂如环磷酰胺、长春新碱、顺铂等可能干扰精子的形成；西咪替丁可能通过作用于垂体前叶的多巴胺受体，引起下丘脑-垂体-性腺功能紊乱；抗生素如大环内酯类药物、呋喃西林及其衍生物、氨基糖苷类药物、柳氮磺胺吡啶等可能造成精子发育停顿和有丝分裂减少从而引起精子死亡等不利影响；非那西汀、保泰松等非甾体消炎药长期使用可能会抑制前列腺素合成酶，进而减少前列腺素合成，引起睾丸萎缩、抑制精子形成，导致男子不孕。

在降压药物中可能影响精子成熟的药物目前报道不多，相关研究也很少。有报道长期应用较大剂量的利血平可能会通过使组织中的儿茶酚胺耗竭，影响下丘脑-垂体功能，抑制精子产生，也会影响性功能。醛固酮受体拮抗药螺内酯及依普利酮呈现剂量依赖性抗雄激素效应，可导致狗的

前列腺萎缩，精子成熟度及活力减低。在降压药物中的主流药物如钙通道阻滞药或血管紧张素转换酶抑制剂（ACEI）或血管紧张素受体拮抗药（ARB）等目前没有发现有明确的影响男性精子成熟的作用。

通常认为，受精卵着床前后 2 周，药物对胚胎的影响是“全”或“无”的。“全”表现为胚胎早期死亡导致流产，“无”则表示胚胎可继续发育，不出现异常。

2. 可能影响男性性功能的因素　男性性功能取决于神经、激素和精神机制的协调。任何一个方面受到损害都可能影响男性性功能，表现为性欲异常（性欲低下、性欲亢进等）、勃起功能障碍、射精障碍（早泄、不射精等）和感觉障碍等。男性性功能障碍发病机制错综复杂。对于高血压患者，尤其合并有动脉粥样硬化的高血压男性，通常认为需要有较高的血压才能有充分的血流到达阴茎，血液在海绵体内充盈，阴茎迅速勃起。研究发现，25% 的勃起功能障碍是由药物引起的。在降压过程中任何降压方案如果使血压降得过低均可能引起供血不良性勃起功能障碍。利尿剂在早期通过血容量减少引起血压下降，而后期药物引起的相对低钠，细胞内 Na^{+}-Ca^{2+} 交换不良，可能导致勃起功能不全。对中枢及周围神经介质有负性影响的药物如利血平、可乐定、甲基多巴、胍乙啶及非选择性 β 受体阻剂等均可能降低性欲及引起勃起功能障碍。

有研究显示，ARB 如缬沙坦通过阻断血管紧张素Ⅱ受体 1（AT）相应激活 AT2，而 AT2 具有激活缓激肽及氧化亚氮合酶（NOS）的作用，且这种作用呈缓慢效应，可能通过改善内皮功能障碍，增加局部 NO，有利于男性勃起功能；另外 ARB 通过作用于中枢神经的 AT2，对大脑控制性行为区域潜在能力的调整，有改善性功能的。故在众多的降压药物中，ARB 类可能具有改善男性勃起功能障碍的作用。

总之，在医学界及全社会重视高血压慢性病管理的今天，拟妊娠前高血压相关评估及管理领域仍然非常薄弱。女性妊娠前、后高血压管理渐成为关注点，男性计划下一代前是否应该关注以及如何关注高血压相关药物选择是真正的空白地带。呼吁及期待医学界应结成由心血管系统、妇产生育系统及男性生殖系统等多学科领域专家的合作联盟，在专科水平上进行专业的观察及研究，对计划妊娠的高血压患者给出专业的合理化指导。而拟妊娠的年轻夫妻应在健康生活中自己把握自己。

参考文献

[1] 中国医师协会高血压专业委员会. 妊娠期高血压疾病血压管理中国专家共识. 中华高血压杂志，2012，20（1）：1023-1027.

[2] 中华医学会妇产科学分会妊娠期高血压疾病学组. 妊娠期高血压疾病诊治指南（2012 版）. 中华妇产科杂志，2012，46：476-480.

[3] Jim B，Sharma S，Kebede T，et al. Hypertension in pregnancy-A comprehensive update. Cardiology in Review，2010，18（4）：178-189.

[4] Levin S，McMahon E，John-Baptiste A，et al. Prostate effect in dogs with the aldosterone receptor blocker eplerenone. Toxicol Pathol，2013，41（2）：271-279.

[5] Hilse. H，Sieme. WE，et al. The influence of ramipril on blood pressure，ACE-activity，sperm density，and motility of spontaneously hypertensive rats during puberty. Phmarzie，1991，46（5）：360-361.

[6] 高凌俊，陈金生. 联合用降压药对中青年高血压患者性功能的影响. 中西医结合心脑血管病杂志，2012，10（2）：153-154.

[7] 郑霞. 降压药对原发性 Ⅰ 级高血压男性性功能的影响. 中国性科学，2013，22（8）：24-27.

[8] 杜文民. 药物对性功能及子代的影响. 生殖与避孕，2004，24（6）：1-5.

CME TEXTBOOKS NATIONAL PROJECT

高血压患者情绪障碍的评估及治疗

第33章

刘梅颜
首都医科大学附属北京安贞医院

随着生物医学模式向生物-心理-社会医学模式的转换，人们逐渐认识到单纯的药物治疗措施并不能完全有效地防治冠状动脉粥样硬化性心脏病。在过去的40多年，大量临床研究证实，冠状动脉粥样硬化性心脏病常常与焦虑、抑郁等心理问题共存，且两者之间互相影响、互为因果。国内外的很多横向和纵向研究都提示，心血管疾病可以引起和加重抑郁和焦虑症，而抑郁和焦虑症也可以诱发和加重心血管疾病，并对心血管疾病的预后有显著影响。重度抑郁与心血管疾病的患病率及病死率有关。

高血压是最常见的心血管疾病，也是许多心血管疾病的基础疾病和危险因素。国外资料显示，在高血压病患者中，有明显不良心理因素者占74.5%。据不完全统计，我国有1/3～1/2的高血压患者有明显不良心理因素。2005年，在北京10家二、三级医院的心血管科门诊进行的调查显示，在连续就诊的3260例患者中，焦虑的发生率为42.5%，抑郁的发生率为7.1%。焦虑、抑郁在高血压人群中的发生率分别为4.9%和47.2%。研究还显示，在心血管科就诊患者中，12.7%无法诊断心血管疾病，而精神症状明显；27.7%为心血管病患者合并精神症状。2014年，我们在中国5城市（北京、上海、广州、成都、长沙）14所大型综合医院心内科进行了调查，在2123例门诊患者中，抑郁和（或）焦虑障碍的现患病率和终生患病率达14.37%和17.00%，抑郁的现患病率和终生患病率达10.55%和13.75%，焦虑障碍的现患病率和终生患病率达7.77%和8.53%。

2014年1月，中华心血管病杂志刊载了由中国康复学会心血管病专业委员会、中国老年学学会心脑血管病专业委员会组织的心血管内科和精神疾病科相关专家共同撰写的《在心血管科就诊患者的心理处方中国专家共识》，希望借助专家共识的推广，进一步改善心血管疾病患者的生活质量及预后，实现心血管和精神心理的“双心”康复。同年2月，美国循环杂志刊载了美国心脏协会专家组的一份科学声明，正式将抑郁症同肥胖、糖尿病、高血压和吸烟一起列入心脏病风险因素。这表明国内外医学界对心理、心脏给予了高度关注，两者之间密切相关在国内外已经被广泛认可。以上所述均提示心内科医生应对有心理问题及情绪障碍倾向的患者给予足够的重视，并进行及时、准确的相关诊疗。

一、情绪障碍的基本概念

在日常生活中，情绪与情感经常互相通用，都是指个体对现实环境和客观事物所产生的内心体验和所采取的态度。广义上两者相互包容，狭义上两者有些区别。在心理学中，将主要与机体生理活动相联系的，伴有明显的自主神经反应的较初级内心体验称为情绪，包括愤怒、悲哀、恐惧、快乐、喜爱、厌恶、羞耻等基本范畴。而与社会、心理活动相联系的高级内心体验称为情感，如爱感、道德感、友谊感、审美感等。

（一）情绪障碍的类型

情绪障碍（情感障碍）通常分为 3 种类型：①性质的改变包括情绪高涨、情绪低落、焦虑、恐惧等；②波动性的改变包括易激惹性、情绪不稳定、情感淡漠、病理性激情等；③协调性的改变包括情感倒错、情感幼稚、情感矛盾等。

（二）情绪障碍的主要临床表现

情绪障碍主要以焦虑和抑郁多见，主要临床表现如下。

1. 焦虑障碍　焦虑障碍主要表现为紧张、焦虑心情（常过度担心自己或家人的健康或安全问题）；警觉性增高（容易受惊吓，对声、光过度敏感，常伴入睡困难、注意力不集中、易激惹）；运动性不安（不能静呆、肌肉紧张性疼痛）；自主神经症状（阵发性出汗、脸潮红、头晕、心慌、胸闷、气短、血压忽高忽低，胃肠功能障碍，如肠鸣、腹痛、腹泻、便秘及尿频、性功能障碍等）。症状持续 6 个月以上可以诊断。

2. 抑郁障碍　抑郁障碍主要表现为兴趣丧失，无愉快感，精力减退或疲劳感，精神运动性迟滞，伴或不伴食欲、睡眠的改变。其他症状有自我评价过低，自责或有内疚感。联想困难或自觉思考能力下降。反复出现想死的念头或有自杀、自伤行为。可伴有各种躯体不适或疼痛等，症状持续 2 周以上即可诊断。

二、高血压与情绪障碍之间的关系

（一）高血压增加情绪障碍的发生

相比血压正常的同龄人，高血压患者共病抑郁的可能性增加了 37%～46%。Huang 等对 6 项研究进行 meta 分析发现，高血压人群患抑郁症的危险度是血压正常人群的 1. 25 倍。

（二）情绪障碍是高血压的危险因素

在日常生活中，有心理问题的人与没有心理问题的人相比，患原发性高血压病的风险增加；长期的心理问题和急剧的心理创伤是原发性高血压病重要的致病原因之一。研究表明，长期的抑郁和心理压力可激活下丘脑-垂体-肾上腺轴导致血小板聚集、胰岛素抵抗、代谢异常等，从而致使血压调控困难，并发症风险增加。

（三）情绪障碍影响高血压的预后

存在抑郁或焦虑的原发性高血压病患者与心理正常者相比，其不良预后风险明显升高，发生心血管疾病的危险性增加。此外，焦虑和抑郁者的个体自控力差、少运动、沉迷烟酒和高脂、高盐饮食，也是降压困难和预后不良的原因。

三、心血管科对情绪障碍的评估方法

（一）评估流程

《在心血管科就诊患者的心理处方中国专家共识》提出，在门诊面对患者时，推荐采用以下流程。

1. 详细询问病史，在常规询问患者的现病史、既往病史及用药情况同时，也就了解患者是否有躯体症状反复就诊而没有合理的病因（三问筛查中的一问），另外，询问一般生活中的普通症状，如食欲、进食、二便、睡眠问题等，也有提示情绪问题的意义（其中睡眠也是三问中的一问）；在患者发现医生重视其生活中的困扰、关心他生活的情况下，适当问及情绪困扰（如遇事紧张或难以平复、兴趣活动缩窄等），也就弄清了症状发生与情绪背景，给患者提供机会梳理各种症状与情绪波动有无相关性，对患者认识某些躯体症状与情绪的关系有帮助。

2. 做必要的相关心血管病检查使对患者躯体疾病或生理功能紊乱的判断更有依据，主诉中哪些可用心血管疾病解释，哪些不能；针对心血管疾病的性质和程度，应有什么处理等。

3. 如果患者三问筛查中有两个以上给予肯定回答，或发现其他心理问题线索，可有针对性进行《躯体症状自评量表》、患者健康问卷（PHQ）-9、广泛焦虑量表（GAD）-7 或综合医院焦虑抑郁量表（HAD）评估。

4. 如果精神症状已存在较长时间（1 个月以上）或症状明显造成生活紊乱，在心理支持和征得患者认同情况下，及时给予抗抑郁、焦虑药物治疗。

5. 治疗过程中可进行量表测评，根据量表分值变化观察药物治疗是否有效、是否需加药或换药。

（二）初步筛查

在临床工作中，如遇到血压波动较大且难以控制的高血压，在考虑有精神心理因素共病的情况下，问诊时可用简单的几个问题进行初步筛查。

1. 三问法 ①是否有睡眠不好，已经明显影响白天的精神状态或需要用药；②是否有心烦不安，对以前感兴趣的事情失去兴趣；③是否有明显身体不适，但多次检查都没有发现能够解释的原因（《在心血管科就诊患者的心理处方中国专家共识》）。3 个问题中如果有 2 个回答是，那么符合精神障碍的可能性为 80%。

2. PHQ-2 在过去 2 个星期，您是否感受到以下问题的困扰：①做事时提不起劲或只有少许乐趣；②感到心情低落，沮丧或绝望。

假如 PHQ-2 量表中任何 1 个问题或 2 个问题回答“是”，则建议使用下文中 PHQ-9 进一步评定。

（三）部分常用精神心理筛查量表

在时间较充裕，或患者候诊期间，或经初步筛查怀疑有情绪障碍者，可选择以下量表进行进一步筛查。

1. GAD-7 GAD-7 共 7 个条目，用于焦虑症状的自评，具有广泛的适用性。标准为 0~4 分，无焦虑；5 ~ 9 分，轻度焦虑；10 ~ 14 分，中度焦虑；15 分以上，重度焦虑，需直接转诊至精神科。

2. PHQ-9 PHQ-9 共 9 个条目，反映抑郁状态的 4 组特异性的症状：情感症状、躯体性障碍、精神运动性障碍和抑郁的心理障碍，可衡量抑郁状态的严重程度。标准为 0~4 分，无抑郁；5~9 分，轻度抑郁；10~14 分，中度抑郁；15~19 分，中、重度抑郁；20~27 分，重度抑郁，需直接转诊至精神科。

3. 症状自评量表-90 症状自评量表（SCL-90）又名 90 项症状清单，是世界上最著名的心理健康测试量表之一。该量表共有 90 个项目，包含有较广泛的精神病症状学内容，从感觉、情感、思维、意识、行为直至生活习惯、人际关系、饮食、睡眠等，均有涉及，并采用 10 个因子分别反映 10 个方面的心理症状情况。本测验适用对象为 16 岁以上患者。

4. HAD　HAD 共由 14 个条目组成，其中 7 个条目评定抑郁，7 个条目评定焦虑。共有 6 条反向提问条目，5 条在抑郁分量表，1 条在焦虑分量表，评分方式有些不均衡。采用 HAD 的主要目的是进行焦虑、抑郁的筛选检查，不宜作为流行学调查或临床研究中的诊断工具。

5. 汉密尔顿抑郁量表　汉密尔顿抑郁量表（HAMD）是临床上评定抑郁状态时应用最为普遍的量表。本量表有 17 项、21 项和 24 项 3 种版本。需要由受训合格的专业人员施测，不能由患者自填。

6. 谵妄评定量表　谵妄评定量表（CAM）多用于评估谵妄，在综合医院使用最多的是 4 个条目的简本，其全版本有 11 个条目。

（四）精神科诊断与简易诊断（ICD-10 普及版）

对心内科患者进行精神科诊断，精神科医生应采用国内精神病学会公布的诊断标准。由心内科医生初步预诊断和处理，可参照 ICD-10 普及版。其中，不仅有经过世界卫生组织推荐的简化诊断标准，而且有如何向患者和家属交代病情，如何初步处理的建议。

四、治疗方法

（一）心理治疗

对于高血压伴随情绪障碍的患者，除了科学规范使用降压药物外，还要进行适当的心理干预，心理治疗对于患者心理疾病的缓解具有重要意义：①减轻和缓解心理、社会应激源的焦虑、抑郁症状；②改善患者对服药的依从性；③矫正情绪障碍继发的各种不良心理、社会性后果，如婚姻不睦、自卑绝望、退缩回避等；④最大限度地使患者达到心理、社会功能和职业功能的康复；⑤协同抗焦虑、抑郁药物治疗。心血管科医生可由以下两方面进行心理干预。

1. 健康教育　①倡导健康的生活方式。减轻体重、限盐、减少酒精摄入、增加体育锻炼、高纤维低脂肪饮食是治疗的基础，建议患者采取良好的生活方式并适当运动。②心血管科患者常因对疾病的不了解、误解和担忧导致情绪障碍，需要从心理上帮助患者重新认识疾病，合理解释患者心脏疾病转归和预后，纠正患者不合理的负性认知，恢复患者的自信心，可使很多患者的焦虑、抑郁情绪得到有效缓解。

2. 心理支持　在患者就诊以及随访的过程中运用心理学知识给予患者一定的心理疏导，同时建议患者亲属对患者的身心健康增加关注和关心，使生活环境更加融洽，从而有利于患者的身心康复。

（二）药物治疗

当非药物治疗难以控制病情时，需采取药物治疗或转诊精神科。

1. 治疗原则　针对心脏心理共病的患者，《在心血管科就诊患者的心理处方中国共识》提出了 7 条药物治疗原则：①诊断要确切；②全面考虑患者的症状特点、年龄、躯体状况、药物的耐受性、有无并发症，个体化用药；③剂量逐步递增，采用最低有效量，使不良反应降到最低，提高治疗的依从性；④一般药物治疗 2 周开始起效，治疗的有效率与时间呈线性关系，如果足量治疗 6~8 周无效，考虑换药；⑤治疗持续时间一般在 3 个月以上，根据病情决定用药时间；⑥如第一种药物治疗无效，可考虑换药，换用同类另一种药物或者作用机制不同的另一类药物；⑦与患者有效地沟通治疗的方法及药物的性质、作用、可能的不良反应及对策，增加患者治疗的依从性。

抗抑郁、焦虑药物按作用机制包括如下8类：单胺氧化酶抑制剂，三环类抗抑郁药和四环类抗抑郁剂，选择性5-羟色胺再摄取抑制剂，5-羟色胺受体拮抗和再摄取抑制剂，5-羟色胺和去甲肾上腺素再摄取抑制剂，去甲肾上腺素和特异的5-羟色胺抑制剂，多巴胺和去甲肾上腺素再摄取抑制剂，氟哌噻吨美利曲辛复合制剂。

2. 有安全性证据用于心血管病患者的抗抑郁、焦虑药物简介

（1）选择性5-羟色胺再摄取抑制剂：如氟西汀、帕罗西汀、舍曲林、西酞普兰等。选择性5-羟色胺再摄取抑制剂是世界精神病协会推荐的首选药物，由于一般2周以上起效，适用于达到适应障碍或更慢性的焦虑和抑郁情况。建议心血管病患者从最低剂量的半量开始，老年体弱者从1/4量开始，每5~7天缓慢加量至最低有效剂量。

（2）苯二氮䓬类：如地西泮、艾司唑仑、氯硝西泮、劳拉西泮、阿普唑仑、咪达唑仑、奥沙西泮等，用于焦虑症和失眠的治疗。特点是抗焦虑作用起效快。注意有呼吸系统疾病者要慎用，易引起呼吸抑制，导致呼吸困难。长期使用会产生药物依赖，突然停药可引起戒断反应。建议连续应用不超过4周，逐渐减量停药。

（3）唑吡坦和佐匹克隆它们是在苯二氮䓬类基础上开发的新型助眠药物，没有肌肉松弛作用和成瘾性。特点是对入睡困难效果好，晨起没有宿醉反应。但缺乏改善中段失眠的作用，也不能改善早醒。没有抗焦虑作用。部分老年患者用唑吡坦后，可能出现入睡前幻觉（视幻觉为主）。

（4）氟哌噻吨美利曲辛（黛力新）：该药是一个复合制剂，含有神经松弛剂（氟哌噻吨）和抗抑郁剂（美利曲辛），其中美利曲辛含量为单用剂量的1/10~1/5，降低了不良反应，并协同调整中枢神经系统功能、抗抑郁、抗焦虑和兴奋特性。

心血管疾病与心理问题已经受到越来越多的关注，双心医学，又称为心理心脏病学，正作为新兴学科蓬勃发展。临床上患者心理问题呈现多样化的态势，这就要求心血管科医生在掌握专科知识的同时涉猎更多精神心理知识并加以运用，使心血管疾病伴随心理问题的患者获得真正的治愈。

参考文献

[1] Lichtman JH, Froelicher ES, Blumenthal JA, et al. Depression as a risk factor for poor prognosis among patients with acute coronary syndrome: systematic review and recommendations: a scientific statement from the American Heart Association. Circulation, 2014, 129 (12): 1350-1369.

[2] 刘梅颜，胡大一，姜荣环，等. 心血管内科门诊患者合并心理问题的现状分析. 中华内科杂志，2008，47（4）：277-279.

[3] 李果，姜荣环，郭成军，等. 综合医院心内科门诊患者抑郁和焦虑障碍患病率调查. 中华心血管病杂志，2014，42（12）：1035-1038.

[4] Lobo-Escolar A, Roy JF, Saz P, et al. Association of hypertension with depression in community-dwelling elderly persons: results from the ZARADEMP Project. Psychother Psychosom, 2008, 77 (5): 323-325.

[5] Huang CQ, Dong BR, Lu ZC, et al. Chronic diseases and risk for depression in old age: a meta-analysis of published literature. Ageing Res Rev, 2010, 9 (2): 131-141.

[6] 中国康复学会心血管病专业委员会，中国老年学学会心脑血管病专业委员会. 在心血管科就诊患者的心理处方中国专家共识. 中华心血管病杂志，2014，42（1）：6-12.

颅内动脉狭窄的血压控制策略

第 34 章

赵性泉
首都医科大学附属北京天坛医院

颅内动脉狭窄最常见的原因为动脉粥样硬化，最常见的部位依次是基底动脉、颈内动脉、大脑中动脉、椎动脉颅内段、大脑后动脉以及大脑前动脉。它可单独发生，也可合并其他系统，如冠状动脉、颅外以及其他周围动脉的动脉粥样硬化性疾病。同时，在中国、日本、韩国等颅内动脉狭窄发病率较高的亚洲国家，脑卒中死亡率也较高，提示颅内动脉狭窄也是缺血性脑卒中的重要原因。尽管针对颅内动脉狭窄的研究并不少见，但目前在这部分患者中应当如何降压仍存在争议。

一、症状性颅内动脉狭窄

症状性颅内动脉狭窄是指在狭窄动脉供血区域发生过缺血性脑卒中或短暂脑缺血发作（transient ischemic attack，TIA），可导致较高的死亡率及致残率。在非裔美国人群中，颅内动脉狭窄与高血压、糖尿病、高脂血症控制欠佳有关，在日本人群中，颅内动脉狭窄高发病率与较高的高血压发病率有关。由此可见，高血压对颅内动脉狭窄起了至关重要的作用。然而，目前对这部分患者的血压控制策略仍存在争议。

1. 何时启动降压 既然降压对症状性颅内动脉狭窄患者可能获益，既往认为，多数脑卒中患者在急性期脑血流自动调节机制可能受损，降压可能会因自动调节机制异常而引起低灌注。那么在发生 TIA 或脑卒中事件之后，对颅内动脉狭窄合并高血压患者应该何时开始降压治疗呢？SCAST 纳入发病 30 小时以内，收缩压≥140 mmHg 的急性脑卒中患者，随机给予坎地沙坦或安慰剂降压治疗 7 天，并随访 6 个月。结果未发现脑卒中发病后 30 小时内使用坎地沙坦降压能够使血压偏高的急性脑卒中患者受益，反而增加早期恶化的风险，功能预后也更差。2014 年美国心脏协会/美国卒中协会（AHA/ASA）TIA 及脑卒中二级预防指南将启动降压治疗的时机推荐为“几日后”，而针对症状性颅内动脉狭窄何时启动降压治疗亦无明确推荐。有学者认为，颅内动脉狭窄的 TIA 或缺血性脑卒中患者启动降压的时机应较无狭窄者更晚。理想的降压策略可能在几天或几周内逐步平稳而安全地进行，最好能够监测脑灌注的情况。

2. 降压目标值是多少 Rothwell 等在三项大型临床研究的基础上，研究近期发生 TIA 或脑卒中的颈动脉狭窄患者血压与再发脑卒中风险的关系。结果发现，在双侧颈动脉狭窄>70%的患者，随着血压的降低，再发脑卒中的风险随之升高，收缩压<140 mmHg 时脑卒中相对风险增高 52%，收缩压>160 mmHg者脑卒中相对风险降低 50%。而在其他症状性颈动脉狭窄患者，再发脑卒中的风险却随着血压的升高而增加，包括单侧颈动脉闭塞的患者，只是这种相关性没有其他 TIA 或脑卒中患者那么明显。该研究提示，对双侧颈动脉狭窄>70%的患者，并不推荐强化降压。由此，美国和欧洲缺血性脑卒中指南指出，“双侧颈动脉严重狭窄及低血流动力学梗死的患者不应强化降压，其血压目标值不清楚，应该个体化”。但近年来的 WASID 和 SUMMPRIS 的研究结果则与此不同。WASID 纳入年龄≥40 岁且经造影证实主要颅内动脉（颈动脉颅内段、大脑中动脉、椎动脉或基底动脉）狭窄达 50%~99%，治疗前 90 天内有 TIA 或非致残性缺血性脑卒中的患者，目的是比较在该部分患者中抗血小板治疗与抗凝治疗的效果有无差异。在该研究人群的基础上，分析血压、血脂水平与脑卒中复发及其他大血管事件的关系。结果提示，平均收缩压≥140 mmHg 的患者，较之于平均收缩压<140 mmHg的患者，脑卒中复发风险增加。SUMMPRIS 则纳入颅内动脉狭窄率为 70%~99%、治疗前 30 天内有 TIA 或缺血性脑卒中的患者，目的是比较强化内科治疗和支架成形术对患者预后的影响，其中强化内科治疗方案中血压的目标值为收缩压<140 mmHg（糖尿病患者<130 mmHg），其他治疗还包括抗血小板、降脂及改善生活方式。该研究结果显示，强化内科治疗组 30 天脑卒中再发或死亡及 1 年主要终点事件发生率均较支架成形术组低。且对与 WASID 同样纳入标准的患者进行亚组分析提示，这部分患者上述事件发生率也较 WASID 结果低，进一步为症状性颅内动脉狭窄患者积极降压提供佐证。2014 美国 AHA/ASA TIA 及缺血性脑卒中二级预防指南推荐，“由颅内动脉 50%~99%狭窄所致的 TIA 或缺血性脑卒中患者，推荐维持收缩压<140 mmHg（Ⅰ级推荐，B 级证据）”。严格控制血压可有效减少狭窄动脉相应区域缺血性事件的发生。但是，目前仍缺乏针对血压控制目标值的随机对照研究指导该类患者的临床降压。

3. 应用何种降压药物 目前最常用降压药物，包括利尿剂、β 受体阻滞剂、钙通道阻滞药（CCB）、血管紧张素转换酶抑制剂（ACEI）和血管紧张素受体拮抗药（ARB）均可用于脑卒中预防，但目前尚缺乏针对症状性颅内动脉狭窄患者降压药物的干预研究。然而，多个研究发现 CCB、ACEI 及 ARB 能够改善颈动脉内中膜厚度（IMT），而且其降压作用较利尿剂或 β 受体阻滞剂强。既往有研究表明，CCB 在延缓 IMT 方面的作用要优于 ACEI。因此，对于症状性颅内动脉患者，可优先选择 CCB、ACEI 及 ARB 降压治疗。

二、无症状性颅内动脉狭窄

无症状性颅内动脉狭窄即指存在颅内动脉狭窄，但在相应动脉供血范围内无 TIA 或缺血性脑卒中事件发生。目前针对该类患者降压策略的研究则更少。OXVASC 对 91 106 例牛津郡居民进行长达 5 年的随访，共收集 1153 例新发 TIA 或缺血性脑卒中患者，其中单侧无症状颈动脉狭窄在 50%以上的患者 101 例。这些患者均接受降压、调脂和抗栓治疗，血压维持在 140/90 mmHg 以下。3 年后随访发现，位于狭窄同侧的缺血性脑卒中年发生率为 0. 34%。此结果提示，无症状性颈动脉狭窄患者在联合应用抗栓治疗和他汀类药物治疗的同时，血压降至 140/90 mmHg 以下者缺血性脑卒中发生风险较低，考虑在这类患者中降压治疗可能是合理的。但因为同样缺少前瞻性随机对照研究，在这部分患者中降压的目标值等仍不甚明确。

综上所述，目前颅内动脉狭窄的降压策略仍存在争议。2012 年《症状性动脉粥样硬化性颅内动脉狭窄中国专家共识》推荐如下。①症状性颅内动脉狭窄合并高血压的患者应尽可能积极控制血压。②急性缺血事件后启动降压的时机、降压目标值应该采取个体化原则。降压靶目标以达到一定降压比例比选择一定的绝对数值更为安全。推荐一天内降压水平不要超过原有血压的 20%。糖尿病合并高血压患者一般应将血压控制在 130/80 mmHg 以下。③5 大类降压药物均可选用，在充分考虑患者全身靶器官损害、患者耐受性等情况的基础上，可优先考虑长效 CCB 和 ARB 的降压策略。目前，针对颅内动脉狭窄患者的降压治疗仍需要有质量的研究提供更多证据，同时应当在此基础上遵循个体化原则。

参考文献

[1] Resch JA, Loewenson RB, Baker AB. Physical factors in the pathogenesis of cerebral atherosclerosis. Stroke, 1970, 1 (2): 77-85.

[2] Mathur KS, Kashyap SK, Kumar V. Correlation of the extent and severity of atherosclerosis in the coronary and cerebral arteries. Circulation, 1963, 27: 929-934.

[3] Manzano JJ, De Silva DA, Pascual JL, et al. Associations of ankle-brachial index (ABI) with cerebral arterial disease and vascular events following ischemic stroke. Atherosclerosis, 2012, 223 (1): 219-222.

[4] Johnston SC, Mendis S, Mathers CD. Global variation in stroke burden and mortality: estimates from monitoring, surveillance, and modelling. Lancet Neurol, 2009, 8 (4): 345-354.

[5] Patel TR, Bulsara KR. Current strategies for the treatment of intracranial atherosclerotic internal carotid artery stenosis. Neurosurg Rev, 2009, 32 (1): 23-28.

[6] Carson AP, Howard G, Burke GL, et al. Ethnic differences in hypertension incidence among middle-aged and older adults: the multi ethnic study of atherosclerosis. Hypertension, 2011, 57 (6): 1101-1107.

[7] Waddy SP, Cotsonis G, Lynn MJ, et al. Racial differences in vascular risk factors and outcomes of patients with intracranial atherosclerotic arterial stenosis. Stroke, 2009, 40 (3): 719-725.

[8] Kuller L, Reisler DM. An explanation for variations in distribution of stroke and arteriosclerotic heart disease among populations and racial groups. Am J Epidemiol, 1971, 93: 1-9.

[9] Puddu P, Puddu GM, Bastagli L, et al. Coronary and cerebrovascular atherosclerosis: two aspects of the same disease or two different pathologies? Arch Gerontol Geriatr, 1995, 20 (1): 15-22.

[10] Sandset EC, Bath PM, Boysen G, et al. The angiotensin-receptor blocker candesartan for treatment of acute stroke (SCAST): a randomised, placebo-controlled, double-blind trial. Lancet, 2011, 377 (9767): 741-750.

[11] Kernan WN, Ovbiagele B, Black HR, et al. Guidelines for the prevention of stroke in patients with stroke and transient ischemic attack: a guideline for healthcare professionals from the American Heart Association/American Stroke Association. Stroke, 2014, 45 (7): 2160-2236.

[12] Rothwell PM, Howard SC, Spence JD. Relationship between blood pressure and stroke risk in patients with symptomatic carotid occlusive disease. Stroke, 2003, 34 (11): 2583-2590.

[13] Barnett HJ, Taylor DW, Eliasziw M, et al. Benefit of carotid endarterectomy in patients with symptomatic moderate or severe stenosis. North American Symptomatic Carotid Endarterectomy Trial Collaborators. N Engl J Med, 1998, 339 (20): 1415-1425.

[14] Farrell B, Godwin J, Richards S, et al. The United Kingdom transient ischaemic attack (UK-TIA) aspirin trial: final results. J Neurol Neurosurg Psychiatry, 1991, 54 (12): 1044-1054.

[15] European Stroke Organisation (ESO) Executive Committee, ESO Writing Committee. Guidelines for management of ischaemic stroke and transient ischaemic attack 2008. Cerebrovasc Dis, 2008, 25 (5): 457-507.

[16] Chimowitz MI, Lynn MJ, Howlett-Smith H, et al. Comparison of warfarin and aspirin for symptomatic intracranial arterial stenosis. N Engl J Med, 2005, 352 (13): 1305-1316.

[17] Chaturvedi S, Turan TN, Lynn MJ, et al. Risk factor status and vascular events in patients with symptomatic intracranial stenosis. Neurology, 2007, 69 (22): 2063-2068.

[18] Turan TN, Cotsonis G, Lynn MJ, et al. Relationship between blood pressure and stroke recurrence in patients with intracranial arterial stenosis. Circulation, 2007, 115 (23): 2969-2975.

[19] Chimowitz MI, Lynn MJ, Derdeyn CP, et al. Stenting versus aggressive medical therapy for intracranial arterial stenosis. N Engl J Med, 2011, 365 (11): 993-1003.

[20] Mancia G, De Backer G, Dominiczak A, et al. 2007

Guidelines for the Management of Arterial Hypertension: The Task Force for the Management of Arterial Hypertension of the European Society of Hypertension (ESH) and of the European Society of Cardiology (ESC). J Hypertens, 2007, 25 (6): 1105-1187.

[21] Mancia G, Laurent S, Agabiti-Rosei E, et al. Reappraisal of European guidelines on hypertension management: a European Society of Hypertension Task Force document. J Hypertens, 2009, 27 (11): 2121-2158.

[22] Goldstein LB, Bushnell CD, Adams RJ, et al. Guidelines for the primary prevention of stroke: a guideline for healthcare professionals from the American Heart Association/American Stroke Association. Stroke, 2011, 42 (2): 517-584.

[23] Olsen MH, Wachtell K, Neland K, et al. Losartan but not atenolol reduce carotid artery hypertrophy in essential hypertension: a LIFE substudy. Blood Press, 2005, 14 (3): 177-183.

[24] Mortsell D, Malmqvist K, Held C, et al. Irbesartan reduces common carotid artery intima-media thickness in hypertensive patients when compared with atenolol: the Swedish Irbesartan Left Ventricular Hypertrophy Investigation versus Atenolol (SILVHIA) study. J Intern Med, 2007, 261 (5): 472-479.

[25] Wang JG, Staessen JA, Li Y, et al. Carotid intima-media thickness and antihypertensive treatment: a meta-analysis of randomized controlled trials. Stroke, 2006, 37 (7): 1933-1940.

[26] Rothwell PM, Coull AJ, Silver LE, et al. Population-based study of event-rate, incidence, case fatality, and mortality for all acute vascular events in all arterial territories (Oxford Vascular Study). Lancet, 2005, 366 (9499): 1773-1783.

[27] 董强, 黄家星, 黄一宁, 等. 症状性动脉粥样硬化性颅内动脉狭窄中国专家共识. 中国神经精神疾病杂志, 2012, 38 (3): 129-145.

高血压合并糖尿病足的判断及干预策略

第35章

许樟荣　王爱红
中国人民解放军第306医院

高血压是糖尿病的常见并发病，与糖尿病类型、年龄、肥胖以及种族等因素有关，发生率国内外报道不一，为30%~80%。中华医学会糖尿病学分会慢性并发症调查组报告显示，我国三甲医院住院患者中2型糖尿病的并发症患病率分别为34.2%（高血压）、17.1%（心血管疾病）、12.6%（脑血管疾病）、5.2%（下肢血管病）。中国人民解放军第306医院糖尿病中心就诊的糖尿病患者中，合并高血压的患者占全组病例的40.2%，其中轻度高血压为59.5%、中度高血压为10.3%、重度高血压为10.2%，其余20.0%为正在服用降压药的血压正常者。2型糖尿病患者合并高血压通常是多种心血管代谢危险因素并存的表现。

糖尿病足最常见的形式是足溃疡，最严重的结局是截肢、致残甚至死亡。国外数据表明，约有85%的糖尿病截肢起因于足溃疡。糖尿病足溃疡和截肢大大降低了患者的生存质量，给患者带来极大痛苦及经济负担。防治足溃疡就是降低截肢率的最有效措施。导致糖尿病足溃疡及坏疽的三要素是糖尿病周围神经病变、下肢动脉病变和感染。我国有研究证实，收缩压每增加10 mmHg，下肢动脉病变的风险增加1.19倍；收缩压>180 mmHg，下肢动脉病变患病率明显增加［比值比（*OR*）=3.7］。

一、糖尿病足的定义、流行病学及分类

（一）糖尿病足的定义和流行病学

糖尿病足的定义是糖尿病患者发生的与局部神经异常和下肢远端外周血管病变相关的足部感染、溃疡和（或）深层组织破坏。糖尿病足是许多国家截肢的首位原因，美国每年实施6万多例非创伤性手术中50%为糖尿病患者。2010年调查显示，我国三甲医院非创伤性截肢患者中约有1/3为糖尿病所致。在发展中国家，足溃疡和截肢很常见，发现较晚，常合并广泛感染。我国糖尿病足溃疡患者中合并感染率高达70%。

糖尿病足溃疡造成的经济负担严重。据估计，2001年美国治疗足溃疡和截肢费用为109亿美元，英国糖尿病足并发症的年花费是2.52亿英镑。需要注意的是，流行病学比较费用数据不仅要注意方法学的问题，还需要了解这种费用是否包括直接费用、间接费用。然而，很少有学者估算糖尿病足和（或）截肢患者长期随访的费用。

2007年，美国治疗足溃疡的费用是189亿美元，下肢截肢费用是117亿美元，估计2007年糖尿病足总的医疗费用是306亿美元。我国2010年调查糖尿病患者平均住院费用为2.4万元，平均

截肢费用为 3.4 万元。造成糖尿病截肢的最主要原因是足溃疡，75%～80%的足溃疡是可以预防的。降低糖尿病截肢率的最关键环节是预防和及早科学治疗糖尿病足溃疡。预防糖尿病足溃疡和预防截肢具有很高的疗效-费用比。

国际糖尿病联盟高度关注糖尿病足，2005 年在全球范围内提出"put feet first"口号，强调在全球范围内截肢是一个常见问题。同年国际著名杂志 *Lancet* 推出了糖尿病足专刊，指出在世界范围内，每 30 秒钟就有 1 例因为糖尿病而失去肢体的患者。在糖尿病足和截肢方面，以下信息十分重要。①糖尿病患者发生足溃疡很常见，约 25%的糖尿病患者会在其一生的某个时候发生足溃疡。②超过 85%的下肢截肢是由足溃疡引发的，糖尿病是西方国家非创伤性截肢的最重要原因。③预防是防止糖尿病足和降低截肢率最重要的一步，高达 85%的糖尿病截肢是可以预防的。④只有当包括患者及其家属在内的所有相关人员都认识到这点，截肢率方可下降；糖尿病神经病变患者失去痛觉易发生足溃疡，这些患者常常在足溃疡合并严重感染时仍继续行走。⑤预防足溃疡战略具有很好的疗效-费用比，可以节省医疗费用，重点是针对那些已经合并有危险因素将要发生足病的患者实施教育与管理。⑥糖尿病是西方国家夏科（charcot）神经关节病最常见的原因，我国糖尿病合并夏科神经关节病也并非十分罕见。

（二）糖尿病足溃疡的分类

尽早识别和预防足溃疡高危患者已经越来越受到重视，但足溃疡仍然是糖尿病处治中的重要问题，可以是 2 型糖尿病的临床特点之一。处理原则的基础是仔细评估危险因素、是否存在感染、神经病变和（或）缺血的程度。在讨论特殊类型足溃疡处理之前，重要的是认识如何进行足溃疡分类。目前已有多种足溃疡分级系统，较新的分级系统是 SAD 系统和 PEDIS 系统，似乎较早期的分级系统更有好处，尚没得到广泛应用。本文仅介绍 Meggitt-Wagner 分级系统和美国德州大学（UT）分级系统。

1. Meggitt-Wagner 分级系统 Meggitt-Wagner 分级系统是目前最广泛使用的足溃疡分级系统，见表 6-35-1。尽管该系统被广泛使用，但该系统缺乏特异性，没有涉及神经病变、血管病变或溃疡的感染状态。

表 6-35-1 糖尿病足溃疡 Meggitt-Wagner 分级系统（Oyibo 等修改）

分级	临床表现
0 级	没有足溃疡，但有足溃疡高危因素
1 级	表面溃疡
2 级	较深的溃疡，可累及肌腱，但没有累及骨组织
3 级	深度感染，伴有骨组织病变、骨髓炎
4 级	局限性坏疽（如趾坏疽）
5 级	全足坏疽

2. UT 分级系统 UT 分级系统与 Meggitt-Wagner 分级系统相比，在判断预后方面更为准确，见表 6-35-2。该分级系统既反映了足溃疡深度的解剖学变化，也反映了足溃疡的致病因素，即神经病、血管病和感染的严重程度，因此更科学。

表 6-35-2　Texas 大学糖尿病足溃疡 UT 分级系统

分级	临床表现	分期	临床表现
1 级	高危足，无溃疡史	A	高危足，无感染、缺血
2 级	表浅溃疡	B	感染
3 级	深及肌腱	C	缺血
4 级	骨、关节	D	感染合并缺血

二、糖尿病足患者常合并多种心血管危险因素

糖尿病是心、脑血管疾病的独立危险因素。与非糖尿病人群相比，糖尿病患者发生心、脑血管疾病的风险增加 2~4 倍。糖尿病足是糖尿病最严重的慢性并发症之一，更是一种复杂的全身性疾病，患者除具有高龄、病程长、男性多见的特点之外，常合并有多种并发症及糖尿病慢性并发症等。2004 年，我国第一次对多中心糖尿病足患者的临床特征进行了调查，全国 14 所医院报告了 634 例糖尿病足与周围血管病变患者，这些患者大多有心血管疾病的危险因素：高血压患者为 57. 31%，吸烟率为 37. 10%，冠状动脉粥样硬化性心脏病为 28. 23%，血脂异常为 29. 33%，脑血管疾病为 26. 03%，下肢动脉病变为 27. 08%；糖尿病并发症合并率也较高，如糖尿病肾病为 40. 32%，糖尿病视网膜病变为 42. 03%，糖尿病周围神经病变为 69. 47%。糖尿病足患者的性别、年龄、糖尿病病程、足病严重程度均有可能影响患者的预后。患者并发症的存在，其中高血压病、冠状动脉粥样硬化性心脏病、脑血管病是糖尿病患者截肢的危险因素，合并有此类疾病的患者全身动脉病变严重，下肢缺血严重，影响创面愈合，增加了患者截肢的风险。

其中，对血压与下肢截肢的相关性研究结果不尽一致。Selby 等报道收缩压升高是糖尿病患者下肢截肢的独立危险因素。Moss 等报道舒张压升高是年青起病的糖尿病患者下肢截肢的独立危险因素，而在成年起病组血压与下肢截肢无明显相关。Lee 等报道男性 2 型糖尿病患者收缩压升高和女性患者舒张压升高是下肢截肢的独立危险因素。沈艳军等研究显示，合并高血压尤其收缩压升高在糖尿病足发生中起一定作用，可能由于患者长期血压升高，血管壁应力和剪切力增加，交感神经兴奋性增高，引起下肢动脉结构和功能改变，导致血供障碍。在截肢组与非截肢组中上述因素未见差异，甚至有研究显示血压升高可能是糖尿病患者截肢的保护性因素。

三、糖尿病足的筛查

（一）全身评估筛查

糖尿病足确诊后，应评估心血管病变的风险因素，评估内容包括心血管疾病现病史及既往史、年龄、有无心血管风险因素（吸烟、高血压、血脂紊乱和家族史、肥胖特别是腹型肥胖）、肾损害（尿白蛋白排泄率增高等）、心房颤动（可导致脑卒中）。

（二）局部评估筛查

绝大多数糖尿病足溃疡都是可以预防的。预防的第一步是识别高危人群。包括中华医学会糖尿病学分会在内的许多国家的糖尿病专业学会都通过了对糖尿病患者进行年度并发症筛查的原则，

糖尿病患者至少每年筛查 1 次糖尿病并发症，其中包括足病危险因素的筛查。这种筛查可以在社区进行，也可以在医院完成。

美国糖尿病协会强调应该在循证医学的基础上总结文献，指出在成年人糖尿病患者中综合的糖尿病足检查（CDFE）中应该包括什么。简单的病史十分重要，足部的仔细检查如估计神经功能、血管状态是必需的。强有力的证据说明，使用简单的器具即可预测足溃疡的危险因素。CDFE 关键点见表 6-35-3，该表中每项简单的神经病学检查都有利弊。

表 6-35-3 综合的糖尿病足检查关键点

检查有无既往足溃疡证据
足外形
有无跖骨头突起或爪形趾
拇外翻
肌肉萎缩
夏科神经关节病，关节畸形
皮肤改变
胼胝
红斑
出汗异常
神经
10 g 尼龙丝检查双足底，每个足底检查 4 个点，再加上以下 1 种检查
128 Hz 音叉检查振动觉
针刺感觉
踝反射
振动阈值测定（可采用振动阈值测定仪测定）
血管
足动脉搏动
踝肱指数（ABI）

10 g 单尼龙丝检查有较好的证据被应用于评估神经病。振动阈值测定虽然是半定量的检测方法，但是其已经在欧美得到广泛应用，在国内也用于临床神经病的诊断。尽管在 CDFE 关键点中，振动阈值测定不是必须的，但强有力的证据表明，振动阈值测定有较好预测糖尿病足溃疡的价值。

周围动脉病（PAD）是预测糖尿病患者足溃疡结局的重要因素。由于 50% 的糖尿病足溃疡患者存在 PAD，因此接诊糖尿病足溃疡患者的临床医生应评估其下肢血管状态，尤其是寻找缺血体征。大截肢前通常应考虑血管重建并首先与多学科团队讨论。应在所有糖尿病足溃疡的患者中排除 PAD，回顾其 PAD 症状、病史和触诊足部动脉搏动（包括胫后动脉和足背动脉）。为明确 PAD，必须进行以下检查：①便携式多普勒超声评估双足动脉血流信号（足背动脉和胫后动脉）；②测定 ABI；③如果 ABI 诊断存在不确定因素，测定趾肱指数有特别诊断价值。当出现以下情况时，提示可能存在 PAD：①患者有间歇性跛行或静息痛；②双足动脉不能触及；③单足或双足动脉测定正常，但多普勒超声图像特征缺失或呈现单峰；④ABI<0.9；⑤温暖环境下足肱指数<0.7，强烈提示 PAD。

这些诊断方法对于糖尿病患者均有一定的局限性。对于没有缺血症状的患者，可触及足部脉搏或血流灌注，提示患者仅有轻度 PAD，专家建议在创面治疗 6 周后评估疗效。如果创面愈合较差，应重新评估周围血流灌注，多普勒超声检查或下肢血管动脉造影应该被首先考虑。一旦确定 PAD 的诊断，应评估周围血流灌注不足的严重程度：①ABI<0.6 提示严重缺血且创面预后不良；

②ABI>0.6 预测价值较低，对于这些患者应测定足趾压力和（或）经皮氧分压（$TcPO_2$）；③无论采用各种方法，根据灌注实验预测创面愈合均为抛物线。如果足趾压力>55 mmHg 且 $TcPO_2$>50 mmHg，糖尿病足溃疡通常可以愈合；如果足趾压力<30 mmHg 且 $TcPO_2$<30 mmHg，愈合十分困难。

总之，糖尿病足患者的临床评估，一方面应包括全身情况的评估，了解血糖、血压及血脂的控制情况；另一方面需要识别足溃疡的原因、溃疡持续时间、程度和进展，以往的外科治疗如血管重建手术、足部矫正或扩创手术等。体检应包括对溃疡面的描述，神经系统和血管的检查，有无足畸形、水肿、软组织感染或骨髓炎等。另外，还应检查患者的对侧肢体和鞋袜是否合适。

四、糖尿病足干预策略

（一）心血管危险因素综合控制

我国 2 型糖尿病患者中，心血管危险因素的发生率高但控制率较低，在门诊就诊的 2 型糖尿病患者中，血糖、血压和血脂控制综合达标率仅为 5.6%。

糖尿病足患者合并多种心血管危险因素更为常见，糖尿病足溃疡的治愈受到多种因素影响，因而需要针对多因素的治疗手段。临床处理时，首先要明确其主要病因并进行相应的病因治疗。应该依据溃疡的类型、原因和部位选择治疗策略，包括严格控制高血糖、高血压、高血脂、高凝及戒烟、抗感染、营养神经、改善缺血、改善营养不良状态、纠正水肿、足部减压等基础治疗。

我国 2 型糖尿病合并高血压病患者的知晓率、治疗率和控制率均处于较低水平，在糖尿病足患者中报道甚少。生活方式的干预是控制高血压的重要手段，主要包括健康教育、合理饮食、规律运动、戒烟、限盐、控制体重、限制饮酒、心理平衡等。降压药物选择时应综合考虑疗效、心及肾保护作用、安全性和依从性以及对代谢的影响等因素。供选择的药物主要有血管紧张素转换酶抑制剂（ACEI）、血管紧张素受体拮抗药（ARB）、钙通道阻滞药、利尿剂、β 受体阻滞剂等，在 2 型糖尿病患者中 ACEI 或 ARB 为首选药物。为达到降压目标，通常需要多种降压药物联合应用。联合用药推荐以 ACEI 或 ARB 为基础的降压药物治疗方案，可以联合使用钙通道阻滞药、吲哒帕胺类药物、小剂量噻嗪类利尿剂或小剂量选择性 β 受体阻滞剂。

但糖尿病足溃疡患者多合并有糖尿病肾病，特别是终末期肾病患者，需根据血清肌酐或肌酐清除率水平选择相应降压药物。糖尿病合并高血压的患者收缩压控制目标应该为 140 mmHg，舒张压应控制在<80 mmHg。

（二）促进糖尿病足溃疡愈合的综合治疗

1. 改善下肢血供

（1）糖尿病合并 PAD 的药物治疗：主要用于病变早期和轻、中度患者，以及无法行下肢血管重建的患者，可以提高患者生活质量，减轻间歇跛行的严重程度，提高肢体的生存能力。

已酮可可碱是甲基黄嘌呤衍生物，1982 年第一个被美国食品药品监督管理局（FDA）认可的治疗间歇性跛行的药物。早期研究显示，服用已酮可可碱 24 周，能改善无痛行走距离 45%，最大行走距离 32%。但近期研究显示，已酮可可碱改善间歇性跛行的效果很小。

西洛他唑是选择性磷酸二酯酶Ⅲ抑制剂，可抑制 cAMP 降解，从而提高体内 cAMP 的浓度。cAMP 能够抑制血小板聚集，并有扩张血管的功能；另外，cAMP 增多还可抑制血栓素 A_2（TXA_2）、5-羟色胺（5-HT）等物质的释放。1999 年它被美国 FDA 认可用于治疗间歇性跛行，能增加最大行走距离的 41 %，而且能改善血脂，增加高密度脂蛋白胆固醇（HDL-C）约 10 %，减低三酰甘油（TG）约 15 %，对于基础 TG 水平高的患者效果更明显。北京多中心应用西洛他唑 12 周治疗糖尿病合并 PAD 患者 51 例，与双嘧达莫对照组比较，间歇性跛行改善率增加 26.5%，静息痛改善率增加 22.4%，而患者下肢麻木、冷感、沉重感有效率达 92.9%~100%。西洛他唑推荐剂量为 50~100 mg，2 次/天。

沙格雷酯是一种 5-HT_{2A}受体拮抗剂，通过选择性抑制血小板及血管平滑肌上 5-HT_{2A}受体，抑制血小板聚集及平滑肌收缩。5-HT 为单胺类神经递质，可促进 ADP、TXA_2 等物质对血小板的聚集，也可作用于血管平滑肌，引起血管收缩。一项 meta 分析显示，沙格雷酯组最大行走距离增加 71.0 米，而已酮可可碱组最大行走距离增加 43.8 米。王玉珍等报道，应用沙格雷酯治疗 12 周，与阿司匹林对照组比较，最大行走距离及无痛行走距离均显著增加。沙格雷酯未被美国 FDA 批准用于治疗间歇性跛行，但欧洲间歇性跛行治疗指南中推荐此药，推荐剂量为 100 mg，3 次/天。

前列腺素 E_1基本结构是前列烷酸，能够强烈扩张血管，使部分僵硬红细胞易于通过毛细血管，抑制血小板凝集，改善末梢循环。但由于 1 个肺循环灭活 80%的前列腺素 E_1，因此以往该药难以应用于临床。脂微球包裹的前列腺素 E_1半衰期明显延长，药物能选择性地聚集在损伤的血管和炎症部位起作用，缓慢地释放而延长药效。国内研究显示，脂微球包裹的前列腺素 E_1使间歇性跛行患者的无痛行走距离及最大行走距离分别增加了 67.7% 和 56.7%，改善 PAD 患者的自觉症状；此外，在排除调脂药物的作用后，该药还可降低胆固醇的水平。一项多中心、随机、开放、活性药物对照研究进一步证实，脂微球包裹的前列腺素 E_1 制剂在改善行走距离方面具有良好的治疗效果。该药的治疗剂量根据患者病变程度推荐为 10~20 μg，1 次/天，静脉滴注，疗程 14~21 天。前列腺素 E_1疗效确切，但因为静脉注射限制了其应用。

贝前列素钠是首个口服的前列环素衍生物。该药化学性质稳定，进入体内后，其药理作用和前列环素完全相同，而且避免了静脉应用时降低血压的不良反应。王爱红等研究证实，贝前列素钠治疗组中 90%的患者下肢麻木、冷感、下肢疼痛等症状好转，无痛行走距离增加 31.7%，最大行走距离增加 55.9%，较传统的抗血小板药物阿司匹林组（分别增加 7.1%和 6.4%）均显著提高。停药后 12 周再次随访，与阿司匹林组比较，贝前列素钠组患者无痛及最大行走距离增加值亦均显著增加。Meta 分析结果显示，贝前列素钠组的无痛行走距离加权均方差为 69 米，最大行走距离加权均方差为 119 米；而西洛他唑组无痛行走距离加权均方差仅为 39.75 米，最大行走距离加权均方差仅为 52.19 米。可见，贝前列素钠对无痛及最大行走距离的改善均显著优于西洛他唑。贝前列腺素钠的剂量根据患者病变程度推荐为 20~40 μg，2~3 次/天。

原则上，内科药物治疗适合于轻、中度 PAD 患者，对于步行距离不足 200 米、ABI<0.4 或足部 $TcPO_2$<30 mmHg 的糖尿病合并重度 PAD 患者，内科药物治疗作用很有限。

（2）糖尿病合并 PAD 的介入治疗：介入治疗（腔内治疗或开放外科手术）指征如下。①运动和其他生活方式治疗不能改善症状到患者能接受的状态。②严重跛行发展到残废程度。③存在威胁肢体的缺血［静息时疼痛、不愈合的溃疡和（或）坏疽］。需要再次强调的是，对于仅仅有跛行的糖尿病患者，血管重建指征应该被认真考虑。

选择经皮血管成形术（PTA）还是开放外科手术取决于病变的部位和范围。一般而言，病变范围小的患者首选腔内治疗，病变范围广的患者首选开放外科手术。显然，不论什么时候与开放手术治疗相比，应首选 PTA，因为这是无创、并发症更少的手术。对有严重并发症的患者，这些并发症使开放手术预后更复杂，尽管理论上开放手术后的血管在开通率方面有一定优势，但仍首选 PTA。严重缺血的糖尿病患者下肢动脉（如胫前、胫后动脉和腓动脉）常常被累及。通常，糖尿病患者如果有症状，往往是更远端的病变，如下肢动脉的阻塞性病变，有时累及到足部。伴有趾或足溃疡的糖尿病患者血管重建的结局要明显差于一般人群。

原则上，越接近大动脉区域，PTA 治疗效果越好；阻塞或狭窄的范围越短，治疗效果越好。支架提高了大多数病例的血管开通率。例如，在腔内血管治疗髂总动脉的病例中，60%~80%的病例在手术后 5 年血管仍然是开通的，这些血管仍然可以被再扩张。并发症很少见，具有较好的治疗效果。对髂动脉阻塞的患者实行 PTA 要远远多于和优于更周围性的血管堵塞性病变。股浅动脉 PTA 可以减轻症状，但其效果取决于病变的程度。病变越长，早期阻塞的危险性越大。至少对病变较长的动脉，支架有助于改善开通率。PTA 指征是跛行，如果是严重缺血，则开通效果更好。这种差异与严重缺血时病变范围广有关，同样也与比较差的流出道血管有关。3 年开通率是 48%，加入支架后可以提高到 64%，严重缺血病例 3 年开通率是没有用支架的 30%和加用支架的 63%。下肢血管也可以做 PTA，但是长期效果不是很好。有关下肢血管 PTA 治疗下肢严重缺血的数据很少。在 PTA 和支架治疗后，辅助的药物治疗改善开通率，这些药物包括抗凝剂和抗血小板药物，但有关的临床试验不多。抗血小板药物改善血管开通，联合应用阿司匹林和西洛他唑可能是有效的。

开放外科血管重建术主要用于治疗严重的下肢缺血，由于这些患者往往动脉硬化性病变范围广。单就跛行，罕有采取开放的外科手术。动脉内镜手术是治疗跛行的另外选择。

腔内介入治疗并发症主要与穿刺部位和周围血栓形成有关。全身心血管并发症罕见，腹股沟穿刺部位血肿很常见，但罕有需要采取措施的。0.5%~1.0%的病例可发生医源性假性动脉瘤，可在超声引导下注射凝血酶处理。开放外科手术治疗并发症可分为局部和全身两类。前者与实际手术和解剖部位有关，包括创面愈合和感染。偶然伤及其他器官和（或）组织很罕见，但创面愈合和感染问题很常见。特别是在下肢、腹股沟和周围血管切开手术中，10%~20%的病例有并发症（如血肿、淋巴渗出或创面坏死）。3%~5%的病例发生感染，近 1/3 累及到血管重建，采用人工移植物的血管重建感染更为常见。开放外科血管重建术全身并发症与外科创伤和应激反应有关。周围血管重建的全身并发症少见，但必须重视。如果指征是跛行，全身并发症的致残率是低的。致残率的不同反映了重症下肢缺血病变患者全身动脉粥样硬化性疾病治疗的进步。糖尿病患者下肢动脉病变手术治疗的并发症相对更常见，特别是开放性手术，相对于非糖尿病患者，其并发症的危险性加倍。

2. 减压　只要采用全接触石膏支具（TCC）减压，神经性足底溃疡愈合良好。TCC 处理的原则是将足压减轻，这种支具难以脱下，强迫患者坚持治疗。许多随机对照试验已经比较了 TCC 与其他可移动的足底减压装置，愈合最为迅速的还是 TCC 治疗。可移动的支具步行器（RCW）可以使足底压力重新分布，其作用类似于 TCC，但 TCC 仍被证明是最好的促进创面愈合的方法。最可能的解释还是 TCC 增加了患者对治疗的坚持。后来的随机对照试验证明，修改后不可移动的 RCW 可以得到和 TCC 一样的治疗效果。

Piaggesi 等报道了适当减压对神经性足溃疡组织学的影响。研究证实，适当减压可以使得创面更像急性创面，具有修剪过的样式，有血管生成和成纤维细胞增殖，有肉芽组织。比较而言，来自以往没有减压过的创面活检标本证实有高度角化的组织、纤维化和慢性炎症。这些观察无疑提示适当减压伴有神经性足溃疡的组织学改变，包括炎症及其反应成分减轻，促使创面愈合。

情感痛苦（如抑郁和焦虑）对于创面愈合有直接和间接的影响。直接作用包括改变儿茶酚胺和皮质醇分泌，加之细胞因子类失衡，这些直接影响创面愈合。间接影响是，抑郁的患者更不容易坚持治疗，例如在行走的任何时候都使用 RCW。临床医生以往忽略了这些，如果足底溃疡患者接受 RCW 治疗但没有愈合的征象，这时要考虑患者对不可移动的 RCW 的依从性问题。

减压是处治神经性足溃疡的关键一环，包括 UT 分级 1A 和 2A 溃疡的患者。有证据支持，使用减压器具可有效地治疗神经缺血性溃疡，但这仅仅用于没有临床感染的情况下。

对于那些接受不可移动的支具助行器的患者，支具助行器每周被除去 1 次以评估创面，清创和清洁。通常在使用支具 6~12 周后，创面可以愈合。强烈建议患者在足底溃疡愈合后，再继续使用支具 4 周，并逐渐过渡到穿着适当的鞋袜。对额外深度或严重畸形患者，需要定制鞋袜。

3. 包扎与敷料 影响足溃疡愈合的 3 个最重要的因素是免除受压、免除感染和良好的血液循环。包扎的目的是防止创面进一步受伤、降低感染的风险和准备良好的创面愈合环境，在多数情况下这是一种湿性环境。缺乏支持选择任何敷料有特效的依据，很少有这方面的试验。即使有，也都是小样本的、不适当的比较和很差的试验设计。几乎没有证据能够说明任何特别的敷料明显影响创面的愈合。这一点已经在国际糖尿病足工作组有关创面愈合的指南中被强调。

4. 感染的处理 处理感染的第一步是了解是否确实存在感染。所有的足溃疡都应该被取样做细菌培养，这点已经被国际糖尿病足工作组强调，但感染的诊断和处理仍然依靠临床。因此，有临床感染征象如脓性渗出、红肿、局部温度升高和水肿，则说明需要适当的治疗。

（1）临床上非感染的溃疡：足溃疡没有合并感染，如神经性溃疡（UT 分级 1A、2A），则不需要用抗生素。在处理神经性溃疡方面，清创、去除胼胝和减压是必须的。如果有感染征象，就需要使用抗生素。对于缺血性溃疡患者往往没有明显的感染征象，这部分患者中大多数需要抗生素治疗，因为糖尿病足患者的缺血与感染并存很常见，最终可以导致截肢。

（2）临床感染的溃疡：国外非威胁肢体的足溃疡感染（UT 分级 1B、1D、2B、2D）一般在门诊治疗，根据药敏结果口服广谱抗生素。但国内大多数医院，足溃疡合并感染往往住院治疗，一方面是为了更好地控制糖尿病及纠正其他因素（如低蛋白血症、贫血、血脂异常等），另一方面是为了方便清创和减压处理。继 2011 年国际糖尿病足工作组发表有关创面愈合、周围血管病等指南后，Lipsky 等起草的有关糖尿病足溃疡感染的国际指南已经发表，并翻译成中文和得到解读。这些较新的指南的一个重要内容是定义糖尿病足感染的分类和严重程度。一般而言，轻度感染是表浅和局限的，中度感染是累及较深部组织，严重感染往往伴有全身感染征象和代谢紊乱。任何有临床感染证据的溃疡都应该被取样，进行细菌培养和药敏试验。虽然常用表面拭纸取样的方法，但是首选深部组织取样进行细菌培养以明确诊断。大多数足溃疡感染是多种细菌引起，常常混合有厌氧菌和需氧菌。遗憾的是，有关糖尿病足溃疡感染的文献复习说明，只有很少的、合适的、经过设计的随机对照研究。因此，很难说明何种抗生素更适合何种感染。然而，只要怀疑有骨髓炎（趾有香肠样特征或者探针能探及骨组织），患者都应该接受 X 线检查，甚至进一步检查。临床上有感染但不威胁肢体的、没有骨髓炎的感染应该根据组织培养的药敏试验结果选用抗生素。如果已经知道药敏试验结果，那就可以选用窄谱抗生素。一旦确诊临床有感染时，在等待细菌培养时应该尽快开始适当的广谱抗生素治疗，包括克林达霉素或阿莫西林-克拉维酸联合治疗。

（3）威胁肢体的感染：威胁肢体的感染通常有全身症状和体征，需要住院治疗和静脉用抗生素。应该做深部组织取样和血液培养，采用非创伤性方法评估周围血供，常需要静脉胰岛素滴注控制高血糖。部分病例需要尽早外科清创，使用广谱抗生素（克林达霉素、环丙沙星或氟氯西林、氨苄西林和甲硝唑）直到获得细菌培养结果。一个重要的问题是分离出的细菌是否是真正的感染细菌？聚合酶链反应（PCR）在识别致病菌方面更有效。法国的一项研究说明，使用这种新技术能够迅速区分定居菌还是致感染的细菌。

抗生素抵抗的细菌［如抗甲氧西林金黄色葡萄球菌（MRSA）］是糖尿病足临床面临的一个问题。多数病例中 MRSA 是伴随长时期广谱抗生素治疗导致的定居菌。如果 MRSA 成为致病菌，一些新的药物是有效的，如口服或静脉滴注利奈唑胺。对清除糖尿病足创面合并感染 MRSA，蛆虫治疗也有效。

（4）骨髓炎：骨髓炎的诊断是有争议的话题。一些诊断试验已经被推荐，“探针探及骨组织”

有相对高的预测价值。X 线在骨髓炎的早期诊断中是不敏感的。然而大多数病例最终的诊断还是由足部 X 线检查决定（图 6-35-1）。溃疡面积超过 2 cm×2 cm、探针能探及骨组织、红细胞沉降率快和 X 线检查异常在诊断糖尿病足合并骨髓炎方面是最有帮助的，而磁共振成像（MRI）阴性则有可能排除骨髓炎。最近的相关文献复习说明，临床和实验室检查结合能明显改善糖尿病足骨髓炎诊断的正确性。溃疡深并有血清炎性标志似乎是特别敏感的。一些局部骨髓炎可能需要长时间（10~12 周）抗生素治疗，然而在适当抗生素治疗后去除局部骨组织仍然是最常用的方法。骨髓炎局限在一处骨组织，且没有关节累及和周围血管病变的骨髓炎，对于抗生素治疗反应良好。必须强调指出的是，骨髓炎治疗选择的随机对照试验非常有限，急需进一步研究。

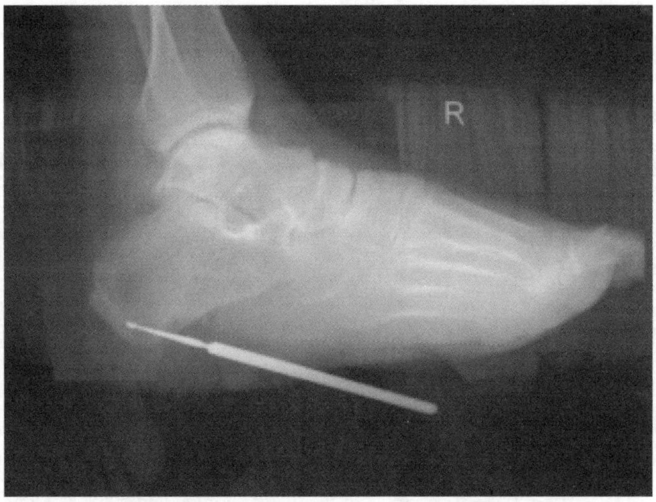

注：探针经过溃疡探及骨组织，基本明确骨髓炎诊断

图 6-35-1　糖尿病足患者足部 X 线检查

5. 辅助治疗　近 20 年来，一些新的方法可以促使糖尿病足溃疡的愈合。以下仅讨论一部分，更多讨论参见国际糖尿病足工作组有关糖尿病足的文献复习。

（1）生长因子：许多生长因子和其他类似物质被用于修复创面床或其周围组织的生物化学异常。但这些并没有被普遍接受用于日常医疗工作中。另一个例子是血小板衍生生长因子（PDGF），该因子已经在一些国家应用于临床，我国四川大学华西医院糖尿病足中心在这方面已经取得很好的经验，有一些临床随机试验研究支持该因子的使用。但由于其价格昂贵，且大多数神经性溃疡在减压后即可愈合，因此 PDGF 使用范围很局限。PDGF 和其他一些局部用因子（如表皮生长因子等）都缺乏随机、对照、较大样本的研究来支持其常规用于日常的医疗工作中。

（2）高压氧：高压氧（HBO）用于治疗难愈性足溃疡已经多年，尤其是在美国。但在许多方面，这些研究设计很差或无对照，影响到这种治疗的推广应用。也有一些小样本的、设计很好的随机对照研究评估了 HBO 对缺血性糖尿病足溃疡的疗效。国际糖尿病足工作组的文献系统复习认为，有一些支持该疗法的证据，因此 HBO 是可以接受的治疗方案。显然，仍然需要大样本、随机、对照研究证实其疗效，何种创面能从这类昂贵的治疗中获得最大效益。

（3）创面负压治疗：近些年来，利用辅助的真空闭合负压的创面负压治疗（NPWT）已经较为普遍地应用于治疗复杂的糖尿病足溃疡。以往研究发现，该疗法能改善创面的血供、减轻局部水肿、除去过多的液体和炎症前的渗出液。已经有对照的临床研究支持糖尿病足术后局部用该疗法。这种治疗能够促进肉芽组织生长，但其花费限定了其应用于复杂的糖尿病足创面和对常规治疗无效的创面。

(4) 生物工程皮肤替代品：有一些证据支持在非感染的神经性足溃疡患者中使用生物工程皮肤替代品，但价格问题限定了其使用。国际糖尿病足工作组的系统文献复习认为仍需要更多的文献来进一步评估其使用，现阶段临床上并不推荐。

五、糖尿病足溃疡的预防

（一）糖尿病足及其危险因素的预防教育

糖尿病足的防治中预防更重于治疗。许多足病如足溃疡、足坏疽治疗上相当困难，医疗费用巨大，但是预防则十分有效。国外的经验证明，贯彻预防为主的理念和采取专业化处理、多学科合作的做法，可以使糖尿病截肢率下降50%以上。

糖尿病足国际临床共识特别强调重在预防。主要措施有：糖尿病教育、心理护理、良好的足部卫生习惯、识别高危患者并控制危险因素、定期检查等。其中，糖尿病足的预防和降低糖尿病患者截肢率的关键是尽早识别出有糖尿病足高危因素的患者，预防糖尿病足溃疡，合理地治疗足溃疡并防止溃疡复发。对有足溃疡危险因素的患者加强糖尿病教育和定期筛查，是保证这些预防措施行之有效的前提。糖尿病足护理教育在预防溃疡形成中十分关键。

对糖尿病足高危患者宜采取以下预防措施：严格控制高血糖、高血压和高血脂，改变不良生活习惯如吸烟、饮酒；适当运动，改善肢端循环；每天自行检查足部，当足部发生皮色、皮温、感觉异常、脚癣、鸡眼、胼胝、局部破损及溃疡时，应及时就医；每天用温水浸泡双足20~30分钟，用柔软、干净、吸水性好的毛巾擦干足及趾间，皮肤干燥者可涂一层薄薄的润滑油或乳膏使皮肤软化，以减少胼胝形成；穿合适的鞋袜，且经常检查鞋内有无异物，严禁赤脚步行、光脚穿鞋，避免远距离负重行走；修剪趾甲时要小心，不要剪得太深，宜在清洗脚趾甲变软后平整横剪，两侧尖角用甲锉摩擦光滑，视力不好或年老体弱者应由家属代为修剪；防止烫伤、冻伤、创伤；出现糖尿病水疱病时，可用无菌针管抽空疱内液体并予无菌纱布加压包扎以预防感染或及时就医；积极参与学习关于糖尿病和足部护理的健康教育知识（包括家属）；定期检查，所有糖尿病患者均应去专业医疗机构进行每年至少1次的全面足部检查，高危患者应该更频繁些（每3~6个月1次）。

临床医生应尽可能去除患者已经存在的危险因素。如对夏科神经关节病患者而言，因手术疗效往往不满意，故长期制动减压是预防其糖尿病足发生的关键；其足压异常的矫正处理基本原则是增加足底与地面的接触面积，尽量减少局部受压点的压力，对压力性溃疡的防治有积极作用；间歇性跛行距离的逐渐缩短标志着糖尿病患者进展急速的动脉血管病变，应提倡在此类患者出现溃疡、坏疽征象之前，就进行积极干预。

（二）糖尿病足防治中的多学科合作团队建设与任务分工

多学科团队保肢服务需要了解足病分类和病程、血糖控制水平、心血管危险因素和其他糖尿病并发症等。对于有许多并发症的患者而言，有时远端小截肢相应于大截肢而言，对患者更有利、更安全。欧洲经验说明，通过协调有序的医疗措施可以避免糖尿病人群中至少50%的截肢。预防措施包括对早期损伤的积极干预、动脉重建、减少危险因素、加强患者教育和适当的门诊护理。一组专业的专家提供高质量的糖尿病保肢服务，不仅仅是控制急性感染或缺血，还提供包括预防、教育和尽早干预的门诊服务。

必须对糖尿病足患者进行全面和局部的评估，全面评估包括患者的年龄、糖尿病及其足病病程、预期寿命、血压控制、代谢控制和营养状况、糖尿病并发症及伴随疾病等。局部评估包括缺血、神经病变、感染以及足病有无畸形、有无发病诱因、溃疡性质及其严重程度等。从这些评估可以看出，患者的治疗涉及许多不同科室和专业。

对于提供广泛、有效和疗效-费用比良好的糖尿病保肢医疗而言，建立多学科合作团队最为关键。三甲医院收治糖尿病足患者应贯彻以患者为中心的理念，协调服务，有专业化的多学科专家的积极参与，互相合作，各负其责又无缝衔接。多学科的专家团队包括足病科、骨科、内科、内分泌（糖尿病）、感染病、心血管、肾病、血管外科、眼科、整形外科、护理、营养、干预或非干预的介入放射学以及足矫正等。根据医疗中心的实际情况和需要，这种团队人员肯定会进行调整或扩充，心理和疼痛专家也很有必要。许多辅助服务对于发展多学科团队的理念至关重要，以下是基本的专业人员及其服务领域。

1. 足病科医生　足病科医生常常起着团队看门人的作用。这种作用同样也可由内科医生或骨科医生来完成，这种骨科医生应该是有丰富的足踝外科实践经验。看门人的作用十分重要，他来决定会诊和转诊的时机。作者访问我国台湾长庚纪念医院糖尿病足团队时，就发现该团队的高年资糖尿病足护士起着这种作用，她们按照足病患者的严重程度和新患者优先的原则，协调来自不同科室、不同专业的专家协作会诊。足病科医生还在糖尿病教育、足溃疡预防和减压以及溃疡处理上发挥作用。创面处理包括正确的清创换药、清除坏死组织、及时引流。足外科医生也从事保肢的外科处理，包括大的重建手术、外科矫形手术和预防性足外科手术。全球有 18 个国家有足病医师学院培养专职的足病科医生，他们能够非常专业地处理包括糖尿病足在内的足病。我国与许多亚洲国家一样缺少培养足病科医生的学院，现阶段国内主要培训年轻的糖尿病专科医生和专科护士以及由部分外科医生来完成相当于国外足病科医生的专业任务。中华医学会糖尿病学分会糖尿病足与周围血管病学组、中华医学会创伤学分会组织修复委员会已经联合和分别培训了数千名这类人员，他们工作在许多三级和二甲医院的糖尿病足及其相关学科。

2. 骨科医生　具有足踝外科实践的骨科医生与足病外科医生一样起着相似的作用，包括预防性医疗和最终的保肢外科治疗。

3. 内科医生　许多情况下，内科专家最初即参与糖尿病保肢治疗。在控制高血糖、高血压和处理肾病、心脏病方面，他们是不可或缺的。在非介入性的下肢缺血治疗方面，内科医生承担着责任，他们可以使用抗栓、溶栓治疗。

4. 内分泌医生　内分泌专科的亚专科服务非常有用，尤其是针对保肢患者中难以控制的高血糖。

5. 感染病医生　感染病医生的作用已经在糖尿病下肢感染的治疗中得到充分的体现，特别是针对抗生素耐药的感染急诊和糖尿病患者多种细菌感染。在骨髓炎及软组织感染的手术和非手术处治中，尤其是合并免疫性疾病或正在用免疫抑制剂的患者，抗生素的种类和剂量选择至关重要。

6. 心脏病医生　为确保成功保肢，控制心血管危险因素是必须的。根据我们的调查，糖尿病足病患者一般都合并 3 种以上的糖尿病并发症，严重的下肢血管病变患者一般都合并有心、脑血管病变。在给予患者截肢甚至在准备截肢过程中，患者发生严重的心血管事件。

7. 肾病医生　在这类患者中，终末期肾病并非罕见。接受透析甚至移植治疗的患者病情复杂，包括需要调整药物剂量（尤其是抗生素）和免疫抑制剂的治疗。须知，糖尿病肾病尤其是严重肾病的患者更容易发生足溃疡和下肢血管病、周围神经病。严重肾病患者往往合并贫血、低白蛋白血症、免疫力低下、高血压、血清肌酐升高和低血脂，使得足溃疡更难以愈合。

8. 血管外科医生　溃疡难以愈合的糖尿病患者总是存在下肢供血不足，血管外科医生在糖尿病患者的保肢治疗中起着关键作用。糖尿病患者合并闭塞性周围动脉病是非糖尿病人群的 4 倍，这也是引起截肢的主要原因。贯彻多学科合作保肢治疗时，血管外科手术的数量增加、质量提高，大截肢率则相对下降。血管外科医生不仅仅关注下肢的动脉灌注不足，而且还重视少见的静脉供血不足及其对保肢的影响。

9. 眼科医生 视网膜病变及视力障碍对于患者平衡和步态有不利的影响。视力差的患者更容易发生修剪趾甲伤及甲沟皮肤，乃至出现严重溃疡、感染甚至坏疽。

10. 矫形外科医生 创面覆盖是整个保肢中的一部分。除了创面覆盖以外，矫形外科修复可以帮助避免溃疡面不适合的瘢痕组织，明显促进创面愈合。不同形式的局部皮瓣处理或移植具有很好的暴露和可视性，避免再次切开手术。也可由受过很好专业训练的骨科医生或足病科医生来承担。

11. 护理人员 在保肢方面护理起着重要的作用，其工作领域从创面到患者及其家庭的教育和患者出院后的家庭保健计划。

12. 营养师 营养需要不仅仅是为了严格控制血糖，还需要适合创面的愈合（蛋白质水平、足量的维生素摄入等）。

13. 介入和非介入的放射学医生 对于骨髓炎以及下肢缺血而言，来自专家的影像学诊断是很有必要的。对骨骼、肌肉诊断有经验的放射学医生发挥重要的作用，可以通过不同的影像学技术提供极有价值的信息。当血管灌注受损时，定期的造影研究以及其他血管介入技术对于成功的保肢是重要的。

14. 足矫正医生/支具技师 足矫正医生/支具技师不仅仅在患者保肢的术后治疗中起着重要作用，还在预防糖尿病足方面同样重要。通过使用不同类型的支具（特制的全接触性石膏支具、特制治疗鞋等），足底压力可以明显下降。治疗鞋常可减少夏科神经关节病所致的足畸形。

15. 其他专业领域 其他专业领域如精神病学、心理学、疼痛处理和老年医学方面的专家都可以参加多学科的合作，处理抑郁、恐惧、愤怒和顽固性疼痛以及高龄糖尿病患者。

16. 辅助服务 在多学科合作中上述的辅助服务也很关键，包括临床实验室、血管实验室、物理治疗、移植服务、加强治疗单位和受过良好培训富有实践经验的支具技师等。对于严重下肢血管病变和缺血的患者，高压氧治疗也很有用。

所有这些专家和服务都可以整合在多学科的保肢治疗中，有时这些专业的作用可以是重叠的。但不管怎样，个体的专家服务专业的、团队的合作应该是以患者为中心的。鉴于我国目前的医疗体制，降低患者医疗费用、更有效使用医疗资源以及方便患者，严重的糖尿病足溃疡患者经过三甲医院专科处治且病情稳定后，也可以在社区医疗服务中心接受经过培训的、有资质的、专科创面护士的日常清创和换药处理。这些社区医疗中心可以在三甲医院糖尿病足专科的帮助指导下，开展糖尿病足的诊治工作，尤其是高危糖尿病足的筛查和日常管理、跟踪和教育工作。

六、糖尿病足防治的总结和展望

尽管我们努力尽早预防、尽早发现和积极治疗糖尿病足，但由于 2 型糖尿病的发病率剧增和人口的老龄化，糖尿病足发病率将在未来的数十年内必然持续增加。糖尿病及其足病和周围血管病都好发于老年人。2006 年，多家医院调查住院的慢性溃疡患者中糖尿病患者占 4.9%。付小兵等组织全国 17 家三甲医院联合调查了 2007 年 1 月至 2008 年 12 月期间住院的慢性溃疡患者，结果发现，糖尿病患者占到 33%。糖尿病足不仅仅增加致残率，还增加死亡率。Armstrong 等指出，糖尿病足要比许多癌症更可怕。李翔等报告，糖尿病患者截肢后 5 年死亡率为 45.8%，平均生存时间为 5.38 年。

国外糖尿病足防治和截肢率下降的成功经验告诉我们，在糖尿病足病防治中应该贯彻 3 条基本原则，即专业化处治、多学科合作和预防为主。专业化处治指的是处治糖尿病足溃疡的医务人员要特别专业，要对糖尿病足患者血压、血糖、血脂等全身情况和溃疡局部情况做出正确的评估和处治。糖尿病足溃疡的处理和预防必须体现多学科团队协作的理念，这也是国际糖尿病足工作组和许多从事糖尿病足及其相关学科的专业人员共同强调的。内分泌科医生在严格控制血糖和血压上发挥主导作用，与心血管科医生的协作可以使血压保持在理想水平，减少心血管事件发生率；与整形外科和骨科合作可以降低截肢水平，保证手术成功；选择适当的时机进行血管介入或外科治疗可以促使足溃疡愈合，降低截肢率或截肢平面；对于大的创面，有时还需与烧伤科、创面外科或矫形外科合作进行植皮或皮瓣移植手术。对于合并感染的糖尿病足溃疡患者，尤其是溃疡合并 MRSA 的感染，在抗菌药物的选用上需要感染科医生的指导和帮助。

对于非糖尿病足专业的医务人员，了解何时、何种糖尿病足应该及时转诊或会诊是有必要的。一旦出现以下情况，应该及时转诊给糖尿病足专科或请相关专科会诊：皮肤颜色的急剧变化、局部疼痛加剧并有红肿等炎症表现、新发生的溃疡、原有的浅表溃疡恶化并累及软组织和（或）骨组织、播散性的蜂窝织炎、全身感染征象、骨髓炎等。及时转诊或会诊以及外科医生的及早介入，有助于降低截肢率和减少医疗费用。

糖尿病足治疗困难，但预防能明显减少患者的医疗费用。预防的关键在于识别糖尿病足的高危因素。对于这类患者加强足病防治知识的教育和管理甚为重要。由于超过 85% 的截肢是起因于糖尿病足溃疡，因此预防和及早治疗糖尿病足溃疡是降低糖尿病截肢率的关键。糖尿病足的防治和糖尿病截肢率的下降不需要高深的技术和昂贵的设备，需要的是医务人员的专业精神、协作精神，需要的是热情、认真、耐心、细致地对足病高危患者的筛查、管理、教育、及时科学的处治。随着这方面知识的普及和专业人员的培训，及时处治有关危险因素和发病因素，糖尿病足尤其是糖尿病截肢率下降将成为可能。

参考文献

[1] 王玉珍，赵德明，许樟荣，等. 糖尿病合并大血管病变的危险性研究——4845 例糖尿病患者合并慢性并发症及治疗现状调查. 中国糖尿病杂志，2006，14（3）：197-200.

[2] 管珩，刘志民，李光伟，等 .50 岁以上糖尿病人群周围动脉闭塞性疾病相关因素分析. 中华医学杂志，2007，87（1）：23-27.

[3] 王爱红，许樟荣，纪立农. 中国城市医院糖尿病截肢的临床特点及医疗费用分析. 中华医学杂志，2012，92（4）：224-227.

[4] Boulton AJ. Foot problems in patients with diabetes//Holt RIG，Cockram CS，Flyvbjerg A，et al. Textbook of diabetes. 4th ed. Oxford：Blackwell，2010：727-742.

[5] Driver VR，Fabbi M，Lavery LA，et al. The costs of diabetic foot：the economic case for the limb salvage team. J Am Podiatr Med Assoc，2010，100（5）：335-341.

[6] 姜鹏，费军，姜玉峰，等. 糖尿病夏柯足临床特点分析. 中国全科医学，2012，15（5C）：1741-1743.

[7] Boulton AJ，Armstrong DG，Albert SF，et al. Comprehensive foot examination and risk assessment：a report of the task force of the foot care interest group of the American Diabetes Association，Endocrinologists. Diabetes Care，2008，31（8）：1679-1685.

[8] 王玉珍，许樟荣. 震动感觉阈值检查在糖尿病神经病变诊断中的应用. 国际内分泌代谢杂志，2007，27（1）：47-49.

[9] Nather A，Bee CS，Huak CY，et al. Epidemiology of diabetic foot problems and predictive factors for limb loss. J Diabetes Complications，2008，22（2）：77-82.

[10] 柳迎昭. 糖尿病足截肢危险因素分析. 中国医师进修杂志，2007，30（8）：54-57.

[11] 沈艳军，毕会民. 糖尿病足发生发展的危险因素. 中华老年学杂志，2012，32（6）：1153-1156.

[12] 王玉珍，许樟荣. 震动感觉阈值检查在糖尿病神经病变诊断中的应用. 国际内分泌代谢杂志，2007，27（1）：47-49.

[13] 李翔，许樟荣 .2011 国际糖尿病足工作组有关糖尿病足与周围动脉病变特别指南. 中华糖尿病杂志，2011，3（4）：353-354.

[14] Ji L, Hu D, Pan C, et al. Primacy of the 3B approach to control risk factors for cardiovascular disease in type 2 diabetes patients. Amer J Med, 2013, 126（10）：925. e11-e925.

[15] 中华医学会糖尿病学分会. 中国 2 型糖尿病防治指南（2013 版）. 中华糖尿病杂志，2014，6（7）：447-498.

[16] 王玉珍，李翔，许樟荣，等. 沙格雷酯与阿司匹林治疗糖尿病下肢血管病变的随机对照临床研究. 中华内分泌代谢杂志，2009，25（6）：595-597.

[17] 王爱红，姬秋和，徐向进，等. 前列地尔注射液治疗 2 型糖尿病并发下肢动脉闭塞症的临床研究——多中心、随机、双盲、阳性药平行对照研究. 中华内分泌代谢杂志，2009，25（6）：608-609.

[18] 王爱红，程玉霞，牛文芳，等. 贝前列素钠治疗 2 型糖尿病下肢动脉病变的随机对照研究. 中华糖尿病杂志，2011，3（4）：301-304.

[19] Norgren L, Hiatt WR, Dormandy JA, et al. Inter-Society Consensus for the management of peripheral arterial disease（TASC Ⅱ）. Eur J Vas Endovasc Surg, 2007, 33（Suppl）：S1-S75.

[20] Sillesen HH. Peripheral vascular disease//Holt RIG, Cockram CS, Flyvbjerg A, et al. Textbook of diabetes. 4th ed. Oxford：Blackwell, 2010：710-724.

[21] Piaggesi A, Viacava P, Rizzo L, et al. Semi-quantitative analysis of the histopathological features of the neuropathic foot ulcers：effects of pressure relief. Diabetes Care, 2003, 26（11）：3123-3128.

[22] Vileikyte L. Stress and wound healing. Cin Dermatol, 2007, 25（1）：49-55.

[23] 李翔，许樟荣 .2011 年国际糖尿病足工作组特别指南介绍. 中华糖尿病杂志，2011，3（4）：353-354.

[24] Lipsky BA, Berendit AR, Cornia PB, et al. Executive summary：2012 Infectious diseases society of America clinical practice guideline for the diagnosis and treatment of diabetic foot infections. Clin Infect Dis, 2012, 54（12）：1679-1684.

[25] 许樟荣，王玉珍. 美国感染性疾病学会 2012 年糖尿病足溃疡合并感染的临床诊治指南介绍. 国际内分泌代谢杂志，2012，32（5）：303-305.

[26] Sotto A, Richard JL, Jourdan N, et al. Miniaturised oligonucleotide arrays：a new tool for discriminating colonization from infection due to Staphylococus aureus in diabetic foot ulcers. Diabetes Care, 2007, 30（8）：2819-2828.

[27] Jeffcoate WJ, Lipsky BA, Berendt AR, et al. Unresolved issues in the management of ulcers of the foot in diabetes. Diabet Med, 2008, 25（12）：1380-1389.

[28] 李兰，王椿，王艳，等. 自体富血小板凝胶治疗糖尿病慢性难愈合皮肤溃疡的住院时间和住院费用分析. 四川大学学报（医学版），2012，43（5）：762-765.

[29] 牛文芳，许樟荣. 封闭式负压引流促进糖尿病足溃疡愈合的研究进展. 中国糖尿病杂志，2012，20（3）：229-231.

[30] Jiang Y, Huang S, Fu X, et al. Epidemiology of chronic cutaneous wounds in China. Wound Rep Reg, 2011, 19（2）：181-188.

[31] 李翔，肖婷，王玉珍，等 .139 例糖尿病足溃疡患者的死亡率及伴有并发症分析. 中华内分泌代谢杂志，2011，27（2）：128-133.

第七篇

与高血压相关的临床病例的处理技巧（理论与实践）

CME TEXTBOOKS NATIONAL PROJECT

第36章 心源性晕厥原来另有原因——高血压、冠心病合并阻塞性睡眠呼吸暂停综合征一例

马庆春
北京大学人民医院

一、病例资料

患者男性，64岁，主因“间断发作胸闷伴意识丧失3年”收入院。患者3年前间断出现夜间睡眠时胸闷致醒，伴心悸、大汗，无胸痛，坐起活动后突发意识丧失，予硝酸甘油舌下含服3~5分钟后意识恢复，清醒后未诉胸闷，遂由“120”送至我院急诊，测血压160/100 mmHg，心电图示Ⅱ、Ⅲ、aVF、V_3~V_6导联ST段压低、T波倒置，心肌梗死三项肌钙蛋白I（TnI）升高，最高为1.6 ng/ml，诊断为“冠状动脉粥样硬化性心脏病，急性非ST段抬高型心肌梗死，心源性晕厥”，入院后行冠状动脉造影未见明显异常，考虑为冠状动脉粥样硬化性心脏病，冠状动脉痉挛，心源性晕厥。予冠状动脉粥样硬化性心脏病二级预防并给予地尔硫䓬抗冠状动脉痉挛治疗，病情缓解后出院。以后仍有多次类似发作，发作无规律，或数月1次，或1周数次。3年间3次住院，2次出现非ST段抬高型心肌梗死，3次冠状动脉造影，仅第二次冠状动脉造影显示前降支近段30%狭窄，余未发现异常，未干预。尽管坚持地尔硫䓬用到60 mg，每天3次，近3年来上述症状仍有发作。患者反复就诊希望查找病因。

既往史、个人史：高血压病史30余年，入院前服用替米沙坦80 mg，每天1次，诉血压控制在120~130/60~70 mmHg。脑梗死病史5年，治疗后无后遗症。否认糖尿病、高脂血症病史。吸烟史40年，每天60支，已戒烟6年。

查体：血压130/80 mmHg，神清，精神可，双肺呼吸音清，心率75次/分，律齐，各瓣膜区未闻及杂音。腹软，无压痛。双下肢无水肿。

入院心电图：窦性心律，大致正常心电图。

3年间住院期间各项检查结果如下。颈动脉超声示右侧颈总动脉上段及膨大处混合斑，左侧颈总动脉内中膜稍厚。颈椎X线片示颈椎骨质疏松，颈椎退行性骨关节病。直立倾斜试验阴性。腹部B超未见异常。心肌核素结果显示左心室下后壁血流灌注减低。平板运动试验阳性。颅内磁共振血管成像（MRA）示：颅内动脉走行略显僵硬，双侧颈内动脉颅内段，大脑前动脉、大脑中动脉、椎动脉、基底动脉及大脑后动脉血流信号连续，未见动脉瘤及动静脉畸形。胸部X线片示两肺未见异常，心影不大。超声心动图示左心室舒张功能减退。肺栓塞计算机体层摄影（CT）未见肺栓塞。HOLTER未见异常。

二、病例问题及临床思路

患者反复出现夜间憋醒，胸闷，随即出现意识丧失，3 年间 3 次住院，患者每次发作后急诊就诊均出现血压升高，心电图的动态演变为发作时Ⅱ、Ⅲ、aVF、$V_4 \sim V_6$ 导联 ST 段压低，T 波倒置，而不发作时心电图完全正常。3 次住院期间有 2 次有明显的心肌酶升高，能明确诊断非 ST 段抬高型心肌梗死。但为什么患者平时无不适症状，因为冠状动脉造影显示无明显动脉狭窄，所以考虑患者存在冠状动脉痉挛，在冠状动脉粥样硬化性心脏病二级预防除降压、抗血小板和他汀治疗的同时加钙通道阻滞药地尔硫䓬 60 mg，每天 3 次。但患者仍毫无预兆出现夜间发病。从晕厥原因入手考虑：发病的临床特点及临床检查不符合神经源性晕厥、肺栓塞、肥厚性心肌病等方面的疾病，也没有心律失常的任何证据。因考虑患者总在夜间发病，临床问诊患者打鼾情况，患者自述不打鼾，家属反映患者虽然打鼾声音不大，但是睡眠中有呼吸暂停。于是给患者做多导睡眠监测后发现，患者有严重的阻塞性睡眠呼吸暂停综合征（OSAS），夜间最低血氧饱和度仅 68%，睡眠呼吸暂停低通气指数 57 次/小时，平均血氧饱和度 81%。患者住院期间夜间发作时也监测到在低氧事件发作时的心电图与静息时心电图有明显的动态改变，患者清醒后心电图恢复。与患者每次发作时情况相仿。至此明确此患者因阻塞性睡眠呼吸暂停夜间出现间歇性低氧导致冠状动脉痉挛以致严重到发生非 ST 段抬高型心肌梗死。因此针对此情况，在内科治疗的基础上，给予连续气道正压通气（CPAP）治疗，以后患者未再出现类似事件。

三、讨　　论

阻塞性睡眠呼吸暂停低通气综合征最主要的特征就是在睡眠过程中反复发作的间歇性低氧。间歇性低氧发作时增加外周化学感受敏感性，从而增加交感神经的活性；间歇性低氧激活一系列导致血管收缩的神经内分泌因素，如增加肾素-血管紧张素-醛固酮系统的活性，增加循环和组织因子活性氧（ROS），内皮素（ET）-1，从而增加了血管收缩性，引起血压升高。通过以上机制导致高血压，糖尿病，高脂血症，成为导致冠状动脉粥样硬化性心脏病的间接原因。间歇性低氧还导致动脉粥样硬化，在这个过程中间歇性低氧导致的内皮损伤是关键因素，有研究表明，暴露于 IH 的小鼠主动脉内膜、中膜厚度增加并出现粥样斑块。通常情况下，呼吸暂停后期心率增快、血压升高，心肌氧需求量增加到最大，而冠状动脉痉挛，从而造成心肌需氧和供氧失衡而造成心绞痛，而本例患者因冠状动脉痉挛，血管阻塞数次引起心肌梗死、心源性晕厥。给予 CPAP 治疗后未再出现晕厥现象。Hanly 等也观察到严重 OSAS 患者中约有 1/3 出现 ST 段压低，CPAP 治疗睡眠呼吸暂停期间，夜间心绞痛和 ST 段压低消失。

从本病例我们体会到应高度重视 OSAS 对高血压、冠状动脉粥样硬化性心脏病的影响，其严重程度不仅仅血管收缩压升高，甚至导致严重的冠状动脉事件影响患者的预后，特别对夜间发作性疾病应想到是否合并睡眠呼吸暂停。

参考文献

[1] Bouloukaki I, Mermigkis C, Kallergis EM, Obstructive sleep apnea syndrome and cardiovascular disease: the influence of C-reactive protein. World J Exp Med, 2015, 5 (2): 77-83.

[2] Kohli P, Balachandran JS, Malhotra A. Obstructive sleep apnea and the risk for

cardiovascular disease. Curr Atheroscler Rep, 2011, 13 (2): 138-146.

[3] Xie X, Pan L, Ren D. Effects of continuous positive airway pressure therapy on systemic inflammation in obstructive sleep apnea: a meta-analysis. Sleep Med, 2013, 14 (1): 1139-1150.

[4] Nadeem R, Molnar J. Madbouly EMSerum inflammatory markers in obstructive sleep apnea: a meta-analysis. J Clin Sleep Med, 2013, 9 (10): 1003-1012.

[5] Baessler A, Nadeem R, Harvey M. Treatment for sleep apnea by continuous positive airway pressure improves levels of inflammatory markers -a meta-analysis. J Inflamm (Lond), 2013, 10: 13.

CME TEXTBOOKS NATIONAL PROJECT

第37章 反复发作性血压升高伴心悸、手抖一例

刘　靖　姚丽霞　王阳阳　邓利华
北京大学人民医院

一、病例资料

患者男性，61岁，主因“血压波动1个月余，心悸2天”入院。患者于1个月前无明显诱因出现头晕、双手抖动，测血压214/90 mmHg，无头痛、肢体活动障碍及意识障碍，无胸闷、胸痛、黑矇，自行含服卡托普利12.5 mg，30分钟后症状渐缓解，测血压160/80 mmHg，至北京世纪坛医院就诊，完善各项检查均未发现异常。此后多于晨起及午睡后出现血压波动，最高可达210/110 mmHg，含服卡托普利后血压可降至160/80 mmHg。近1个月来上午血压一般在（100~110）/（50~70）mmHg，下午血压（130~140）/（70~80）mmHg，午睡后血压>140/80 mmHg即自行口服福辛普利片1片。2天前无明显诱因出现心悸，自述心率可达110~120次/分，测血压140/70 mmHg左右，自行服用比索洛尔1.25 mg及硝酸甘油喷雾剂，30分钟后心悸症状缓解，2天来上述症状发作2次，为进一步诊治来我院。发病来，患者意识清楚，精神可，饮食、睡眠尚可，大小便无异常。

既往糖尿病史5年。口服二甲双胍500 mg，每天2次；阿卡波糖50 mg，每天3次。空腹血糖6~7 mmol/L。餐后血糖未监测。3年前因冠状动脉粥样硬化性心脏病、心绞痛行冠状动脉造影术左主干置入支架1枚。无吸烟史，无饮酒史，无家族性遗传病、传染病史，无早发冠状动脉粥样硬化性心脏病家族史，无高血压家族史，无糖尿病家族史。

二、体格检查

体温36.8℃，脉搏58次/分，呼吸18次/分，血压130/70 mmHg。

一般情况好，全身皮肤黏膜未见皮疹及出血点。浅表淋巴结未触肿大。双肺呼吸音清，未闻及干湿性啰音。心前区无隆起，无抬举性心尖冲动，未触及震颤，叩诊心界无扩大，听诊心率58次/分，律齐，S1、S2无增强，各瓣膜听诊区未闻及杂音及附加音。腹平软，无压痛、反跳痛及肌紧张，肝、脾肋下未触及。双下肢无凹陷性水肿。

三、辅助检查

1. 心电图　窦性心律，心率58次/分，Ⅰ、aVL、Ⅱ、Ⅲ、aVF导联ST段压低0.05~0.15 mV。

2. 胸部X线片　胸部X线片（2015-10-01）未见明显异常。

3. 腹、肾上腺、肾动脉彩色超声　肝、胆、胰、脾、肾未见明显异常，双侧肾上腺未见明显异常，双侧肾（肾门）动脉血流阻力指数增高。

4. 动态心电图　全天心律性质为窦性心律，平均心率为 67 次/分，最快心率 84 次/分，发生于05:12:10 时，为窦性心率，最慢心率 56 次/分，为窦性心动过缓，房性期前收缩 7435 次，室性期前收缩 1 次，ST 段下降 0.05~0.1 mV，T 波无明显病理改变。

5. 动态血压监测　24 小时动态血压曲线呈非杓形分布；全天血压间断轻、中、重度升高，以收缩压为主；无晨起高血压现象。

6. 生长抑素类似物奥曲肽显像　双侧肾上腺区生长抑素受体表达增高，不除外肾上腺髓质增生可能。

四、实验室检查

血常规示白细胞 7.33×10^9/L，血红蛋白 156 g/L，血小板 243×10^9/L；尿常规未见异常；生化示丙氨酸转氨酸 21 U/L、天冬氨酸转氨酶 21 U/L、总蛋白 66.1 g/L、白蛋白 31.3 g/L、肌酐 88 μmol/L、尿酸 405 μmol/L、血糖 4.07 mmol/L、总胆固醇 4.91 mmol/L、三酰甘油 1.19 mmol/L、低密度脂蛋白胆固醇 3.39 mmol/L、高密度脂蛋白胆固醇 0.99 mmol/L。心肌损伤标志物阴性；电解质示 K^+4.46 mmol/L、Na^+ 139.6 mmol/L、Cl^-102.9 mmol/L；凝血分析未见异常；甲状腺功能未见异常；肾素-血管紧张素-醛固酮系统测定卧、立位均正常范围；血、尿儿茶酚胺（表 7-37-1，表 7-37-2）。

表 7-37-1　血儿茶酚胺测定（pg/ml）

激素类型	参考值	2015-11-09 20:54（症状发作）	2015-11-13 12:24（症状发作）	2015-11-13 17:55（症状发作）	2015-11-17 11:31（症状发作）
肾上腺素	0~100	56.95	16.33	48.28	47.96
去甲肾上腺素	0~600	381.41	210.06	225.27	148.72
多巴胺	0~100	13.52	83.08	167.55（↑）	60.83

表 7-37-2　尿儿茶酚胺测定（μg/24 h）

激素类型	参考值	2015-11-11	2015-11-12	2015-11-13
肾上腺素	0~150	7.87	14.64	11.10
去甲肾上腺素	0~50	60.54	32.72	39.35
多巴胺	0~500	192.19	176.51	248.47

五、诊 治 经 过

入院后给予氯沙坦 50 mg，每天 1 次；比索洛尔 2.5 mg，每天 1 次；阿托伐他汀 20 mg，每晚 1 次；阿司匹林0.1 g，每天 1 次；二甲双胍 0.5 mg，每天 2 次；阿卡波糖 50 mg；三餐时口服以降压、降脂、抗栓、降糖等治疗。患者住院第 9 天突发头晕，伴出汗、心悸、腹痛不适，测血压明显升高 200~220/100~110 mmHg，患者情绪紧张、焦虑，安抚患者后嘱其绝对卧床，留取血儿茶酚胺并予卡托普利 12.5 mg 含服，同时口服常规氯沙坦 25 mg，15 分钟后复测血压 180/85 mmHg，患者诉头晕不缓解，患者情绪焦虑明显，反复自测血压，半小时后再次测血压 200/100 mmHg，患者躁动、反复诉头晕，予床旁监测血压，乌拉地尔每小时 6 ml 持续泵入降压，15 分钟后再次测血压 160/80 mmHg。住院期间患者反复多次突发头晕，症状同前，高度怀疑嗜铬细胞瘤可能性，期间多次复查心电图无动态改变、心肌损伤标志物无异常，发作期间多次查血、尿儿茶酚胺未见异常。进一步行生长抑素类似物奥曲肽同位素示踪显像示双侧肾上腺区生长抑素受体表达增高，不除外肾上腺髓质增生可能，但未见典型嗜铬细胞瘤影像学特征。因多次巡视病房发现患者情绪明显焦虑，焦虑与血压升高、不适症状明显相关，遂请精神科会诊。

精神科会诊发现，患者意识清楚，定向力完整，接触交谈合作。患者诉每次发作时手麻、心慌、头皮发麻、无力、出汗，伴有排便感、濒死感。发作时紧张明显，担心医生处理不及时会死在医院。发作之后症状缓解，但“时时刻刻在观察自己，观察有没有手麻之类的迹象，以便及早发现及早治疗”。焦虑明显，频繁要求测血压，担心稍慢一点儿即会酿成大祸，过分关注自己身体，时时注意身体指标。诊断考虑焦虑状态、惊恐发作可能性大。建议发作时给予劳拉西泮 0.5 mg，必要时，舍曲林 25 mg，每天 1 次起，如无明显不适可第 3 天后加量至 50 mg，每天 1 次。服药期间注意复查肝及肾功能、血常规及电解质。

鉴于患者多次于症状发作中测血、尿儿茶酚胺未见异常，结合患者起病特点、辅助检查结果及精神科会诊意见，考虑严重焦虑导致惊恐发作，致血压波动可能性大，遵精神科意见在降压基础上加用舍曲林及劳拉西泮稳定情绪，患者血压逐渐趋于平稳，病情好转出院。

六、当前诊断

高血压病（药物控制后正常，极高危）；惊恐障碍（间歇发作性焦虑）；冠状动脉性心脏病[心界不大，窦性心律，心功能 I 级（NYHA 分级），冠状动脉介入治疗（PCI）术后]；2 型糖尿病；周围动脉粥样硬化症（颈动脉）；高脂血症。

七、分析与讨论

以发作性血压升高，伴心悸、出汗、手抖等症状为主要表现的高血压患者，临床中需排查有无嗜铬细胞瘤的可能。嗜铬细胞瘤是肾上腺髓质或肾上腺外组织释放儿茶酚胺导致血压升高、心动过速等临床表现。嗜铬细胞瘤的诊断主要通过发作时测定血浆儿茶酚胺水平或尿液中儿茶酚胺及代谢产物水平增高来判定。近年来通过亲嗜铬组织的同位素示踪技术可以准确对嗜铬细胞瘤进行定位诊断，从而为手术治疗提供依据。尿儿茶酚胺（CA）代谢产物香草基杏仁酸（VMA）、3-甲氧基肾上腺素（MN）和甲氧基去甲肾上腺素（NMN）及其总和（TMN）均可升高，常在正常高限的 2 倍以上。阵发性者仅在发作后才高于正常。大多数嗜铬细胞瘤患者发作时尿 CA 明显增高，常大于 1500 nmol/d（250 μg）。^{131}I-间碘苄胺（MIBG）闪烁扫描对肾上腺外、多发或恶性转移性嗜铬细胞瘤病灶的定位有较高诊断价值，同时具有定性和定位意义，但对低功能肿瘤的显像较差，而且受多种药物如利舍平、可卡因、三环类抗抑郁药等影响致假阴性，故应在检查前 1 周停用，并在检查前服用复方碘液保护甲状腺。而嗜铬细胞瘤等肿瘤组织表面由于有生长抑素受体过度表达，近年来开发出生长抑素类似物奥曲肽同位素示踪技术，奥曲肽显像剂被引入体内后，与肿瘤表面的生长抑素受体特异性结合，从而使肿瘤显像，称为奥曲肽显像 $^{99}Tc^{m}$-HTOC，可以协助嗜铬细胞瘤诊断。该方法相对于间碘卞胍法，优势在于不需要停用前述药物。$^{99}Tc^{m}$-HTOC 显像对异位于心脏的嗜铬细胞瘤和恶性多发病灶的诊断明显优于^{131}I-MIBG，但对肾上腺来源的嗜铬细胞瘤的检出敏感性低，不如^{131}I-MIBG，且存在近 20%的假阳性。需结合其他影像学及血、尿生化检查确立该诊断。

但在确立嗜铬细胞瘤诊断之前，尚需排除“假性嗜铬细胞瘤”，尤其是对于发作不典型，或虽然症状典型，但是无高儿茶酚胺血症表现时需加以考虑。导致“假性嗜铬细胞瘤”的疾病或临床情况包括焦虑状态、高儿茶酚胺的原发性高血压，高通气状态、大量咖啡摄入、戒酒综合征、自发性癫痫、甲状腺功能亢进等，临床中需加以鉴别。其中焦虑以及惊恐发作尤其值得重视。

在综合医院门诊患者中，心理障碍发病率为 10%～20%，住院患者中可达 20%～50%。惊恐发作的终身患病率为 3. 5%～3. 8%。本病常呈慢性病程，不经药物干预很少自然缓解。惊恐发作是焦虑症的一种表现形式，亦称为急性焦虑发作。患者突然发生无明确原因的强烈不适，恐惧、紧张不安，并有运动型不安和自主神经功能亢进，躯体症状表现为胸闷、出汗、胃不适、颤抖、手足发麻、濒死感、可伴有高血压、心动过速、心悸等表现，心电图可见继发性心肌缺血改变，易被误诊为高血压病或心脏疾病。静脉注射地西泮对于惊恐发作疗效显著，β 受体阻滞剂可减轻自主神经功能亢进症状，选择性 5-羟色胺再摄取抑制剂、三环类抗抑郁药、苯二氮䓬类药物具有很好的疗效。

而焦虑的患者在发现有高血压病以后因对疾病的过度担心又可以加重焦虑的程度。临床可见到患者有同事、亲人因高血压病、心脑血管病突然死亡而对高血压病产生恐惧。在其被诊断为高血压病之后过分关注自己的病情或对病症发作感到恐惧、忧虑甚至产生死亡恐怖和疑病观念。在高血压病中期阶段可呈明显发作性的焦虑和忧郁，亦可伴兴奋，烦躁和不安。临床常常听到患者诉说：“我为什么这么倒霉，我家里兄妹几个就我有高血压。”有的对高血压的危害不了解，常把一些因心理焦虑引起的自主神经功能紊乱而表现出的多种不适症状误认为是高血压引起的。因此对高血压过分恐惧甚至提出“这个病让我有点生不如死！是否会对生命有影响？如果有，还可以活多久?”等恐惧问题。有的患者，发生一次脑血管病后，常常对血压过分关注，每天测十多次血压。血压稍有升高，就十分害怕，赶紧吃药；由于服药量过多，血压过低，导致血压忽高忽低，无所适从，内心十分紧张，整天处于焦虑状态。从此陷入“疾病角色”。由于需要每天坚持服药，改变了以往的习惯而感到不适应。因此表现为对家庭生活的满意度下降，对身体过度担忧。有的是因为对终身服药可能产生的药物不良反应的恐惧而不愿服药。

本例患者入院后在日常查房中发现患者存在焦虑，情绪不稳定，十分关注自己的血压变化，反复呼叫医护人员测量血压。多次在情绪波动时血压升高明显，伴手抖、心悸、出汗等不适，曾一度高度怀疑嗜铬细胞瘤，但多次症状发作中测血、尿儿茶酚胺及代谢产物大致正常，奥曲肽显像未见典型嗜铬细胞瘤表现，故不支持嗜铬细胞瘤诊断。结合精神科会诊意见，考虑惊恐障碍致情绪波动所致血压升高、症状发作可能，加用抗焦虑药物并给予心理疏导后，患者血压逐渐趋于平稳。

该病例提示，在高血压诊疗过程中应适当关注患者心理状态的改变，对于怀疑存在心理障碍的患者，应当及时请心理专科会诊协助诊断与治疗。当然，该患者奥曲肽显像提示不除外肾上腺髓质增生可能，在抗焦虑治疗过程中，仍需密切随诊，动态了解患者的血压控制状况。如仍反复出现发作性血压升高，必要时需考虑行^{131}I-MIBG 等检查进一步明确诊断。

高血压合并冠状动脉粥样硬化性心脏病案例分析

第38章

马玉良
北京大学人民医院

一、临床资料

患者男性，主因“间断活动后胸闷、憋气半年，加重伴夜间憋醒1周”于2014年8月6日收住我院。患者半年前活动时出现胸闷、憋气，平地行走300~400米即出现症状，未予重视。1周前于外地（海拔约1000米）旅游期间，夜间睡眠时突然出现胸闷、憋气伴大汗，不能平卧，坐起后2~5分钟稍缓解，躺下5分钟内症状再次发作，无胸痛、心悸、咳粉红色泡沫痰等。就诊于当地医院，考虑“上感”，予以抗炎对症处理。1周来反复出现活动后胸闷、憋气，活动耐力下降，为进一步诊治收入我院。既往夜间睡眠打鼾10余年；发现血压升高1周，最高135/105 mmHg，未诊治。否认吸烟史，饮酒20年，平均40 g/d。父亲44岁时因“心肌梗死”行冠状动脉搭桥手术；父亲和姑姑均患有高胆固醇血症。

查体：体温36.4℃，脉搏105次/分，呼吸18次/分，血压125/105 mmHg，体质量指数（BMI）34 kg/m^2。双肺呼吸音粗，未闻及干湿啰音；心界增大，心率105次/分，律齐，各瓣膜听诊区未闻及杂音；腹部查体（-）。双下肢无水肿。

实验室检查：血红蛋白162 g/L、肌酐81 μmol/L、胆固醇8.11 mmol/L、低密度脂蛋白胆固醇7.3 mmol/L、三酰甘油2.04 mmol/L、高密度脂蛋白胆固醇0.8 mmol/L、血糖5.1 mmol/L。心肌损伤标志物中肌红蛋白28.8 ng/ml、肌钙蛋白0.055 ng/ml（0~0.034 ng/ml）、CK-MB 1.1 ng/ml。其他：甲状腺功能（-），HbA1c 6.3%。

心电图示窦性心律，V_2导联r波纤细。胸部X线片示双肺下野少量渗出，心影增大，双侧少量胸腔积液。超声心动图示左心室壁运动弥漫性减低，全新扩大，左心室收缩及舒张功能减退，左心室舒张末内径（LVDd）6.5 cm，左心室射血分数（LVEF）34.2%。双核素检查示左心室增大伴收缩功能减低，部分前壁及后壁血流灌注减低，考虑缺血性改变，LVEF 30%。睡眠呼吸监测示重度阻塞性睡眠呼吸暂停综合征（OSAS）伴低氧血症。

二、诊疗措施

介入治疗：冠状动脉造影示严重三支病变，前降支中段及右冠远段完全闭塞，回旋支中段严重狭窄。于前降支、右冠状动脉共植入4枚支架。

药物治疗及选择：阿司匹林100 mg，每天1次；氯吡格雷75 mg，每天1次；培哚普利4 mg，每天 1 次；比索洛尔5 mg，每天 1 次；呋塞米 10 mg，每天 1 次；螺内酯 20 mg，每天 1 次；瑞舒伐他汀 10 mg，每晚 1 次。

三、随　　访

出院后患者症状明显缓解，增加活动量及控制饮食，半年后体重减低 20 kg。超声心动图随访见表 7-38-1。患者半年后随访诉未再发作胸闷、憋气等不适，但偶尔感头晕，尤其坐位到直立状态明显，多次测血压 95～105/60～70 mmHg，于是调整药物为阿司匹林 100 mg，每天 1 次；氯吡格雷75 mg，每天 1 次；培哚普利 2 mg，每天 1 次；比索洛尔 5 mg，每天 1 次；瑞舒伐他汀 10 mg，每晚 1 次。随访过程中血压恢复至 120/70 mmHg，未再发作头晕症状；体力活动明显改善，自诉每天跑步>10 000 米。

表 7-38-1　超声心动图随访

入院日期	LVDd（cm）	LVEF（%）	MOD-sp4（%）
2014. 8. 8	6. 5	34. 7	34. 2
2014. 10. 15	6. 5	52. 3	
2015. 3. 31	6. 3	54. 5	
2015. 12. 9	5. 6	57. 5	

注：LVDd，左心室舒张末内径；LVEF，左心室射血分数

四、讨　　论

本例患者为 1 例典型的高血压合并冠状动脉粥样硬化性心脏病患者，就诊时主要表现为心力衰竭症状，心力衰竭原因考虑为缺血性心肌病。根据影像学资料，患者前降支闭塞但前壁区域有存活心肌，因此该患者的治疗应包括血运重建、二级预防药物治疗和改善生活方式。本文即对患者二级预防中非常重要的一环——高血压的控制进行重点阐述。

首先，降压药物种类的选择。高血压合并缺血性心力衰竭患者，其治疗目标包括维持血流动力学稳定、缓解临床症状以及改善临床预后和提高生存率。目前指南推荐改善心力衰竭的预后药物，同时也是降压药物，在此情况下不同种类的降压药物的临床获益还是存在不同的类效应的。①利尿剂用以降低血压、改善容量负荷和缓解心力衰竭症状。噻嗪或噻嗪类利尿剂用于心功能 NYHA Ⅰ~Ⅱ级患者。心功能Ⅲ~Ⅳ级或合并肾功能不全［肾小球滤过率（GFR）<30 ml/（min·1. 73m^2）］推荐使用袢利尿剂。②血管紧张素转换酶抑制剂（ACEI）、血管紧张素受体拮抗药（ARB）用以降低左心室重构、改善缺血预适应、降低血管紧张素Ⅱ诱发的血管收缩、抑制缓激肽降解而增加氧化亚氮等。基于大量的循证医学证据，ACEI 显著改善缺血心肌的心脏功能，不能耐受 ACEI 患者推荐使用 ARB。③β 受体阻滞剂减慢心率、负性肌力，用以降低心肌耗氧和降低血压。基于目前循证医学证据，β 受体阻滞剂中 4 种药物降低心力衰竭患者死亡率，包括卡维地洛、琥珀酸美托洛尔（缓释片）、比索洛尔和奈比洛尔。④醛固酮受体拮抗药在降压治疗时保钾利尿剂，兼有抑制心肌纤维化作用。研究发现，螺内酯和依普利酮有降低心血管死亡和心力衰竭住院率。此类药物推荐用于 LVEF≤35%，NYHA Ⅱ~Ⅳ级患者。综上所述，高血压合并慢性心力衰竭患者降压药

物选择，2015 年美国心脏协会（AHA）/美国心脏学会（ACC）/美国高血压学会（ASH）冠状动脉疾病患者降压治疗的科学声明推荐，首选利尿剂、ACEI/ARB、β 受体阻滞剂和醛固酮受体拮抗剂。本例患者最终用药，也符合以上选药原则。

其次，降压目标的设定。针对心力衰竭患者血压控制目标，由于并无确切的数据支持，2015 的科学声明做出保守的推荐为血压控制<140/90 mmHg，但是建议进一步降低血压<130/80 mmHg 也可以考虑，具体目标应更加个体化。最新的 SPRINT 纳入高血压合并高危心血管病风险患者，与标准治疗组（收缩压<140 mmHg）相比，强化降压治疗（收缩压<120 mmHg）降低 25%的心血管复合终点（0.64 与 0.89 比较，$P<0.001$），降低 27%的全因死亡（0.60 与 0.90 比较，$P=0.003$）。最新降压治疗 meta 分析发现，相对于标准降压（平均 140/81 mmHg），强化降压治疗（平均 133/76 mmHg）相对降低 14%的主要心脏不良事件、13%的心肌梗死、22%的脑卒中、10%的蛋白尿和 19%的视网膜病变进展。提示进一步降低血压，有益于患者的临床预后。但是需要注意的是，在这两项研究中直立性低血压在强化治疗组更加常见。而且对于冠状动脉粥样硬化性心脏病患者，一定的舒张压水平对维持冠状动脉灌注非常重要，因此在降压治疗过程中尽量避免舒张压<60 mmHg，尤其是 60 岁以上收缩期高血压患者。临床实际应根据患者临床症状、体征仔细评估，个体化处理，将患者血压控制在能够耐受的合理范围。该患者出院后随诊过程中，出现了血压偏低和直立性低血压症状，因此减少了降压药物种类和剂量，使血压维持在 120/70 mmHg，随访过程中取得了良好的效果。

总之，高血压合并冠状动脉粥样硬化性心脏病是一类特殊症候群，对此类患者的降压治疗已有大量临床证据，降压目标和降压药物的选择也有明确推荐。临床工作中应根据患者所处的不同临床阶段，安全、合理地选择降压药物，合理控制血压目标，从而改善患者的临床预后。

参考文献

[1] Yancy CW, Jessup M, Bozkurt B, et al. 2013 ACCF/AHA Guideline for the Management of Heart Failure: a report of the American College of Cardiology Foundation/American Heart Association Task Force on Practice Guidelines. J Am Coll Cardiol, 2013, 62 (16): e147-e239.

[2] 中华医学会心血管病学分会，中华心血管病杂志编辑委员会. 中国心力衰竭诊断和治疗指南 2014. 中华心血管病杂志，2014，42（2）：98-122.

[3] Rosendorff C, Lackland DT, Allison M, et al. Treatment of hypertension in patients with coronary artery disease: a scientific statement from the American Heart Association, American College of Cardiology, and American Society of Hypertension. J Am Coll Cardiol, 2015, 65: 1998-2038.

[4] The SPRINT Research Group, Wright JT Jr, Williamson JD, et al. A randomized trial of intensive versus standard blood pressure control. N Engl J Med, 2015, 373 (22): 2103-2116.

[5] Xie X, Atkins E, Lv J, et al. Effects of intensive blood pressure lowering on cardiovascular and renal outcomes: updated systematic review and meta-analysis. Lancet, 2016, 387 (10017): 435-443.

CME TEXTBOOKS NATIONAL PROJECT

多发性大动脉炎一例

第39章

喜　杨
北京大学人民医院

一、病例摘要

患者女性，14岁。主因"发现左心室肥厚7年，血压升高4年，心悸3周"入院。患者7年前因视物模糊就诊于当地医院，眼底检查提示眼底血管出血，后于治疗前完善心电图检查时发现左心室增大（血压不详），当时无头晕、头痛，未予重视。5年前就诊于外院，完善超声心动图检查提示室间隔及左心室肥厚、左心室扩大，二尖瓣、主动脉瓣轻度反流，射血分数（EF）51%（血压不详）；考虑遗传相关肥厚性心肌病，予营养心肌治疗，此后规律复查，心电图、超声心动图较之前无明显变化。4年前偶测血压发现血压增高，最高170/110 mmHg，于当地医院行腹计算机体层摄影（CT）检查示右肾体积缩小、左肾多发结石。后于外医院测血压200/110 mmHg，肾彩色超声示右肾缩小，肾动脉彩色超声未见异常。考虑右肾发育不良、高血压、高血压心肌损害，予氨氯地平、奥美沙坦降压治疗。完善肾图检查见右肾缩小、血流灌注差、功能严重受损，右肾肾小球滤过率8 ml/min；完善动脉彩色超声示右髂动脉狭窄；免疫相关检查示ANA、ds-DNA升高。因考虑不符合狼疮，且大动脉炎诊断证据不充分，嘱其维持降压药物口服控制血压。此后患者长期口服氨氯地平、奥美沙坦、美托洛尔降压，间断更换氨氯地平为硝苯地平，血压可维持于140/80 mmHg。期间规律复查肌酐波动于57~93 mmol/L，尿蛋白（+/-），超声心动图提示左心室肥厚亦较前减轻。3周前间断出现发作性心慌、胸闷，发作时测心率、血压增快。现为进一步诊治收住院。自发病以来，有活动后右下肢疼痛，休息后可减轻；无发作性大汗、面色潮红，无多尿、发作性软瘫，无血尿、水肿等，精神、睡眠可，大小便正常，体重无明显下降。

既往史、个人史、家族史：4年半前右肱骨内上髁骨折；无肝炎病史及其密切接触史，无结核病史及其密切接触史，无手术史，无血制品输注史，无过敏史，预防接种史按计划进行。足月剖宫产，出生体重2.75 kg。父母体健。

二、体格检查

体温37℃，脉搏89次/分，呼吸18次/分，体质量指数（BMI）21.45 kg/m^2，血压150/95 mmHg（右上）、150/90 mmHg（左上）、110/65 mmHg（右下）、170/110 mmHg（左下）。

神清语明，全身皮肤、黏膜未见皮疹及出血点。浅表淋巴结未触肿大。双肺呼吸音清，未闻及干、湿性啰音。心率 89 次/分，律齐，各瓣膜听诊区未闻及异常心音及杂音。腹平软，无压痛、反跳痛及肌紧张，肝、脾肋下未触及，双下肢无水肿，右侧足背动脉、右股动脉搏动明显减弱。

三、辅助检查

1. 实验室检查 全血细胞分析示血红蛋白 119 g/L，红细胞平均体积 72.4 fL（↓），平均红细胞血红蛋白含量 24.5 pg（↓），余正常。丙氨酸转氨酶 15 U/L，天冬氨酸转氨酶 15 U/L，总蛋白 77.8 g/L，白蛋白 46.0g/L，肌酐 94 μmol/L（↑），尿酸 429 μmol/L（↑），低密度脂蛋白胆固醇 1.32 mmol/L（↓），直接胆红素 8.2 μmol/L（↑），估算的肾小球滤过率（eGFR）79.59 ml/(min·1.73m^2)。血清同型半胱氨酸 22.70 μmol/L（↑）。总铁结合力 5.03 μmol/L（↓），不饱和铁结合力 55.28 μmol/L（↑），铁蛋白 11.7 ng/ml（↓）。自身抗体谱抗内皮细胞抗体 1∶10 阳性。弥散性血管内凝血（DIC），糖化血红蛋白，甲状腺功能 5 项，脑钠肽（BNP），免疫球蛋白 A、G、M，补体 C3，补体 C4，抗链球菌溶血素“O”，类风湿因子，红细胞沉降率，尿、便常规无异常。尿微量白蛋白定量/肌酐比值 2.4 mg/g；24 小时尿蛋白 0.05 g/d。肾素-血管紧张素-醛固酮系统：肾素活性>24.00 ng/(ml·h)（↑），血管紧张素>800 pg/ml（↑），醛固酮 155 pg/ml（服用美托洛尔 25 mg，每天 2 次；氨氯地平 5 mg，每天 1 次；奥美沙坦 20 mg，每天 1 次）。

2. 影像检查

（1）心电图：左心室高电压（胸前导联 1/4 电压）。

（2）Holter：共记录心跳 129 510 次（23：59 时），窦性心律，平均心率 90 次/分；最快心率 133 次/分（12：53 时），最慢心率 66 次/分（04：13 时）；房性早搏 1 次，室性早搏 1 次；ST 段 J 点抬高，不除外早期复极。

（3）动态血压监测：24 h 动态血压呈非杓形分布；24 h 平均血压 132/75 mmHg；白天平均收缩压 137 mmHg，白天平均舒张压 80 mmHg；夜间平均收缩压 124 mmHg，夜间平均舒张压 64 mmHg；全天血压间断轻、中度升高；无晨起高血压现象（图 7-39-1）。

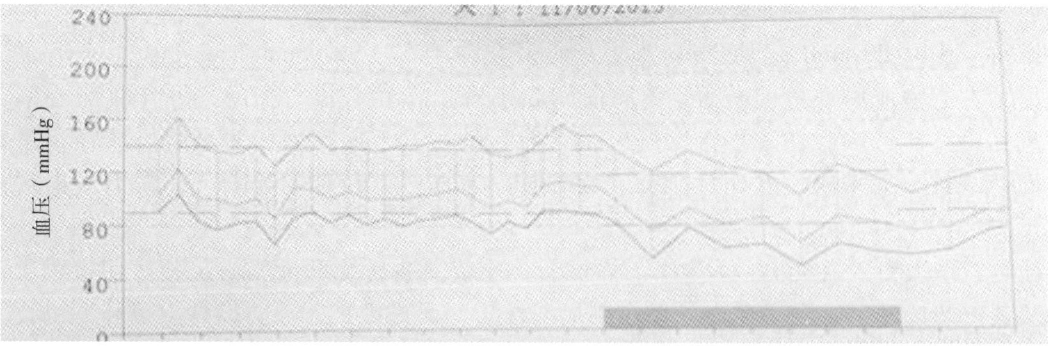

图 7-39-1 动态血压监测

（4）超声心动图：左心房前后径、主动脉根部内径、升主动脉内径、E/A 等无明显异常，余见表 7-39-1。

表 7-39-1　患者超声心动图结果

时间	室间隔（mm）	LV 后壁（mm）	LV 舒张末期内径（mm）	LVEF（%）	结论
2011-08	9	10	43	51%	二尖瓣、主动脉瓣少量反流
2011-10	12	12	46	53	二尖瓣、主动脉瓣及三尖瓣少量反流
2012-08	9	10	44	60	二尖瓣、主动脉瓣少量反流
2014-01	12	9	45	68	二尖瓣、三尖瓣少量反流
2015-01	11	12	45	67. 8	二尖瓣少量反流
2015-11	9	11	44	72. 3	二尖瓣少量反流

注：LV，左心室；LVEF，左心室射血分数

（5）肢体动脉功能检测：右上臂血压 143/78 mmHg，左上臂血压 140/77 mmHg，右踝血压 79/56 mmHg，左踝血压 115/68 mmHg；右侧脉搏波传导速度（PWV）693 cm/s，左侧 PWV 922 cm/s；右下肢踝肱指数（ABI）0. 55，左下肢 ABI 0. 80。

（6）腹及肾上腺超声：右肾 7. 5 cm×4. 0 cm×4. 2 cm，实质厚 1. 1 cm，左肾11 cm×5. 2 cm×5. 1cm，实质厚 1. 8 cm。

（7）动脉超声：腹主动脉、右侧髂总动脉，右侧肾动脉、右侧股总动脉、腘动脉缩窄，考虑大动脉炎可能，必要时与动脉肌纤维发育不良鉴别。肾动脉超声显示，右肾起始处肾动脉流速增高，轻度狭窄不除外。锁骨下动脉、上肢动脉、颈动脉超声未见明显异常。

（8）胸部 X 线正位片、头部计算机体层摄影（CT）：未见明显异常。

4. 既往检查结果

（1）腹部 CT（2013-3）：右肾体积缩小、左肾多发结石，双肾上腺（-）。

（2）腹彩色超声（2013-3）：右肾 7. 5 cm×2. 8 cm，左肾 11. 8 cm×5. 4cm。

（3）腹彩色超声（2013-5）：右肾 7. 7 cm×3. 3 cm×2. 4 cm，左肾 9. 9×5. 6 cm×4. 8 cm。

（4）肾动脉彩色超声（2013-5）：左肾动脉干流速 93 cm/s，右肾动脉干流速 74 cm/s。

（5）生化（2013-5）检查：K^+ 4. 6 mmol/l，肌酐 57 umol/l。

（6）24 小时尿蛋白（2013-5）：尿蛋白 0. 47 g/24 h，尿量 1250 ml/24 h。

（7）肾图（2013-5）：右肾小血流灌注差、功能严重受损，左侧肾小球滤过率 43 ml/（min · 1. 73 m^2），右侧 8 ml/（min · 1. 73 m^2）。

（8）肢体动脉彩色超声（2013-5）：右髂动脉狭窄，大动脉炎？颈动脉、锁骨下动脉未见异常。

（9）ANCA、C 反应蛋白、红细胞沉降率（2013-5）阴性；ANA 1∶100；ds-DNA 199 U/ml。

（10）心脏磁共振成像（2015-10）：左心房（31 mm）、左心室（47 mm）内径正常，左心室普遍偏厚（室间隔 12～15 mm，左心室游离壁 11～12 mm），射血分数 53. 8%，心肌收缩率、舒张期顺应性降低，无流出道狭窄。

四、入院诊断

血压升高原因待查（多发性大动脉炎）；视网膜血管畸形。

五、诊治经过与诊治思维

（一）简要治疗经过

1. 入院后继续药物治疗，进一步完善相关检查。

2. 入院时服用美托洛尔 25 mg，每天 2 次；氨氯地平 5 mg，每天 1 次；奥美沙坦 20 mg，每天 1 次，血压控制在 150/85 mmHg，心率 89 次/分；后调整药物为贝尼地平 8 mg，每天 1 次；奥美沙坦 20 mg，每天 1 次；美托洛尔 37. 5 mg，每天 2 次，血压控制在 130/60 mmHg，心率 76 次/分。

（二）病例讨论

本例患者为 14 岁女患儿，主因“发现左心室肥厚 7 年，血压升高 4 年，心悸 3 周”收入院。目前主要存在以下几个问题：①明确血压升高的原因是继发性还是原发性；②明确肾病变的原因是高血压造成肾损害还是肾动脉/肾疾病；③明确患者眼部病变的原因是与高血压相关还是视网膜血管畸形还是大动脉炎引起；④指导下一步诊治。

1. 眼科意见 大动脉炎时眼部主要表现为眼动脉供血不足，亦称无脉征，可有静脉迂曲扩张及血管瘤的形成等。但该患者的眼部病变不是眼缺血的表现，故患者眼部病变不是由大动脉炎引起。该患者在 2010 年的检查显示生理盲点扩大，考虑是由于高血压导致颅内压升高，进而导致的视盘水肿引起。另外，患者的视网膜动脉瘤也可由高血压解释。视网膜动脉瘤不是真性动脉瘤，而是高血压引起的囊性扩张。既往患者曾于外院诊断为视网膜炎等，综合患者情况，考虑该诊断不成立。该患者右眼自幼视力差，眼光不能矫正，右眼视力模糊 5 年，当时不合并头痛。查体双上肢脉搏正常搏动，双眼前段无异常。散瞳眼底示双眼视网膜动脉细，略迂曲，迂曲程度较 5 年前好转，眼底未见缺血性改变，双眼视盘边界清，色略淡，眼底未见其他活动性病变。印象示双眼底表现符合高血压诊断，目前不支持眼底缺血诊断。建议完善眼底相、眼底荧光血管造影、眼动脉血流、光学相干层析成像、视野。眼动脉血流和眼底血管造影可以鉴别是否是大动脉炎，光学相干层析成像观察黄斑功能。若患者肾功能不全不能行眼底血管造影，可以行眼底图检查。

2. 风湿免疫科意见 高血压一般引起双肾病变，该患者目前考虑肾病变引起血压升高。该患者的眼部病变考虑是高血压引起的，因为多发性大动脉炎时一般不会引起小动脉受累。综合患者目前情况，考虑多发性大动脉炎的诊断基本明确，目前为非活动期，确定下一步的治疗方案尤为重要。常规建议保留右肾，因为即使切除右肾，也不一定会使血压下降。建议结合外科意见综合考虑下一步治疗方案。若以内科治疗为主，可以考虑给予甲氨蝶呤 15 mg，每周 1 次，泼尼松 50 mg（10 片）/d。甲氨蝶呤需长期服用；但是泼尼松可引起血压升高等，使用时需密切监测。服用泼尼松 1 个月后，逐渐减量，每 2 周减半片。使用过程中监测血压等，3 个月时复查肝功能、血常规等。

3. 泌尿外科意见 患者目前的 eGFR 为 79. 59 ml/(min · 1. 73 m^2)，提示右肾仍有一定的肾功能，建议保留右肾。行血管造影及分段取血、肾磁共振成像或 CT 检查，以判断高血压是否由右肾引起，若是单纯的右肾病变引起则具备手术指征，但建议首先考虑血管外科的介入治疗，如果无效再行右肾切除。该患者目前不能单纯归因于右肾病变，自体右肾移植暂时无太大意义。该患者的肾图结果需进一步明确，必要时可复查。

4. 儿科意见 大动脉炎好发于儿童，6～10 岁多见，女性占 80%左右。儿童大动脉炎多与结核有关，占 80%。该患者既往曾出现自身抗体的增高，目前多发性大动炎诊断基本明确。建议筛查PPD等，以明确是否由结核引起。同时，可复查肾图，以便进一步明确肾功能情况。

5. 血管外科意见　该患者年龄小，仍处于生长发育期，因此目前暂不适合行动脉支架介入治疗。正常人腹主动脉直径约20 mm，该患者腹主动脉最狭窄处直径6 mm，严重狭窄，也可以引起血压升高。故切除右肾，血压不一定会下降。该患者右侧足背动脉、右股动脉搏动明显减弱。该患者需进一步明确腹主动脉狭窄部位，是在肾动脉开口处以下还是在其上方。若狭窄段在肾动脉开口处以下，则暂不考虑行介入治疗；患者下肢间歇性跛行可暂以锻炼为主，必要时加用西洛他唑改善下肢动脉供血以及阿司匹林等预防血栓形成。可考虑行大动脉计算机体层摄影血管成像（CTA）或磁共振血管成像（MRA）等检查，评估整体血管病变情况，进一步考虑是否有外科介入指征。目前建议先以内科治疗为主，外科干预主要为补救性措施，且外科治疗后容易复发。

6. 心内科意见　该患者年龄偏小，病情复杂，综合患者目前情况，考虑诊断为多发性大动脉炎。与患者家属充分沟通后，可考虑先给予免疫抑制治疗，同时完善CTA及肾磁共振成像等检查，观察血管狭窄程度，判断是否需行外科介入治疗。目前患者肾素水平增高明显，必要时可考虑行分段取血检查，判断肾素分泌来源。目前可予奥美沙坦，美托洛尔缓释片及钙通道阻滞药（CCB）降压治疗，同时观察肾素水平的变化。若给予抑制肾素的相关药物治疗后，患者肾素水平下降，必要时则可以考虑进一步行外科介入治疗。

六、多发性大动脉炎的相关知识点及专家点评

（一）概念及流行病学

多发性大动脉炎是指主动脉及其主要分支和肺动脉的慢性非特异性炎性疾病。其中以头臂血管、肾动脉、胸及腹主动脉及肠系膜上动脉为好发部位，常呈多发性，因病变部位不同而临床表现各异。可引起不同部位动脉狭窄、闭塞，少数可导致动脉瘤。本病多发于年轻女性。

（二）病理机制

多数学者认为本病为自身免疫性疾病，与体内免疫反应相关。

（三）有关多发性大动脉炎的临床表现与非典型临床表现

1. 头臂动脉型　颈动脉、锁骨下动脉、椎动脉狭窄和闭塞可引起短暂性脑缺血发作（TIA）等不同程度的脑缺血；严重者可有反复晕厥、抽搐、失语、偏瘫或昏迷。上肢缺血可出现单侧或双侧上肢无力、发凉、酸痛、麻木甚至肌肉萎缩。颈动脉、桡动脉和肱动脉可出现搏动减弱或消失，约半数患者于颈部或锁骨上部可听到二级以上收缩期血管杂音。

2. 胸-腹主动脉型　胸-腹主动脉型累及胸主动脉、腹主动脉甚至全主动脉。主要表现有头颈、上肢高血压及下肢供血不足的症状，如头痛、头晕、心悸、下肢发冷、间歇性跛行等。下肢皮温低，阻塞远端脉搏明显减弱或消失。阻塞部位可闻及收缩期血管杂音，上肢血压常明显升高。

3. 主-肾动脉型　主-肾动脉型主要累及主动脉、肾动脉。高血压为重要的临床表现，尤以舒张压升高明显，表现为头晕、心悸，因下肢缺血出现肢体乏力、发凉、间歇性跛行。上下肢血压相差>20 mmHg时提示主动脉有狭窄。大部分患者可于脐上闻及高调的收缩期杂音。

4. 肺动脉-冠状动脉型　肺动脉受累并不少见，可见于单侧或双侧肺叶动脉或肺段动脉，且为多发性病变。冠状动脉受累者少见。肺动脉瓣区可闻及收缩期杂音，肺动脉狭窄重的一侧呼吸

音减弱。

5. 广泛型 广泛型具有上述两种类型的特征，属多发性病变，多数患者病情较重。

（四）诊断方法

40 岁以下女性，具有下列表现一项以上者，应怀疑本病：单侧或双侧肢体出现缺血症状，动脉搏动减弱或消失，血压降低或测不出；脑动脉缺血症状，表现为颈动脉搏动减弱或消失，以及颈部血管杂音；近期出现的高血压或顽固性高血压，伴有上腹部二级以上高调血管杂音；不明原因低热，闻及背部脊柱两侧或胸骨旁、脐旁等部位或肾区的血管杂音，脉搏有异常改变者；无脉及有眼底病变者。

（五）检验方法

红细胞沉降率增快多提示疾病活动；C 反应蛋白提示本病活动的指标之一；眼底检查发现眼底改变为一种特异性改变；血管超声明确各动脉有无狭窄或闭塞；CTA 检查明确各动脉及其分支受累情况；血管造影明确狭窄部位、程度、侧支情况等。

专家点评：本例患者 7 年前因视物模糊就诊于当地医院时，完善心电图检查时发现左心室增大，曾于诊室测血压，发现血压增高，但未对血压异常情况予以重视。5 年前超声心动图检查提示室间隔及左心室肥厚、左心室扩大，二尖瓣、主动脉瓣轻度反流，此时仍未对血压情况进一步明确，而考虑遗传相关肥厚性心肌病，此后仅规律复查心电图、超声心动图等。该患者 4 年前偶测血压，明确血压增高，最高可达 170/110 mmHg；此时完善了有关高血压的部分相关检查，以及部分免疫学的相关检查。但是，仍缺乏进一步完整的系统的诊治过程。

该患者早期主要表现为视物模糊、眼底出血等眼科症状等，后期发现血压增高、肾动脉血流异常、髂动脉狭窄、双肾不等大、肾功能异常、免疫学指标异常等，此时即应高度怀疑多发性大动脉炎。

六、下一步诊治

明确诊断为多发性大动脉炎；于风湿免疫科进行多发性大动脉炎的治疗。

CME TEXTBOOKS NATIONAL PROJECT

第40章 高血压合并低钾血症、肾功能不全一例

喜 杨
北京大学人民医院

一、病例资料

患者女性，62岁。主因“发现血压升高5年，加重2个月”入院。患者5年前体检时发现血压升高，血压160/90 mmHg，无头晕、头痛、视物模糊，无活动后胸闷、气短等不适症状，当地医院诊断为“高血压病”，给予厄贝沙坦150 mg，每天1次；氢氯噻嗪12.5 mg，每天1次；硝苯地平缓释片10 mg，每天2次治疗。血压控制良好，基本稳定于130/80 mmHg左右。但每年天气转凉后血压轻度升高，适当增加药物剂量后血压可降至正常。2个月前再次于天气转凉时血压开始升高，血压达160/90 mmHg，无其他不适，当地医院临时加大硝苯地平剂量，其后出现心慌，无胸闷、憋气，血压控制在130/80 mmHg后仍有间断心慌。10天前血压再次升高为180/100 mmHg，伴心慌，双眼胀痛、颜面发热感，增大药物剂量后血压仍不能控制良好，当地医院腹磁共振成像（MRI）提示肾上腺腺瘤，为进一步治疗于2015年11月16日入院。发病以来，食欲差，精神、睡眠尚可，大便干燥，小便可，体重无显著变化。

既往史、个人史、家族史：便秘50余年，10岁起（约1次大便/5天），自30岁开始间断服用“碧生源润肠茶”，3年前间断服用“六味地黄丸、人参归脾丸、黄芪、杜仲”等；20余年前患者出现晒太阳后皮疹，呈红色针尖样大小，凸起于皮肤，伴瘙痒，抓挠后融合成片，间断自行涂抹“氟氢松软膏”可缓解，未重视尿中泡沫是否增多，无口腔溃疡、脱发、关节疼痛等不适，无口干、眼干、雷诺现象等，未予重视。数十年期间患者诊治中尿常规及肾功能情况不详；甲状腺结节术后2年（冷结节），期间肌酐为65 μmol/L。近1年患者自觉双下肢乏力明显，并逐步发现尿中泡沫增多，伴双膝、髋关节及双侧指间关节间断疼痛并肿胀，伴双下肢间断抽搐；近半年反复感冒（约1个月1次，多于运动出汗后出现，持续2~3天/次，自服感冒冲剂），伴1次发热（37.8℃左右，自行加用“白加黑”后约5天好转）。半年前开始出现乏力、尿中泡沫增多，近1年来多次尿蛋白（+~++）。“颈椎病”5个月，曾服用“颈痛颗粒（4盒）、金骨莲胶囊（1盒）”。

父母已故，父母均患高血压，1兄、1弟、3姐、1妹均体健，否认冠状动脉粥样硬化性心脏病、糖尿病家族史。28岁育一子，体健；48岁绝经。

二、体格检查

体温36.5℃，脉搏65次/分，呼吸18次/分，血压160/90 mmHg，体质量指数23.15 kg/m^2。

意识清楚，精神可，颈静脉无怒张，双肺呼吸音清，未闻及干湿性啰音，心界不大，心律齐，心率 65 次/分，各瓣膜听诊区未闻及病理性杂音。腹软，无压痛及反跳痛，肝、脾肋下未触及，双下肢无水肿，神经系统查体未见异常。

三、辅助检查

1. 实验室检查 血常规示白细胞 4.86×10^9/L，红细胞 3.56×10^{12}/L，血红蛋白 94 g/L，血细胞比容 27.2%，红细胞平均体积 76.4 fl，红细胞平均血红蛋白 26.4 pg，血小板 235×10^9/L。尿常规示比重 1.006，葡萄糖（阴性），蛋白（++），潜血（+-）。24 h 尿蛋白 2.04 g/d（↑）；尿微量白蛋白/肌酐比值 2122.89 mg/g（↑）。血生化示总蛋白 58.7 g/L（↓），白蛋白 27.0 g/L（↓），尿素 20.57 mmol/L（↑），肌酐 295 μmol/L（↑），尿酸 672 μmol/L（↑），高密度脂蛋白胆固醇 0.69 mmol/L（↓），钙 2.00 mmol/L（↓），磷 1.65 mmol/L（↑），白蛋白/球蛋白 0.85（↓），钾 2.68 mmol/L（↓），氯98.3 mmol/L（↓）。总铁结合力 41.15 μmol/L（↓），不饱和铁结合力 31.68 μmol/L（↓），铁蛋白174.3 ng/ml（↑）。甲状旁腺激素（PTH）正常。24 小时尿钾 24.86 mmol/d（↓）（血钾3.47 mmol/L）。促甲状腺素 11.679 μU/ml（0.550~4.780 μU/ml）（≤60 U/ml）（↑），抗甲状腺球蛋白抗体 142.1U/ml（↑）。促肾上腺皮质激素 7.84 pmol/L（上午 8 时）、4.6 pmol/L（下午4 时）、2.00 pmol/L（清晨 0 时）、1.10 pmol/L（上午 8 时，1 mg 地塞米松抑制后）。血清皮质醇 13.51 μg/dl（上午 8 时）、9.85 μg/dl（下午 4 时）、8.93 μg/dl（清晨 0 时）、2.39 μg/dl（上午8 时，1 mg 地塞米松抑制后）。性腺六项催乳素（酶免法）52.09 ng/ml（↑）。CA125 43.98 U/ml（↑），骨胶素 CYFRA21-1 4.91 ng/ml（↑），神经元特异性烯醇化酶 19.82 ng/ml（↑），血清胃泌素释放肽前体 106.1 pg/ml（↑）。血、尿儿茶酚胺检测均正常。肾素-血管紧张素-醛固酮系统中入院前 1 周，立位血浆肾素 0.10 ng/（ml · 1h）（↓），AⅡ2 71 pg/ml，ALD 189.00 pg/ml；ARR 1890；入院时，立位 PRA 0.45 ng/（ml · 1h），AⅡ2 73 pg/ml，ALD 146 pg/ml，ARR 324.44；因病情变化，仅停 ARB 等 1 周，立位 PRA 0.22 ng/（ml · 1h），AⅡ2 57 pg/ml，ALD 191 pg/ml（↓）；ARR 868。红细胞沉降率 95 mm/h（↑）。血、尿 M 蛋白阴性。肾小管三项尿视黄醇结合蛋白7.08 mg/L（↑），β2 微球蛋白 7405.10 μg/L（↑），尿 N-乙酰 β-D 氨基葡萄糖苷酶定量14.10 U/L（↑）。尿蛋白分子量测定 160 000：1、(68 000 ~ 160 000)：1、68 000：1、余（-）。相位差镜检红细胞（-）。免疫球蛋白 A 4.62 g/l（↑），补体 C3 0.511（↓）。抗肾小球基底膜抗体正常。抗双链 DNA 39.2 U/ml（↑）。自身抗体抗核抗体 1：320，抗 SSA 抗体（+++）。血 κ 轻链 1210 mg/dl，血 λ 轻链 776 mg/dl（↑），血 κ/λ（总）1.56；尿 κ 轻链 10.70 mg/dl（↑），尿 λ 轻链<5.00 mg/dl。抗人球蛋白综合试验抗人球广谱（+/-）。狼疮抗凝血因子试验中 1.34（↑）。

2. 影像检查 心电图示窦性心律，电轴不偏，间歇性 I 度房室传导阻滞（维拉帕米缓释片减量后消失）。胸部 X 线片显示，双肺纹理增重，心影扩大。超声心动图示升主动脉增宽，二尖瓣、三尖瓣及主动脉瓣轻度反流，主动脉瓣钙化，微量心包积液，射血分数（EF）71.1%。动态血压监测示动态血压呈非杓型分布，全天血压间断轻、中度升高，有晨起高血压现象。血管彩色超声示右侧颈总动脉膨大处混合斑，左颈总动脉混合斑，双下肢动脉多发硬斑。甲状腺彩色超声示左叶甲状腺部分切除术后，残余甲状腺实性结节，右叶多发实性及囊性结节。腹部彩色超声示胆囊壁增厚，胆囊息肉，双肾弥漫性病变；腹水（腹盆腔 6.4 cm）；右肾大小为 10.5 cm ×4.6 cm ×4.6 cm，实质厚 1.5 cm，左肾大小为 10.4 cm×5.2 cm×4.9 cm，实质厚 1.7 cm；肾上腺（右侧）可见低回声 1.6 cm ×1.3 cm。肾动脉彩色超声示双侧肾（肾门）动脉血流速度减低。肾动态显像双肾血流灌注明显减低，功能受损；左肾肾小球滤过率（GFR）8 ml/（min · 1.73m^2），右肾 10 ml/（min · 1.73m^2），总肾 17 ml/（min · 1.73m^2）。肾穿病理光镜检查结果示肾穿刺组织可见 26 个肾小球，其中 9 个球性囊化、2 个节段性硬化，其余肾小球系膜细胞及基质轻到中度弥漫增生，伴弥漫节段性内皮细胞增生，多数毛细血管袢严重受压、破坏，内皮下、系膜区嗜复红蛋白沉积；其中 4 个细胞纤维性、9 个纤维性、1 个小细胞纤维性新月体形成；肾小管上皮细胞空泡及颗粒变性，多灶状及片状萎缩；肾间质多灶状及片状淋巴及单核细胞浸润伴纤维化；小动脉管壁增厚；免疫荧光可见 2 个硬化肾小球，IgA（-），IgG（-），IgM（-），C1q（-），C3（-），FRA（-）；结合临床，符合弥漫节段增生硬化性狼疮性肾炎伴多数新月体形成（Ⅳ-S-A/C 型），结果见图 7-40-1。电镜检查结果示肾小球系膜细胞和基质增生，基底膜不规则增厚，上皮下、基膜内、内皮下和系膜区电子致密物沉积，上皮细胞足突弥漫融合；肾小管、肾间质无特殊病变；结合临床，符合增生性狼疮性肾炎，结果见图 7-40-2。

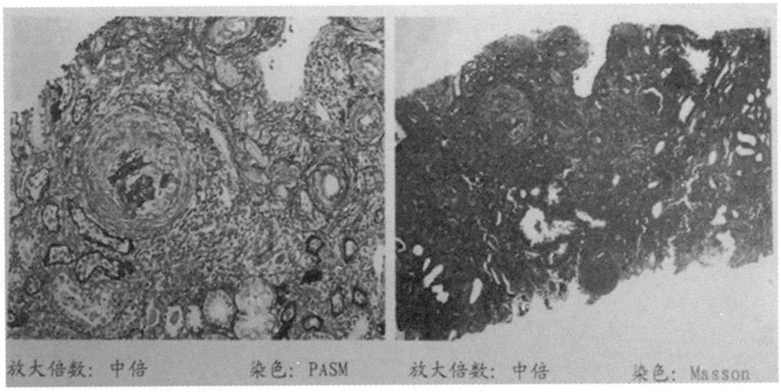

图 7-40-1　肾穿刺光镜检查结果

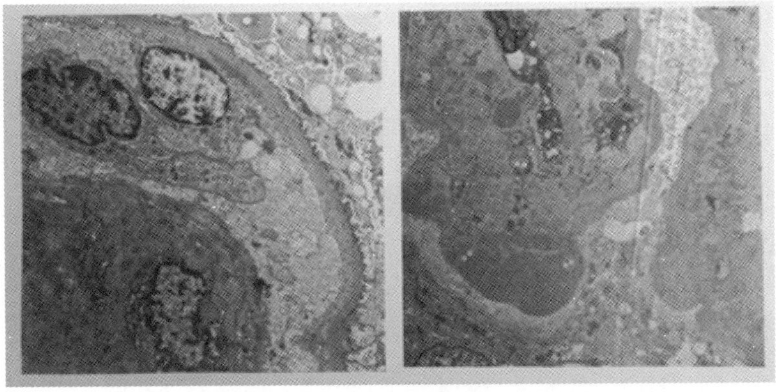

图 7-40-2　肾穿刺电镜检查结果

3. 既往检查结果（当地医院）

（1）2010 年 9~12 月：尿蛋白（-）；肌酐 74 μmol/L，尿酸 296 μmol/L，钾 4.18 mmol/L，钙 2.2 mmol/L。

（2）2012 年 10 月：血常规正常；肌酐 65 μmol/L，尿酸 320 μmol/L，钾 4.15 mmol/L，钙2.54 mmol/L。

（3）2014 年 9 月：尿蛋白（++），隐血（++），红细胞 38.7/HPF，红细胞 214.5/μL；低密度脂蛋白胆固醇（LDL-C）3.14 mmol/L，血糖 4.84 mmol/L。

（4）2015 年 1 月：尿隐血（+），蛋白质（+/-），微量白蛋白>0.15 g/L。

（5）2015 年 6 月（发热）：尿潜血（++），蛋白（+），微量白蛋白>0.15 g/l。红细胞 3.9×10^{12}/L，血红蛋白 102 g/L，红细胞压积 29%，红细胞平均体积 75.4 fl，平均血红蛋白量 26.2 pg；红细胞沉降率 135 mm/h；IgG 1950 mg/dl，IgA 623 mg/dl，血 κ 轻链 1530 mg/dl，血 λ 轻链 989 mg/dl，C 反应蛋白 13.9 mg/dl，余正常。

（6）2015 年 11 月：腹磁共振成像（MRI）示右侧肾上腺结节样占位（17.6 mm×13.1 mm×11.3 mm），考虑皮质腺瘤可能性大，右侧肾上腺结节样增厚，考虑增生改变；左侧未见明显异常。

四、目前诊断

高血压病（2 级，极高危）；原发性醛固酮增多症（待除外）；肾炎综合征（慢性）[肾功能不全、狼疮性肾炎（可能性大）]；系统性红斑狼疮；高尿酸血症；甲状腺腺瘤切除术后（左侧）；高脂血症；周围动脉粥样硬化症；低钙血症；高磷血症。

五、诊治经过

入院后于心内科给予氨氯地平 5 mg，每天 2 次；维拉帕米缓释片 240 mg，每天 1 次；阿托伐他汀 20 mg，每晚 1 次，降压、调脂治疗；补钙、补钾、改善肾功能，完善相关检查以便进一步明确诊治。随后转入肾内科进一步诊治，继续降压、调脂、补钾、补钙治疗，同时给予呋塞米片 20 mg，每天 2 次；螺内酯片 20 mg，每日 1 次；硫唑嘌呤片 50 mg，每天 1 次；泼尼松片 55 mg，每天 1 次；硫酸羟氯喹片 200 mg，每天 2 次；补充必须营养，保护胃肠道、改善肾小管酸化环境等对症治疗。

六、病例讨论与诊治思维

该患者入院后主要存在以下几个问题：①明确血压升高的原因是原发性还是继发性（原发性醛固酮增多症）；②明确肾病变的原因以及进一步诊治方案，近期肌酐进行性轻度升高，是否需行肾穿刺进一步明确肾病变病因；③明确患者肾病变的其他可能原因，部分免疫学指标异常是否与肾病变相关；④明确肾上腺占位下一步治疗，根据目前肾情况以及肾上腺病变情况，是否需行手术切除肾上腺占位。

心内科意见：综合全面分析该患者的病史，尽管患者目前存在肾病变，但高血压病史较长，仅近期出现肾病变，且有蛋白尿及小管功能损伤，符合高血压肾损害特点，目前认为该患者高血压病的诊断明确。同时，该患者肾上腺有占位，且有低钾血症、高血压，考虑占位可能具有一定的内分泌功能，应考虑是否行手术治疗。但是，该患者原发性醛固酮增多症尚需进一步明确（但患者目前暂无法完成确诊试验），因给予补钾治疗后血钾正常，且使用两种利尿剂后血钾可维持在正常水平。患者近 1 年出现肾小球滤过率降低、蛋白尿，考虑为肾病变所致，不除外感染加重肾病变。患者免疫指标异常，需进一步评估是否存在免疫系统疾病。

肾内科意见：患者既往有高血压病史 5 年，结合病史特点，可考虑高血压病诊断。但是，该患者目前尿蛋白为中等量，肾小管及尿蛋白分子测定等指标提示为肾小球性蛋白尿，不符合高血压肾损害表现，不除外同时合并肾疾病导致的血压升高。肾小球疾病包括原发性和继发性病变，该患者不符合原发性肾小球疾病表现，考虑继发性肾小球疾病可能性大。常见的继发性原因有肿瘤、糖尿病肾病、免疫系统疾病等。患者尿蛋白与血蛋白不匹配，抗核抗体及补体异常均提示存在免疫问题。该患者肾皮质及形态尚可，可行肾穿刺进一步明确肾病变病因。

目前患者血肌酐呈进行性升高趋势，腹部 B 超示双肾不小，临床上较支持急性肾损伤。患者多次尿常规检查以尿蛋白（+~++）为主，且近期存在明确夜尿增多，多次检验示尿比重偏低，肾小管三项均升高，考虑肾小管亦存在损伤。病因上，患者存在明确光过敏病史、临床上存在关节痛、抽搐、肾损害、贫血、红细胞沉降率快、C 反应蛋白升高、补体 C3 偏低、ANA 及抗 dsDNA 均阳性，肾穿刺病理及电镜检查均提示增生性系统性红斑狼疮，故系统性红斑狼疮诊断明确，肾损害为狼疮性肾炎。此外，患者高血压病史多年，病史较长，临床以轻、中度蛋白尿及小管功能损伤为主，尚符合高血压肾损害特点，可能存在高血压肾损害基础和（或）存在狼疮性肾炎的进展。目前，系统性红斑狼疮（SLE）的诊断明确，SLE 的肾病理分 6 型，该患者属硬化型（存在 60%硬化），14 个新月体中 9 个为纤维性，仅 1/4 的肾小球可挽救，目前不建议特别强化的治疗，仅给予激素、硫唑嘌呤。同时需除外继发性醛固酮增高，但目前暂不考虑。该患者治疗后期使用螺内酯，其使用依据为在难治性高血压、慢性肾病治疗中发挥其降低尿蛋白的作用。

风湿免疫科意见：患者 1 年内出现多系统损伤，非特异性免疫指标即红细胞沉降率与 C 反应蛋白不平行，人血白蛋白及球蛋白不平行，IgA 升高，补体降低，提示有感染外因素存在。特异性免疫指标如抗核抗体及抗 SSA 抗体异常，不能除外系统性红斑狼疮及干燥综合征；患者贫血，为缺铁性贫血，应查网织红细胞，除外有无溶血因素。患者蛋白尿为混合性蛋白尿，不除外同时存在系统性红斑狼疮及干燥综合征。患者肾小管酸化功能异常，应进一步评估患者肾小管功能。患者蛋白偏低，但不足以引起心包积液及腹水，应进一步查胸部 CT 了解肺间质情况，查经阴道彩色超声，必要时查盆腔 CT，除外盆腔积液及妇科恶性肿瘤，并查肿瘤标志物。针对狼疮相关性疾病进一步查抗心磷脂抗体、狼疮抗凝血因子、抗 β_2 糖蛋白 I 抗体、抗组蛋白抗体、抗核小体抗体、抗 α 胞衬蛋白抗体。针对干燥综合征，眼科会诊有无干眼症，口腔科查唾液腺 B 超，唇黏膜活检加染刚果红。

目前，该患者的系统性红斑狼疮诊断主要依靠症状、指标、脏器损伤。患者症状方面存在光过敏、骨关节炎；指标方面红细胞沉降率增快但 C 反应蛋白正常；SSA 阳性提示狼疮和干燥综合征可能（后者 SSB 阳性更有诊断意义）；肾小管病变提示电荷屏障和结构屏障均受损；狼疮抗凝物阳性。

泌尿外科意见：肾上腺占位在临床中较常见，该患者血压高、低血钾、肾素-血管紧张素-醛固酮系统功能可疑异常、肾上腺占位，在一定程度上符合原发性醛固酮增多症的表现，但不属典型表现，如无肾功能异常，可考虑手术治疗；但是，鉴于患者目前肾功能逐渐恶化，药物控制血压及补钾治疗后，患者的血压、血钾水平尚可，故暂不考虑手术治疗。患者情况允许后可进一步明确是否为有功能腺瘤，再进一步考虑是否手术。

高血压进展 2016 试题

一、单选题（以下每题有 5 个备选答案，请从中选择 1 个最佳答案，并在答题卡上将相应字母所属的圆圈涂黑）（共 30 分）

1. 儿童原发性高血压的临床表现是（　　）
   A. 血压水平大多显著升高
   B. 多伴随基础疾病
   C. 发生率与年龄呈负相关
   D. 肾源性疾病为首要病因
   E. 无自觉症状、血压升高程度较轻

2. 目前，儿诊断童青少年高血压的血压水平为（　　）
   A. ≥150/90 mmHg　　B. ≥140/90 mmHg
   C. ≥135/85 mmHg　　D. ≥130/80 mmHg
   E. ≥145/95 mmHg

3. 依据最新的中国高血压防治指南，合并肾疾病的高血压患者，其降压目标为（　　）
   A. <150/90 mmHg　　B. <140/90 mmHg
   C. <135/85 mmHg　　D. <130/80 mmHg
   E. <120/70 mmHg

4. 以下五种β受体阻滞剂中，缺乏心脏保护作用的是（　　）
   A. 美托洛尔　　B. 比索洛尔
   C. 卡维地洛　　D. 阿替洛尔
   E. 普萘洛尔

5. 以下生理系统或分子中参与血压调节的是（　　）
   A. 肾素–血管紧张素–醛固酮系统
   B. 交感神经系统
   C. 钠离子通道
   D. α–内收蛋白
   E. 以上都是

6. 不属于单基因致病性高血压的继发性高血压类型是（　　）
   A. Liddle's 综合征
   B. 糖皮质激素可治性醛固酮增多症
   C. Gordon's 综合征
   D. 肾动脉肌纤维发育不良
   E. 先天性肾上腺皮质增生症

7. 近端小管重吸收钠离子的机制是（　　）
   A. Na^+–H^+交换
   B. Na^+–葡萄糖同向转运
   C. Na^+–Cl^-协同转运
   D. 上皮性钠通道（ENaC）
   E. 以上都是

8. 估测盐摄入量最可靠和准确的方法是（　　）
   A. 24 小时回顾法　　B. 24 小时尿钠测定
   C. 膳食记录法　　D. 称重法
   E. 点尿测定法

9. 以下哪种说法是错误的（　　）
   A. 全国估计有心血管病患者 2.9 亿
   B. 我国高血压患者 2.7 亿，卒中患者至少 700 万
   C. 心肌梗死患者 250 万，心力衰竭患者 450 万
   D. 每 10 名成人中有 1 名患心血管病
   E. 中国每年由于血压升高而导致的过早死亡人数高达 200 万，每年直接医疗费用达 366 亿元人民币

10. H 型高血压的定义为高血压伴高同型半胱氨酸血症（Hcy），Hcy 增高的定义为（　　）
    A. Hcy≥10 μmol/L　　B. Hcy>10 μmol/L
    C. Hcy>10 mmol/L　　D. Hcy>15 μmol/L
    E. Hcy>20 μmol/L

二、多选题（以下每题有 5 个备选答案，请从中选择所有的正确答案，并在答题卡上将相应字母所属的圆圈涂黑）（共 30 分）

11. 以下关于儿童血压测量方法的表述，正确的是（　　）
    A. 测血压前应至少休息 5 分钟，半小时内时

停止进食和吸烟，并排空膀胱

B. 保证测量环境的安静和温暖，以及被测者在测量前及测量过程中始终处于安静状态

C. 不同年龄儿童应使用统一尺寸的袖带测量血压

D. 袖带（气囊）长度需包绕上臂围 80%~100%，气囊可以交叠

E. 使用电子血压计测量而诊断的高血压患儿，仍需通过听诊法确诊

12. 肾动脉狭窄的病因包括（　　）

A. 动脉粥样硬化　　B. 感染

C. 大动脉炎　　D. 过敏

E. 纤维肌性发育不良

13. 继发性高血压是病因明确的高血压，常见病因包括（　　）

A. 肾实质性高血压

B. 内分泌性高血压

C. 肾血管性高血压

D. 睡眠呼吸暂停综合征

E. 白大衣性高血压

14. 以下理由哪些支持β受体阻滞剂仍然应该是一线降压药物（　　）

A. β 受体阻滞剂的血压降低效果和其他类别降压药物没有差别

B. 五大类降压药物预防各类心血管病事件的效益相同或仅有微小差别

C. β 受体阻滞剂抑制交感活性的降压作用机制是其他药物无法替代的

D. 大多数患者需要联合用药，此时区别一线和二线药物没有必要

E. 合并冠心病、心力衰竭的高血压患者应优先考虑使用 β 受体阻滞剂

15. 以下关于 GenSalt 研究表述正确的是（　　）

A. GenSalt 研究属于家系研究

B. GenSalt 研究属于急性盐负荷试验研究

C. GenSalt 研究是有关盐摄入量对血压影响的观察性研究

D. GenSalt 研究是有关盐摄入量对血压影响的干预研究

E. 以上都正确

16. 继发性高血压的典型表现中包括低血浆肾素的有（　　）

A. 类盐皮质激素增多症

B. 副神经节瘤综合征

C. 糖皮质激素可治性醛固酮增多症

D. Gordon's 综合征

E. 嗜铬细胞瘤

17. 以下项目在 24 小时膳食回顾法中需要问及的内容是（　　）

A. 在家进餐的频率

B. 在家一起进餐的人数

C. 饮食种类

D. 每天进餐次数

E. 调味品消耗量

18. 未能说明盐与血压或心血管疾病呈剂量线性相关的试验是（　　）

A. INTERSALT　　B. THOP

C. ONTARGET　　D. TRENSEND

E. DASH

19. 妊娠高血压疾病的易患因素有（　　）

A. 精神紧张

B. 初产妇年龄大于 40 岁

C. 体型高大者

D. 双胎或多胎

E. 有脑卒中家族史

20. 问诊时，适用于对患者的心理进行初步筛查所使用的工具是（　　）

A. 三问法　　B. GAD-7

C. PHQ-2　　D. PHQ-9

E. SCL-90

三、问答题（共 40 分）

21. 儿童高血压的治疗内容包括哪些？

22. 简述原发性醛固酮增多症。

23. 简述 Liddle 综合征的发病机制。

24. 简述情绪障碍与高血压之间的关系。

25. 治疗肾动脉狭窄的方法有哪些？

国家级继续医学教育项目教材

学员注册登记表

姓　名		年　龄		性　别	
科　别		学　历		职　称	
工作单位				电话（办）	
通讯地址					
邮政编码		传　真		电话（宅）	
手　机		电子邮箱			
编　号		成　绩		阅卷人	

国家级继续医学教育项目教材

答题卡（高血压进展2016）

注1：请将每一题所选项后的圆圈完全涂黑，例"●"。

1. A○ B○ C○ D○ E○　　11. A○ B○ C○ D○ E○
2. A○ B○ C○ D○ E○　　12. A○ B○ C○ D○ E○
3. A○ B○ C○ D○ E○　　13. A○ B○ C○ D○ E○
4. A○ B○ C○ D○ E○　　14. A○ B○ C○ D○ E○
5. A○ B○ C○ D○ E○　　15. A○ B○ C○ D○ E○
6. A○ B○ C○ D○ E○　　16. A○ B○ C○ D○ E○
7. A○ B○ C○ D○ E○　　17. A○ B○ C○ D○ E○
8. A○ B○ C○ D○ E○　　18. A○ B○ C○ D○ E○
9. A○ B○ C○ D○ E○　　19. A○ B○ C○ D○ E○
10. A○ B○ C○ D○ E○　　20. A○ B○ C○ D○ E○

注2：解答21~25题请按题目要求详细阐述，如果版面不够使用，可以另附A4规格的纸张补充，并与答题卡一并寄回《国家级继续医学教育项目教材》编辑部。

21. 儿童高血压的治疗内容包括哪些?

22. 简述原发性醛固酮增多症。

23. 简述Liddle综合征的发病机制。

24. 简述情绪障碍与高血压之间的关系。

25. 治疗肾动脉狭窄的方法有哪些?

请沿虚线剪下

联系方式：北京市东四西大街42号中华医学会121室《国家级继续医学教育项目教材》编辑部收（邮编：100710）
电　　话：010-8515 8455　8515 8590　6521 1202　6521 1203

学习培训及学分申请办法

一、《国家级继续医学教育项目教材》系国家卫生和计划生育委员会科教司、全国继续医学教育委员会批准，由全国继续医学教育委员会、中华医学会联合主办，中华医学电子音像出版社编辑出版，该教材面向全国医学领域不同学科、不同专业的临床医生，专门用于继续医学教育培训。

二、学员学习教材后在规定时间内（以出版日期为起点，期限 1~2 年）可向本教材编委会申请继续医学教育Ⅱ类学分证书，具体办法如下：

1. 学习者将“学员注册登记表”“答题卡”一并寄回，编委会可授予Ⅱ类学分证书。
2. “学员注册登记表”“答题卡”及学分申请费用请寄至：100710 北京市东四西大街 42 号中华医学会 121 室《国家级继续医学教育项目教材》编委会康彤威收，电话：010-8515 8455/8515 8590/6521 1202。
3. 编委会收到“学员注册登记表”“答题卡”后，将按规定申领继续医学教育Ⅱ类学分证书并统一邮寄给学员。

三、学员在解答试题过程中，必须注意和遵守以下规定：

1. 答题卡用黑色或蓝色的钢笔、圆珠笔填写，正楷字体书写，字迹务必清晰。如果字体、字迹模糊不清，将影响阅卷成绩。
2. 学员必须在规定的时间（以出版日期为起点，期限 1~2 年）完成试题，并把试题寄回编委会。
3. 解答试题，如果版面不够使用，可以另附 A4 规格的纸张补充，并与答题卡一并寄回。

《国家级继续医学教育项目教材》编委会